健康科普游戏概论

——医学传播与网络游戏的融合创新

王韬 蒋平 牟怡 / 主编

上海科学技术文献出版社
Shanghai Scientific and Technological Literature Press

图书在版编目（CIP）数据

健康科普游戏概论：医学传播与网络游戏的融合创新 / 王韬，蒋平，牟怡主编．—上海：上海科学技术文献出版社，2022
ISBN 978-7-5439-8505-6

Ⅰ．①健… Ⅱ．①王…②蒋…③牟… Ⅲ．①网络游戏—应用—医学—文化传播—研究 Ⅳ．① R-05

中国版本图书馆 CIP 数据核字 (2022) 第 013920 号

选题策划：张 树
责任编辑：苏密娅
封面设计：合育文化

健康科普游戏概论——医学传播与网络游戏的融合创新
JIANKANG KEPU YOUXI GAILUN: YIXUE CHUANBO YU WANGLUO YOUXI DE RONGHE CHUANGXIN
王 韬 蒋 平 牟 怡 主编
出版发行：上海科学技术文献出版社
地 址：上海市长乐路 746 号
邮政编码：200040
经 销：全国新华书店
印 刷：常熟市人民印刷有限公司
开 本：720mm×1000mm 1/16
印 张：17.25
字 数：273 000
版 次：2022 年 2 月第 1 版 2022 年 2 月第 1 次印刷
书 号：ISBN 978-7-5439-8505-6
定 价：88.00 元
http://www.sstlp.com

本书编委会

顾　　问

陈　玲　中国科普作家协会秘书长

主　　编

王　韬　中国科普作家协会医学科普创作专委会主任委员，上海市工程管理学会大健康工程管理专委会主任委员

蒋　平　上海市精神卫生中心博士，上海科普作家协会医疗健康专委会科普游戏学组秘书长，上海市徐汇区政协委员

牟　怡　上海交通大学媒体与传播学院长聘副教授、博士生导师，“达医晓护”医学传播智库学术部主任，上海市浦江人才，上海市社科新人

常务编委

刘忠生　波克科技股份有限公司

夏志祥　上海云蟾网络科技有限公司

丁子承　上海名迈教育科技有限公司

周华明　上海四叠半网络科技有限公司

孙　平　柏项网络科技(上海)有限公司

张　琼　上海假面信息科技有限公司

编　　委

王　蕊　汪佳婷　李　涵　潘佳怡　刘茜缘　郭雨洋
陶　懿　华俊杰　黄　卓　邱鸣凤　杜博文　张　颖
梁　敏　许睿婕　代子妍　孙轶雯　刘芊若　冯政骁
章启迪　王铭涵　陈昊冉

前言

近年来，随着以互联网为重要载体的数字化进程在日常社会生活中的不断融入，作为数字时代重要代表的网络游戏也愈加走进大众的生活。最新数据表明，2020年我国网络游戏用户约为6.65亿，占网民总数的67.2%。然而，随着时代的发展，网络游戏正面临前所未有的挑战，其原有粗放发展模式已无法满足消费升级、政策监管和社会期待的需求，发展兼具社会价值和市场价值的网络游戏是转型升级的必然趋势，健康科普游戏也正是在这个背景下呼之欲出。特别是在新冠肺炎疫情期间，互联网游戏被用于教授个人防护设备使用、医护远程技能学习，乃至防疫知识普及，这也为医护人员和游戏从业者"破天荒"走到一起创造了条件。

2021年6月，科普中国品牌"达医晓护"医学传播智库联合国内多家有社会责任感的游戏企业和科技企业，共同发起了"医学传播与网络游戏融合创新战略联盟"，决定共同探索健康科普游戏这一"蓝海"，也催生了这本《健康科普游戏概论——医学传播与网络游戏的融合创新》。这本学术专著的出版，希望可以初步解决产业发展创新中的几个关键问题：首先，健康科普游戏的内容创作要符合提升网络游戏发展质量的需要，要强化网络游戏正向价值导向，加大正能量供给，推动网络绿色生态建设；其次，健康科普游戏的创作生产要有利于满足各社会群体对健康及游戏的差异化需求，尝试应用功能性设计为"终身教育"背景下各类人群提供创新健康服务；第三，健康科普如何与游戏产品无缝对接，成为真正有市场生命力的、集知识性和娱乐性为一体的产品，让医学知识在游戏场景中得到展现，真正成为一种新型的游戏产品门类。

《健康科普游戏概论——医学传播与网络游戏的融合创新》的问世，为医学传播与网络游戏的融合创新奠定了理论基础，为游戏产业的迭代升级提供了实践依据，为健康科普的内容创作拓展了内涵和外延，也为绿色网络的文明构建树立了典型示范。我们期待，这本专著或许可以开启健康科普游戏的新纪元。

最后，感谢“上海市高校智库内涵建设项目——以‘达医晓护’科普品牌牵头的中国医学传播智库建设研究”和“上海交通大学医学院转化医学研究项目——‘智慧医典’科普平台的产业化创新（TM201828）”对本专著的大力支持。

“达医晓护”医学传播智库负责人
上海市工程管理学会大健康工程管理专委会主任委员　王　韬

波克科技股份有限公司党支部书记、副总经理　刘忠生

目　录

第一部分
当健康科普遇上网络游戏——健康科普游戏的发展

第二部分
路径与方法——健康科普游戏的理论与实践

第三部分
从治理到引导——健康科普游戏推动绿色网络游戏生态

第一部分

当健康科普遇上网络游戏

——健康科普游戏的发展

第一章

从健康科普到医学传播

第一节　健康科普

健康，从古至今，一直都是关系到人的生命的一个重要话题。鱼儿不可以无水，人不可无健康。古有刘禹锡在《酬乐天咏老见示》云：“身瘦带频减，发稀冠自偏。废书缘惜眼，多炙为随年。”今有培根名言：“健康的身体乃是灵魂的客厅，有病的身体则是灵魂的禁闭室。”由此可见，古往今来，尽管万物变迁，唯有健康一直都是不变的，是所有生物最重要、最赖以生存的条件。

进入21世纪，世界的发展尤为快速，健康与疾病也逐渐得到全民的关注。得益于医疗、生物、科学技术、计算机网络的发展，我们有了更多先进的治疗手段来更好地服务于人民群众的健康需求，但仍然存在一些新出现或者仍未被攻克的疾病以及各种暴露的危险因素，它们仍然困扰着广大人民群众和公共健康卫生机构。人类对于健康的追求是亘古不变的，但要实现全民健康还需要面临很多新的挑战，这条健康之路还需要走得更远、更持久、更努力。

2016年10月，中共中央、国务院发布《“健康中国2030”规划纲要》，以坚持健康优先、改革创新、科学发展和公平公正为原则，倡导人们追求健康的生活方式，提高广大人民群众的生活水平和健康水平，带动我国健康产业的发展。为了达到“健康中国2030”的要求，也为了更好地走好全民健康这条路径，我们国家不断地探索与尝试。在这个过程中，有一条新颖且清晰的思路显示出了它巨大的作用，那就是“健康科普”。

提到科普，你一定可以想到社区的科普宣讲，想到儿时经常在墙壁上看到的科普壁画，想到电视上经常插播的科普小常识节目。没错，在当今这个时代，科普已经不是一个陌生的词语了，借力于多媒体的发展，科普更是遍布大街小巷，深入人们的生活。21 世纪的科普不仅做到了贴近生活，更是在卫生健康事业的发展上发挥了举足轻重的作用。在这里，举一个简单的例子。提到 2020 年，人们就会联想到新型冠状病毒肺炎疫情，一个突如其来打破人们平凡生活的具有传染性的疾病，提到它，我们是既难过，又自豪。我们难过于疫情确实给人民、给社会、给国家带来了诸多的困难，但又自豪于中国人民在抗击疫情过程中取得的显著成果。在抗击新冠肺炎病毒疫情的过程中，科普发挥着非常重要的作用。新冠肺炎疫情的科普是深入人心的，取得的成果也是得到了国民的见证。如果没有科普，疫情控制绝不会在短时间取得如此大的成效。新冠肺炎疫情作为一个非常典型的突发公共卫生事件，考验了我国科普的能力，也证明了科普巨大的作用。正是科学人员不辞辛劳地编制出一本本科学防护指南，并通过各种途径传播扩散，让人民知道了，这个突如其来的疫情是如何传播、如何预防的。有效的科学传播既可以消除人民群众的恐慌，还可以达到及时、更好地防控疫情的目的。

根据夏文燕和何佳芮记者对于江苏省科学传播中心志愿服务队“战‘疫’有我，筑起坚强防疫阵线”的报道，我们看到网络科普在疫情防控中作出的有效而有力的贡献[1]。2020 年 1 月下旬，战“疫”号角吹响，服务队发挥传统和新媒体融合优势，第一时间将钟南山院士对于存在“人传人”现象的权威论断进行科普扩散，科技志愿者们线上线下科普相结合，充分发挥电视、报刊、书籍等媒体具有较强权威性的特点，做到统筹分类，精准传播，服务队累计上线图文资料 72.4 万字，短视频 119 个，电子图书 15 本，共 912 页，科普挂图类 223 件，病毒学、流行病学等推广图文 10 篇，1.95 万字，短视频 13 个[1]。同时在人民网江苏频道、公众科技网、江苏省科协、苏科家园、科学传播在线、科普云大屏终端、慧科网和南京地铁移动电视等多个平台持续发布疫情防控内容。各平台累计发布信息 6 378 条，阅读量达 1.368 8 亿人次。省卫健委、疾控中心等权威资源信息视频播放量超过 6 113 万次[1]。此次科普行动，成就卓然，这一串串数字就是最好的证明。疫情不解除，科普不掉线，服务队用科学的精神和科技武器助力江苏组织紧密防控网络，为决战疫情筑起科学的城墙，用科学的力量战胜病毒。

我们再回到健康与科普的话题，有了科普，我们可以更好地战胜疾病，同理，有了科普，我们也可以更好地守护健康。健康与科普的有机结合，不仅可以在疾病发生之前就做好预防工作，可以将伤害和恢复代价降至最低，实现防患于未然，还有益于对已经发生的疾病实现更好地预后。“圣人不治已病治未病，不治已乱治未乱。”通过培养健康的生活方式，注重对于疾病的日常防范，加以严格的科学管理，就可以做到防患于未然；同时，对一种已然发生的疾病有了更深入的了解，也便于科学治疗，更好预后。因此，“健康科普”这条路，是我们目前实现全民预防、全民健康最有力也最有效的途径。

自从“健康科普”这个概念诞生并开始普及后，国家高度重视，深度挖掘，出台多项政策制度，也鼓励全国各地的科普人才集思广益，尝试用各种科普方式，实现真正的寓教于乐，让科普作品真正成为传播健康与疾病知识的有效载体。2019 年 6 月，国务院启动了健康中国行动计划，部署了 15 个专项行动，其中第一项就是健康知识普及行动。在健康中国行动推进委员会的统筹下，各项行动稳步推进，“每个人是自己健康的第一责任人”理念逐步深入人心。同时，近两年来，为鼓励广大医疗机构和医务人员增加健康科普产品的供给，我国成立了国家健康科普专家库，第一批共有 1 065 名成员。各地也成立省级专家库，围绕民众关心的合理膳食、科学运动、近视防控、慢性病防治以及引导群众养成健康文明的生活方式等主题解疑释惑[2]。同时，在 2021 年 6 月 15 日，国家卫生健康委召开了“奋斗百年路，启航新征程”专题新闻发布会。在健康中国行动系列专题发布会第一场，以“中国共产党为人民谋健康的一百年”为主线，国家卫生健康委有关负责人就健康中国行动计划中健康知识普及的有关情况进行了介绍。国家卫生健康委发言人、宣传司司长米锋讲到了健康科普的定义，他说：“健康知识普及就是鼓励生产更多科学权威、好记好用的科普作品，让更多的人能够掌握和使用健康知识[3]。”这句话，言简意赅地阐明了健康科普的真正定义。首先，我们针对的对象是所有国民，尤其是面向老百姓，不是简单的一小部分人，而是强调更多的人。同时，我们健康知识科普的载体是科普作品，作品形式可以是视频、音乐、书籍读物，也可以是近两年涌现出来的一种新的科普形式——健康科普小游戏。这些不同的形式，都可以作为健康知识的载体，把复杂、难懂的专业知识通过通俗易懂、寓教于乐的形式，让民众能够轻松地在娱乐或休闲中学会健康科学知识。进一步言之，这句话提到，“鼓励生产更多科学权威、好记好用的作品”，这就是健康科普实现的途径，也是需要一直探索和完善的方法。众所周知，科学科普和错误传播其实没有一个很明显的分界，如果你的科普知识够权威、够专业，那么借用媒体途径传播出去，就是科学传播，结果也是会有益于大众。如果你传播的内容不够科学，甚至偏离了正轨，那就不仅仅会给人们带来错误的认知，更是会造成意想不到的后果。二者的传播途径相差无几，只是内容有所参差。因此，在我们迫切地想要达到健康科普的目的的同时，不能忽略，想要这条路径走得稳妥，就必须确保传播内容的正确性、科学性和权威性，这就需要国家、社会、个人多方位助力健康科普的落实和监督工作。同时，在米锋对于健康科普的解读中，他讲道："健康科普所要达到的真正目标是让大众学会健康科学知识，学会掌握和使用。"中心在于"掌握"和"使用"这两个词语上，不是简简单单地了解科学知识，浮于表面和纸上谈兵，而是当实际生活中需要运用这个科学知识去解决问题的时候，能够及时正确应用科学知识解决问题，减少不良后果的发生，趋向于积极的预后。综上所述，健康科普之内涵就是通过媒介教会民众了解、学会并应用科学知识解决生活中健康与疾病的问题。

那么实现健康科普的媒介，也就是好的科普作品，在健康科普的过程中就显得非常重要。究竟以怎样的方式呈现给大众，呈现的形式能否得到广泛传播，呈现的内容是否确保了科普的权威性和严谨性，这些都是科普工作者们在设计科普作品时必须考虑的问题，也是国家相关机构在评估科普作品时需要重点审议监督的问题。在上文对于"健康科普"的内涵分析中，简单地提到了科普的几种形式，可以是书籍、网络、绘画和新生游戏等。我们会发现，这些传播的形式都有个共同点，那就是都具有很大的便捷性和普及性。如今，更大一部分科普内容的传播是通过网络信息的产物实现的，比如短视频、网络漫画、游戏等，是大数据时代涌现出的信息传播形式。我想，对于大众来讲，最熟悉的科普形式应该是科普读物和科普视频。这两种科普形式起源比较早，尤其是书籍，各类健康科普读物层出不穷。其次是科普视频，从最近几年互联网的流行开始普及，科普视频迅速发展成为大众比较喜欢的一种科普形式。短短几秒或者几分钟的科普小视频，浅显易懂并且生动形象，而且包含一些富有趣味的娱乐性片段，不论观看者受教育程度高低，都能很大程度地理解视频中所要传递的科学知识。人们在闲暇时间或者小憩时就可以看完一个健康科普小视频，既能学到有用的科普小知识，又可以打发时间，两全其美，让科普视频成为健康科普最广泛最常见的传播形式。举一个简单的例子，当你通过互联网搜索某种疾病，想要了解它的临床表现、起病原因或者是治疗手段时，搜索的结果通常会有该种疾病的百科知识、一些相关科普文章以及一个个视频框。视频通常有两种形式——来自各大医院的相关专业医生录制的科普讲解以及一些视频制作者制作的科普短视频。无论是哪一种，都归属于健康科普小视频的范畴，都是人们了解这一知识的第一选择。相比于读一些专业枯燥的文字，人们更喜欢听别人讲述，观看那些将普通的文字变成充满活力甚至是生动趣味内容的视频。这只是一个简单的例子，生活中任何事项皆可视频，所以，科普视频也是目前最为广泛使用的科普形式。

事物都有两面。尽管科普视频已经在科普传播上发挥了很大的作用，也取得了很好的效果，但在这个过程中，也不可避免地出现了一些问题。首先，科普视频的传播内容是否科学，因为视频制作方式简单轻松，视频内容的管理和监督难度巨大无比，致使了一些漏网之鱼的出现。2021 年，各大网络科普博主扎堆通过小视频喊话，呼吁中国人再也不要吃海鲜了，引起轩然大波。因为内容出自多家科普博主，民众对此深信不疑，6 月 18 日晚，某科普博主在某视频网站上发布了一则标题为"不让中国人吃海鲜背后真正的大瓜，今天我来统一告诉大家"的视频。视频中，博主揭露了"中外对话组织"花巨资找大量国内媒体以科普海洋渔业为名，宣传所谓"环保"，实则不怀好意地传播一些"未来吃不上鱼"的恐怖信息。此后，被点名的两方先后发布回应，承认确有合作。其中涉事人已删除合作视频并终止后续合作，向公众致歉，宣布不再更新[4]。这个例子出自《北京商报》的一篇报道，我们会发现，诸多为了个人利益跨越道德底线的人打着科普的名号，凭借自己的科普影响力，丝毫不计后果，大肆传播虚假科普视频。当然，这也反映了科普视频制作门槛低、流程简单、发布容易等一系列问题，正是这些问题的存在，使得网络上的健康科普视频鱼目混珠，这也是科普界需要不断完善和修正的问题。

这个时候，我们会想到，虽然科普视频在网络信息时代已经成为科普的重要传播形式，但内容庞杂已是科普知识得到有效传播的阻碍，我们不妨转换思路，将目光聚焦在其他传播途径上，探索一些新的形式，给健康科普的传播注入新的血液。在一些科学家的带领下，科学界开始关注一个新的方向，同样是 21 世纪广为使用的一种娱乐方式，那就是游戏。依托网络游戏的健康科普就此诞生，并在一批又一批人才的共同努力下，科普游戏的发展范围越来越大，形成良性循环。其实游戏并不是新兴的领域了，在信息技术革命萌芽之时，各类游戏就随之而生了，但是传递科普知识，尤其是涉及健康科普知识的游戏却少之又少。当健康科普与网络游戏相互碰撞,组合在一起,我们希望它能产生持久而明亮的火花,达到像科普小视频一样的传播效果。

在这里,一定会有读者好奇,科普游戏到底是什么样的?会好玩吗?该如何将枯燥但极具有科学性的知识赋予娱乐性极强的游戏中呢?在这里,我们简单地介绍一款科普小游戏,它是来自华中师范大学教育信息学院的研发团队采用 Flash 软件,运用 AS 编程语言设计的一款既可以在互联网上传播,也可以在移动互联网上传播的,以"尘埃(PM2.5)入侵"为主题的科普游戏[5]。他们采用互动性强的方式,通过拟人化的剧情牵引,使游戏者融入一个虚拟空间,进行角色扮演、亲身体验,从而激发游戏者的学习动力和探究兴趣,以达到向公众传播普及有关 PM2.5 的科学知识的目的[5]。这是一款以提高大众环保意识和健康意识为主要目的而设计的游戏,内容是与 PM2.5 相关的科学知识,设计者通过模拟 PM2.5 从大气中逐渐进入人体的口鼻腔和呼吸道,最后在肺部造成一系列变化这个过程,赋予 PM2.5 和各种人体的免疫细胞、PM5 等物质以卡通形象,以闯关的形式,让玩家既能有效区分 PM2.5 和其他粒子,也能对其进入呼吸道对人体造成的危害有一定的了解,从而达到了健康科普知识传播的目的[5]。我们会发现,这种趣味科普小游戏能让玩家体验到游戏闯关的获得感和成就感,各位读者有没有心动地想要体验这类游戏呢?

我想,这种能够激发大众好奇心、兴趣和挑战的科普游戏,可以达到真正的"寓教于乐"的目的,不再是为了简单的传播科学知识而做科普,而是让人们通过娱乐学习科学知识。尽管目前大众对于科普游戏的重视程度还有待提高,对于科普游戏的研发和普及也需要不断探索,科普游戏还处在一个萌芽时期,但对于科普游戏来讲,这个克服时空、富有乐趣、传播迅速的新兴的科普手段一定会在未来很好地助力我国健康科普事业的发展。其他的医学科普传播形式也会不断完善,克服种种问题,与科普游戏一起,丰富我国科普传播方式,繁荣健康科普事业。

参考文献

[1] 夏文燕,何佳芮.江苏省科学传播中心志愿服务队:战"疫"有我,筑起坚强防疫阵线[N].江苏科技报,2021-07-21(A05).

[2] 荆文娜.健康科普力度加大　让每个人成为自己健康的第一责任人[N].中国经济导报,2021-07-09(004).

［3］国家卫生健康委员会 2021 年 6 月 15 日新闻发布会文字实录.
［4］陶凤.科普视频无底线"恰饭"该凉了［N］.北京商报,2021-06-21(002).
［5］谭政,郑娅莉.基于娱教理念的科普游戏研究与设计［J］.现代商贸工业,2016,37(30):67-69.

第二节　医学传播

医学传播,当各位读者看到这一小节的标题的时候,也许会对这四个字感到陌生。通常会认为,医学和传播学这两个毫不相干的专业,又怎么会结合在一起,组成一个新的词语呢?下面编者就一点点地带大家解开疑惑,重新认识"医学传播"。

首先,我们来谈谈医学这个词语,其实不需要大费周章,因为大家早已对它了解得很彻底。如果放在古代,百姓们会不知道这个词语实属正常,那个时候医疗观念并没有深入千家万户,也并未得到广泛普及。但在当今的 21 世纪,医学、医疗、医生,这些所有和医学相关的词语已经是家喻户晓,人们的日常生活更是离不开医学。而我们所要思考的是,不只是依赖于专业医疗机构,而是要让大众依靠一些医学常识自我处理一些常规疾病,这是达到全民健康的重要目标。任何时候,任何人,都不可能不生病,疾病的治疗需要依靠医学,医学是一个无论何时都被迫切需要且永不过时的伟大事业。

讲完医学,再聊聊传播学。"传播学是研究人类一切传播行为和传播过程发生、发展的规律以及传播与人和社会的关系的学问,是研究社会信息系统及其运行规律的科学"。这是对于传播学广为人知的宏观定义。这个定义阐明了它的研究对象是人类一切传播行为的发生发展规律、人与社会的关系,简单来讲,就是研究人类生活在统一的社会集体中,如何进行信息的交流传递,如何通过信息传播更好地生活,又如何维持好人与人、人与社会的和谐关系。相比于医学,传播学是一个更为新兴的学科,随着信息技术不断发展,才有了传播学的兴起。

我们会发现,虽然两个学科看起来没有什么关联性,但二者的关注点都是生活在社会上的人类,都是为了让人类更好地生存在这个世界上。它们有着相同的目的,甚至可以彼此依赖,医学可以通过传播学巨大的传播效应更好地促进健康，传播学也可以通过融入医学元素开辟一条新的更为专业的传播路径。二者不仅不是毫无关系，而是注定相生，联合起来会发挥无穷无尽的作用。

医学传播的诞生，并不是突然的，医学和传播学的融合也并不是毫无原因的。随着新时代健康观念更加深入人心，随着国家对一系列促进健康和预防政策的出台，全国人民对于健康的追求越来越积极，对于守护身体健康的需求越来越重视。大众开始尝试用各种手段寻求促进身体健康，不再仅仅是固守于生病后求医问药，而是倾向于主动预防疾病、守护健康。对于民众来说，在当今时代，最便捷的方式就是拿起身边的手机、电脑，搜索浏览促进健康的方法，也正是为了满足群众的这种需求，各网络平台上传了很多健康科普视频，这很大程度上推动了医学传播事业的发展。对于医护人员来说，也不能仅限于在线下治病救人，更要探索利用新媒体进行医学传播、扩大医学健康影响力的新方式。不管是大众的迫切需求，还是医生的职业需求，都促使医学传播迅速萌芽发展，但是随之而来的是医学传播事业中出现的各种问题。互联网传播途径便捷快速，但难以管控，传播视频的质量无法得到保证，人们想要判断科普知识真伪更是难上加难。这些问题的出现催化了更多的人才加入医学传播的事业，致力研究解决这些问题，推动着医学传播朝着更好的方向发展。

那么，医学传播是做什么的呢？很多研究该方向的学者给出了各式各样的定义，但是宗旨不变。总结来讲，可以简单定义为通过传播学的方法，将专业医学健康知识转化为易于大众接受的普及性知识和理念的过程。这里，有读者一定会问，这不是和前面我们讲到的健康科普大同小异吗？确实，二者都是为了让健康知识更好地被大众所知悉，但在传播方式和内容上，以及本身的组成要素上都有其独有的特征。医学传播不仅仅是要实现将知识科普给大众，其本身更加注重的是从传播内容到传播途径再到传播对象这一条完整的路径，以及在这个过程中的传播学规律；同时在内容上面，也不仅仅是健康知识的科普，而是涉及医学各个方面以及分支的传播扩散。

这里，我们引用王韬、牟怡等著的《医学传播学：从理论模型到实践探索》中提出的，根据传播的“5W”模型[1]，定义医学传播的五大要素，即传播主体、传播对象、传播内容、传播渠道和传播效果。这是构成医学传播学最重要的五大要素，也是我们未来在医学传播路径上需要不断探索完善的主要问题。下面，我们将结合具体实例，分别对医学传播的这五大要素进行简单剖析。

任何事情都有源头，任何结果也都有原因。医学传播的传播主体是实现医学传播的源头，也是促使此次医学传播形成的最主观的因素。通常情况下，医学传播的主体主要是医护人员、医学科研人员、公共卫生从业人员以及医学人文学者，他们从事的工作都与医学密切相关，因此可以凭借专业医学知识，在医学传播的舞台上发挥力量。近几年，陆陆续续会有医护人员开始凭借媒体网络的力量，科普更多的医学知识，广大医务工作者也逐渐意识到，他们未来的舞台不只是在医院，而是遍布各大新媒体网络和社交平台。同时，也正是因为他们的医学专业身份，他们在作为医学传播的主体时，也会被广大群众信服，才使得剩下的环节得以顺利进行。以新冠肺炎疫情中的医学传播为例，在疫情暴发后几天，钟南山教授便提出了“此次新冠肺炎疫情存在人传人的现象”，各大官方平台与媒体在确认信息后，进行广泛的传播扩散，让人们所知晓，并作出及时的防护工作。在这次医学传播过程中，传播的主体就是钟南山本人，也正是因为传播主体的专业权威性，才使得此次医学传播顺利进行。由此可见，有影响力的医学传播主体对于一次成功的医学传播是很重要的。

有了医学传播的主体，接下来就要提到医学传播的另一要素——传播内容。这也是决定了此次医学传播是否科学成功的决定性要素。这个观点很容易理解，一次正确的科普传播和一次错误的迷信传播在传播的其他各个环节都可以相似甚至相同，唯独的区别就体现在传播内容上，一次医学传播究竟能否称为医学传播，传播的究竟是医学专业知识还是医学人文精神，这些重要的问题都体现在医学传播最终呈现的内容上，因此，医学传播内容在整个环节中起着举足轻重的作用。还是以新冠肺炎疫情中的医学传播为例，传播的内容显而易见，就是钟南山医生提出的“新冠肺炎疫情存在人传人现象”这句言简意赅的话。尽管这句话仅有几个字，但我们都清楚，它点明了此次疫情防控中非常关键的问题，做好人与人之间的防护，就可以从根本上抑制疫情大规模的扩散。此次医学传播的内容不是简单的科普知识，而是在应急状态下一次挽救国民的决策性的医学传播，它肩负的责任和造成的影响都是巨大的。无独有偶，新冠疫情暴发一段时间后，一个决策性的医学传播又再一次进入大家的视野，各大媒体开始大肆宣传“双黄连口服液可以治疗新冠肺炎”，一段时间全国各地的双黄连类药物遭抢购，一些人甚至相信吃了双黄连口服液后，口罩都可以摘掉。后来，国家意识到了此次事件的严重性，发出多篇推文，让盲目的群众擦亮双眼，绝不在疫情防控关键时刻被蒙蔽。也许我们不能完全否认这个药物的作用，但我们知道，“治疗”“治愈”这类字眼出现在了各大平台上，出现在了医学传播的内容里面，这就是本质的错误。对于大众来说，乱花渐欲迷人眼，在千千万万的医学科学知识和信息中筛选出正确的信息并且付诸行动是很难的，他们只会盲目相信任何和当前的紧急事态相关的信息，无论真假。我们需要意识到，确保医学传播的传播内容的正确性和权威性是非常重要的，科学传播和迷信传播只在一念之间，这需要多方面在医学传播内容上所做的努力，也需要有更加完善和强有力的方式来保证医学传播的内容的权威性。

车辆的行驶，不仅需要引擎，更需要车轮，不然车辆便无法前行。对于一次医学传播来讲，当传播主体确定了传播内容后，就需要依赖传播的媒介，才可以将内容扩散。古有信鸽飞鸽传书，今有互联网一键搜索，信息传递变得越来越方便，医学传播的途径也形式多样，有纸质书籍、报刊，有电子视频、文章，更有电子小游戏。这一部分本质上和上一节的健康科普的传播途径没有本质区别，不在此赘述。

车子自身准备完毕，接下来，就要考虑它的目的地了。这辆车子要驶向哪里，决定了它在后面会对谁造成什么样的效应，这就等同于医学传播面向的对象到底是谁，会产生什么样的传播效果。依旧是以新冠肺炎疫情中的“人传人”这一传播内容为例，本次医学传播面向的对象显然非常广泛，这个正确的信息迅速传播给全体中国人民，产生的效果也是不言而喻，也正是因为这个信息的迅速传播，让有关部门做出了封闭防护的决策，全国人民也很快地戴上了口罩，才阻遏住了病毒蔓延。传播的传播对象和效果是我们促使本次医学传播想要达到的目的和意义，也是反映一次医学传播是否成功的最直接的结果，看到人们通过医学传播学到了想要了解的科普知识，并能很好地应用在实际生活中，是医学传播的主体们，也就是广大医务工作者、医学科研人员和从事公共卫生工作的人员最想看到的结果。

总而言之，这五要素就是构成医学传播的组成部分，而这五者之间，也有着密切的关系。虽然，我们在前文提到“传播主体”是传播开始的主观源头，但其实我们很难按着严格的先后关系分出谁是医学传播的起始。我们可以说传播的对象是起始，为了面向这个传播的对象而展开的医学传播；或者说，为了想要达到某个目的开始了一次医学传播，那这个终极效果就是医学传播驱动的启动剂。因此，医学传播的这五要素并没有明显的先后顺序，也没有孰重孰轻，都是医学传播的重要环节，它们彼此平等、和谐且密不可分。如果没有传播主体，就相当于空口无凭的一次传播，没有传播内容，就更不要说医学传播了，就相当于没有心脏的空心人，毫无生命力[1]。没有传播途径，就算传播的内容再丰富、传播的主体再权威，也无法扩散，那一切也都是徒劳，这只是一次主体对象自说自话的科学知识的提出，完全脱离了传播的真实含义。总之，传播的五要素是密不可分的，任何一个环节都缺一不可。

这里，我们还需要纠正一个误区，是不是只有医学专业知识的传播才算医学传播呢，这是大部分人的理解，但其实并不是，这只是大众的刻板印象。前面也有提到过，医学传播并不是为了传播专业知识，人文精神在这个环节中也很重要。这里引用北京协和医学院人文和社会科学学院的张新庆老师在《新冠肺炎疫情中医学传播若干问题探析》中对医学传播内容的解读：外科医生实施心脏搭桥手术前，在与患者及家属谈话过程中会采用图文并茂的形式，甚至在电脑前展示三维动画来帮助患者及家属理解人体心脏的立体结构、搭桥手术的原理、术中风险及术后生命质量，这些术前谈话就是一种活生生的医学知识和理念传播过程。这也就是我们前面提到的大众最为熟知的医学知识传播，但另一个重要的主题——医学人文知识和理念的传播，不仅是医学传播的重要内容之一，还是医学传播的灵魂或精髓[2]。我们想要真正达到的医学传播不是一个简单的知识输出的过程，而是含有人情味的一次教书育人的知识传递。新冠肺炎疫情暴发期间，公共卫生、新疫苗和药物的研发、临床诊断和护理实践过程中都用到了人文知识、精神和理念，这也充分体现了有温度的医学传播才能达到更持久的效果。

一直以来，关于医学传播的传播模型、传播环节、传播途径等各个方面的探索从未停止。各位学者也发表了许多该方向的论著，上面我们提到的王韬教授等著的《医学传播学：从理论模型到实践探索》就是该领域的代表性作品，为后续的探索研究奠定了基础。这条探索医学科普与健康传播的道路不会停止，也不能停止。本书的后面章节，我们会侧重论述一种用于医学传播的新途径——医学健康科普游戏，它有着特异性的受众、趣味性的教学，将会在未来开辟医学健康传播的新方向，为我国的医疗健康科普与传播事业作出贡献。

参考文献

[1] 王韬，牟怡等. 医学传播学：从理论模型到实践探索[M]. 第1版. 上海：科技教育出版社，2019：101－200.
[2] 张新庆. 新冠肺炎疫情中医学传播若干问题探析[J]. 科普研究，2020，15(05)：9－14，64，106.

第二章

网络游戏的前世今生

第一节　游戏的概念与历史

1. 游戏的定义

游戏最初作为一种生存练习方式，起源于动物世界。随着人类的诞生和发展，游戏发展出更加丰富的形式和更加多样的功能，逐渐主要指向人类的专有行为方式。两千多年前诞生的象棋、八百多年前诞生的扑克、现在流行的网络游戏，都属于游戏的内容范畴。随着社会发展，游戏不断被赋予新的时代内涵，关于游戏的定义也在不断发展中。

历史上有许多哲学家、思想家探讨过游戏的定义。古希腊哲学家柏拉图从物种的基本生存需求出发，他认为："游戏是一切幼子（动物的和人的）生活和能力跳跃需要而产生的有意识的模拟活动。"亚里士多德从游戏的产生条件出发，认为"游戏是劳作后的休息和消遣，本身不带有任何目的性的一种行为活动"。"我国最大的综合性辞典《辞海》中对于游戏的定义是："以直接获得快感为主要目的，且必须有主体参与互动的活动。"索尼娱乐公司的首席创意官拉夫·科斯特对游戏的定义则是："游戏就是在快乐中学会某种本领的活动。"

此外，历史上不少学者还形成了不同的游戏理论。德国哲学家席勒的本能说认为游戏是人类本能的创作活动；英国哲学家赫伯特·斯宾塞的剩余能量说认为游戏是人类剩余精力的发泄，游戏过程才是目的；德国生物学家谷鲁斯的练习理论认为游戏并非与实际生活无关，而是未来面临生活的一种准备活动;弗洛伊德的宣泄理论认为游戏是被压抑的欲望的一种替代行为;约翰·赫伊津哈的文化起源理论认为游戏是文化中的固有成分。

综合以上理论观点,联系实际情况,我们认为:游戏是一种以人类为主体形成互动关系并以获得感官和情绪快感为目的的具有经济、文化双重属性的行为活动。在互联网高速发展的当下,游戏的含义主要指向电子游戏。

电子游戏(Video Games,少部分学者使用 Electronic Games)又称电玩游戏,是指所有依托于电子设备平台而运行的交互游戏。根据游戏运行载体的不同主要分为五类:主机游戏(狭义的,此处专指家用机游戏)、掌机游戏、街机游戏、电脑游戏及手机游戏[1]。按照联网需求的不同主要分为单机游戏和网络游戏:在游戏系统方面,单机游戏不需要联网即可依托本地游戏服务器进行游戏运行;而网络游戏主要采用游戏运营商专业开发的游戏管理器提供游戏服务,即游戏终端属于具体的网络游戏运营商而非本地服务器,因此网络游戏需要依靠互联网进行联网链接[2]。

目前,网络游戏是当今游戏界的主流。网络游戏(Online Game),指以互联网为基础达成网络连接形成用户互动关系进而实现多人在线互动娱乐的电子游戏。

2. 网络游戏形式的分类

相比而言,单机游戏对系统配置特别是显卡和 CPU 的要求较为苛刻。而网络游戏的配置门槛较低,能够为绝大多数人所配置,具有大众化的特点。按照游戏所搭载的平台,网络游戏可分为浏览器形式与客户端形式两种形式[3]。

(1) 浏览器形式(Web 形式)

只需要借助浏览器,以浏览器为基础直接在网页进行游戏。游戏运行快捷方便,整体风格轻松简单,曾经在一段时间引起轰动,受到许多上班族的欢迎。

(2) 客户端形式

游戏运营商开发与游戏相配套的客户端,玩家只有通过客户端才能连接游戏,进行相应的游戏操作。用户下载相应的游戏客户端,登录或创建相应的账号即可进行游戏。目前网络游戏客户端主要包括电脑客户端(PC 端)、手机平板等移动客户端(移动端)以及以任天堂 Switch 为代表的主机客户端(主机端)。随着移动端游戏受到人们青睐,许多公司同时开发 PC 端及移动端游戏。目前火热的游戏《王者荣耀》《和平精英》自面世之初就同时发行了PC端和移动端,《王者荣耀》同时还在任天堂Switch主机端发行;在全球拥有众多玩家的《英雄联盟》最初只有PC客户端,2021年发行了移动客户端。

目前主流观点将游戏产业主要划分为PC端、移动端以及主机端三大类型。随着相关技术的发展,不同搭载平台的游戏获得了不同的发展。由于手机等移动设备的发展,移动端游戏成为网络游戏中的最重要的组成部分,在目前三大类型游戏产值中位列第一。

3. 网络游戏内容的分类

按照游戏内容模式来分,网络游戏可分为二十多种不同的种类:动作游戏(ACT)、冒险游戏(AVG)、益智游戏(PUZ)、卡片游戏(CAG)、格斗游戏(FTG)、恋爱游戏(LVG)、养成类游戏(TCG)、桌面游戏(TAB)、音乐游戏(MSC)、体育游戏(SPG)、战略游戏(SLG)、射击游戏(STG)、角色扮演(RPG)、赛车游戏(RCG)、即时战略游戏(RTS)、其他种类游戏(ETC)、成人游戏(H-GAME)、泥巴游戏(MUD)、大型多人在线角色扮演类游戏(MMORPG)、彩票游戏等种类[4]。

网络游戏发展至今已经呈现出成熟繁荣的局面,并致力于为玩家提供更好体验。目前许多网络游戏不断综合多种游戏模式发展,因此并不能简单地将某种游戏归为单一的游戏类型。《王者荣耀》就属于由多种游戏模式综合发展而来的多人在线战术竞技类游戏(MOBA)类型。

根据前瞻经济学研究院整理的数据,2020年我国游戏行业排名前100的移动游戏产品中主要以大型多人在线角色扮演类游戏(APRG/MMORPG)、多人在线战术竞技类游戏(MOBA)及射击类游戏为主,2020年这三类游戏的流水收入占比分别为19.48%、15.28%与15.04%。此外,策略类、休闲和卡牌类游戏在我国也较受欢迎。

4. 游戏的历史

(1) 网络游戏的发展历程

随着科技和社会的发展,游戏获得了更加深厚的技术支持以及更加广阔的发展空间,不断为人们带来更加丰富的游戏体验,满足人们更高的游戏需求。随着计算机、互联网等技术的飞速进步,网络游戏发展至今成为已然最为成功的游戏种类，也成为人们日常生活中的重要娱乐内容之一。网络游戏自诞生以来共经历了四个主要发展时期。

① 第一代网络游戏的诞生时期是1969至1977年。

1969年瑞克·布罗米为PLATO（Programmed Logic For Automatic Teaching Operations）系统编写了一款名为《太空大战》（SpaceWar）的游戏。此款游戏的蓝本是诞生于麻省理工学院的第一款电脑游戏《太空大战》。不同之处在于新的《太空大战》可支持两人远程连线。因此这款游戏成为真正意义上的第一款网络游戏，成为当今网络游戏的鼻祖[5]。

第一款网络游戏诞生的技术条件依托于互联网的初步发展：1969年10月29日，阿帕网尝试两台主机通讯，实现了分组交换网络的远程通信；1973年，阿帕网跨越大西洋利用卫星技术与英国、挪威连接，实现第一个国际网络连接，从此世界范围的网络登录开始。阿帕网的出现开创了网络互连的先河，也为网络游戏的发展带来巨大可能。

但是当时的阿帕网正处于探索阶段，能够提供的技术支撑有限。同时，不同国家、不同领域的网络画地为牢，网络通信依旧是一大难题。此外，由于当时的微型计算机并未发展出统一的软硬件技术标准，因此第一代网络游戏的运行平台、操作系统和使用语言各不相同，它们大多是当时一些高等院校如美国的麻省理工学院、弗吉尼亚大学以及英国的埃塞克斯大学等高校的试验品。总之，第一代网络游戏只能在内部系统执行而无法跨系统运行，并在机器重启后会丢失相关信息[6]。

这一时期的游戏发展主要停留在试验阶段。

② 第二代网络游戏的发展时期为1978至1995年。

1974年，TCP/IP协议提出，为实现不同类型计算机网络的互相连通提出了统一的标准设想。

1978年，英国埃塞克斯大学的罗伊·杜伯肖和理查德·巴特通过美国数据设备公司的PDP-10电脑编写出一款多人在线文本游戏《Multi-User Dungeon》，即“MUD1”。它迈出了多人在线网络游戏的第一步，成为大型网游的始祖。随着埃塞克斯大学加入“阿帕网”，MUD1影响力逐渐扩大。

这一时期，单机游戏的发展进入黄金时期，为网络游戏的发展提供了宝贵的经验。20世纪70年代末，《救火车》带来双打模式；《雅达利美式足球》带来卷轴效果；《小蜜蜂》带来色彩，游戏正式从黑白时代走向彩色时代。进入

80年代后，游戏不仅在内容设置方面获得了极大丰富，同时也在一些辅助性内容方面进行了发展。《火凤凰》带来头目（Boss）这一概念，之后又有相关游戏开创出力量增强、血槽等功能模块，拓展了游戏的玩法；背景音乐、语音等辅助性设置为玩家增加了游戏乐趣；《狼穴》带来WASD操作，解决了电脑最初并非为游戏设计而导致习惯于用右手操作鼠标的玩家很难用左手操作键盘右边"官方"方向键的问题[7]。

1983年1月，TCP/IP协议正式推出，很快成为国际互联网交流的共同协议与统一规则。这为网络游戏的玩家互联提供了有力的保障，网络游戏发展空间进一步扩大。

一些专业的游戏开发商和发行商开始涉足网络游戏，如Activision, Inc.（视频游戏公司）、Interplay（软件开发公司）、Sierra Online（游戏制作出版公司）等都曾在这一阶段试探性地进入这一新兴产业，它们与GEnie（美国软件公司）、AOL（美国在线，著名因特网服务提供商）和CompuServe（美国最大的在线信息服务机构之一）等运营商合作，推出了第一批具有普及意义的网络游戏，小时收费的游戏制度成为主流。1991年，Sierra Online架设了世界上第一个专门用于网络游戏的服务平台——The Sierra Network。

这一阶段的网络游戏能够实现"可持续性"的功能，即玩家所选定的角色可以永久存在于不断发展的游戏世界之中。同时网络游戏实现了跨系统运行，只要具备硬件兼容的电脑和调制解调器，就能连入当时任何一款网络游戏。专业游戏公司涉足网络游戏这一新兴领域，开始了最初的商业布局和尝试。

这一阶段的网络游戏从试验阶段往商业性方向发展。

③ 第三代网络游戏的发展时期是1996到2006年。

越来越多的专业游戏开发商和发行商介入网络游戏，一个规模庞大、分工明确的产业生态环境最终形成。游戏开发商将重点放在游戏设计理念和营收模式的探索之上，主要包括游戏推广、收费模式、游戏管理等方面。

第三代网络游戏始于1996年的《子午线59》。这是世界上第一款3D图形网络游戏，人们可以看到游戏人物在自己创建的游戏世界中进行网络交互。1997年《网络创世纪》正式推出，用户人数很快突破10万。两大网游的包月制收费方式成为当时主流的计费方式被广泛接受，网络游戏进入大众市场。

2004 年游戏制作和发行公司暴雪发布大型多人在线角色扮演游戏《魔兽世界》(World of Warcraft),用户人数登顶吉尼斯世界纪录,在世界范围内取得巨大成功。大型网络游戏(MMOG)的概念浮出水面,网络游戏不再依托于单一的服务商和服务平台存在,而是形成了全球范围的统一市场。

这一阶段,网络游戏进入大众市场,在商业化方向深入探索。大型网络游戏成型,全球市场得到开拓。

④ 第四代网络游戏的发展时期为 2008 至 2012 年。

互联网跨越式发展到 2008 年,之后进入十年的平稳运行期。网络环境的不断优化以及用户需求的不断增强催生了第四代网络游戏的诞生。

第四代网络游戏的发展主要在大型网络游戏这一概念上,同时注重游戏玩法的创新以及游戏规则的完善。在这一时期,网页技术发展如火如荼,网页游戏获得快速发展,并凭借着方便快捷的特点开创出网络游戏一片繁荣的新天地。

在这一阶段,网络游戏继续发展,网页游戏迅速崛起获得巨大繁荣。

⑤ 第五代网络游戏的发展时期为 2012 年至今。

传统游戏产业的商家开始从家用机游戏、PC 游戏等传统的游戏领域逐渐向手机游戏领域扩张,并尝试与手机游戏开发商以及服务提供商进行更加紧密的合作。第五代网络游戏——移动游戏应运而生并且不断进行着优化发展。

根据联合国国际电信联盟(ITU)数据,2000 年初,全球只有 5 亿手机用户和 2.5 亿网民;2010 年底,全球有 52.8 亿手机用户和 20.8 亿网民。2010 年全球人口数量超过 68 亿,网民比例近 1/3,其中 57%的网民来自发展中国家。2018 年全球网络用户已达 39 亿,首次超过全球总人口的一半。移动设备的快速发展催生了移动端网络游戏的诞生。

根据数据统计媒体 GamesIndustry. biz 报道,2020 年全球游戏总产值达 1749 亿美元。其中,移动端游戏占比第一,达 49%(863 亿美元)、PC 端占比 22%(374 亿美元)、主机端占比 29%(512 亿美元)。

中国音像和数字出版协会游戏工作委员会(GPC)与中国游戏产业研究院发布的《2020 年中国游戏产业报告》显示,2020 年,中国移动游戏市场实际销售收入达到 2096.76 亿元,比 2019 年增加了 515.65 亿元,同比增长 32.61%,占比为 75.24%。

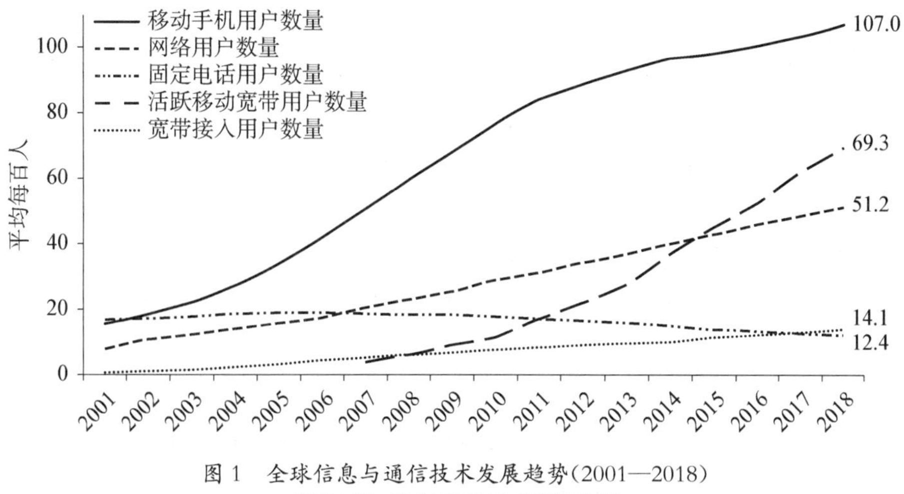

图 1　全球信息与通信技术发展趋势(2001—2018)
资料来源：联合国国际电信联盟数据

目前，大型网络游戏制作更加精良、内容更加丰富、更新更加迅速，不断满足现代人的审美和功能要求。游戏产业形成移动端、PC 端、主机端共同发展的格局。当下网络游戏的主要发展成果为移动端网络游戏，领跑游戏产业。

（2）网络游戏在世界主要国家的发展历程

网络游戏起源于欧美，最早为欧美一些高校研发实验，之后向商业化领域不断发展，最终形成以中、美、日、韩为主的国际市场格局。

① 美国

世界上第一台通用计算机、世界互联网的开端以及全球网络通信的统一标准首先在美国诞生，为网络游戏的联网提供了前提条件，也为网络游戏在美国发源奠定了基础。拥有先天技术优势以及强大科技创新实力的美国在网络游戏的发展过程中起着重要的引领作用。

1969 年，美国诞生第一款真正意义上的网络游戏《太空大战》，实现两人联机游戏。

20 世纪 70 年代，美国雅达利公司第一代家庭游戏机初战告捷，并开始配置第二代新产品——视频电脑系统（VCS）。

1976 年美国苹果公司推出真正的个人电脑 APPLE Ⅱ，为电脑游戏的发展提供了巨大契机。后来用电脑编制电子游戏就开始在程序员之间流行起来。

1976 年，斯坦福人工智能实验室的成员用施乐主机编写了一个加入幻想成分和谜题的游戏程序——Colossal Caves，直接导致了电脑游戏的诞生。1981 年，Toolworks 软件公司推出 Colossal Caves 官方零售版本，起名《最早的冒险》(Original Adventure)，电脑游戏时代来临。

20 世纪 90 年代中后期，互联网热潮兴起。1997 年，美国艺电公司(EA)运营大型多人在线角色扮演游戏《网络创世纪》。大型网络游戏(MMOG)的概念出现并不断深化，游戏的复杂性、玩家在线人数也大幅提升。

2005 年微软发布游戏主机 Xbox360，超越日本老牌游戏公司世嘉公司，获得主机游戏销售第二。

进入 21 世纪，秉承自由发展的数字娱乐产业政策，美国游戏产业超越拥有百年历史的好莱坞电影业，成为美国娱乐业的巨头。根据 ESA 发布的报告：2019 年，美国游戏产业为社会创造 14.3 万个岗位；为工人劳动收入贡献 173.74 亿美元；为美国经济增加值贡献了 291.56 亿美元；创造了经济总产值 409.14 亿美元。

美国是网络游戏发展的重要推动者和引领者，半个多世纪的发展也使得美国成为当今游戏产业大国，呈现出移动游戏、主机游戏及 PC 游戏三足鼎立的格局。美国网络游戏市场始终占据全球游戏市场前两位。

② 日本

自然资源的匮乏致使日本不断寻求低消耗式经济发展方式，游戏娱乐行业成为日本国家政府增加内需和出口创汇的重要发展领域。

日本游戏公司自 20 世纪 80 年代开始参与国际游戏市场，主要在主机游戏方面发力，持续占据大量市场份额，游戏产业进入良性发展。

1889 年，任天堂游戏公司成立，成为便携式游戏机平台的领导者，主要经营家用游戏机和掌上游戏机的软硬件开发与发行。任天堂突破美国雅达利公司奠定的单色游戏机模式，开创红白机时代，真正意义上的家用游戏机开始风靡世界，并逐步产生一个庞大的家用游戏机产业。任天堂在全球销售超过 20 亿份游戏软件，缔造了马里奥(Mario)等经典游戏人物，创造了《塞尔达传说》(The Legend of Zelda)、《精灵宝可梦》(Pokemon)等经典游戏。

1987 年，日本 NEC 公司推出第四代电视游戏机 PC-ENGUNE，挑战任天堂公司电视游戏机的市场垄断地位。同时 NEC 公司推出了 CDROM 配件，将电子游戏带入多媒体时代。

1988 年世嘉公司推出 MD 游戏机。通过采用街机基本结构，大量街机游戏能够移植其上。世嘉推出的《索尼克》游戏风靡世界，在欧美市场的巨大成功，使得世嘉一时间能够与任天堂分庭抗礼。

1994年，SONY推出32位家用游戏机PLAY STATION（PS）并打败世嘉成为新时代霸王，家用游戏机进入32位时代。PS的品牌号召力使得众多知名软件厂商纷纷加盟，PS主机上开始逐渐呈现出百花齐放的局面。

在日本国内，游戏产业在20世纪末就已经超越传统制造业成为国民经济的重要产业，其游戏产业产值接近GDP的五分之一。目前，移动游戏产业成为日本最具发展潜力的网络游戏。

成熟的游戏生态使得日本成为世界游戏市场第一梯队成员。前瞻产业研究院整理Newzoo的数据显示：2020年，日本以175亿美元游戏产值占据全球游戏规模约20%，仅次于中国、美国。

③ 韩国

20世纪90年代，韩国为了走出经济危机，计划通过文化产业带动经济发展。作为韩国文化产业重要组成部分，韩国的电子游戏成为重点发展对象，甚至开始承担振兴国民经济的时代任务。韩国政府高度重视游戏产业的发展，强调游戏产业对国民经济所起到的重要作用，还将游戏定位为文化产业的核心。

韩国游戏产业从兴起到在国际市场上占有一席之地，韩国政府扮演了重要角色。

自2001年始，韩国文化产业振兴院每年发布“韩国游戏产业白皮书”，举办研究论坛，为本国游戏企业提供国际国内游戏产业信息。

2008年，“功能性游戏”不断受到韩国政府重视。政府的支持催生出大批“功能性游戏”，内容涉及教育、文化、健康、国防等各个方面。2015年，韩国政府划拨了约13亿韩元用于支持这一领域持续发展。

自1996年开始，韩国开展人才培养，电子竞技职业化政策为韩国游戏市场迅猛发展提供重要支撑。十年时间，韩国游戏从业人员呈现出学历高、年轻化的特点，为韩国游戏产业发展提供了有生资源。2000年，韩国文化体育观光部批准设立韩国电子竞技职业协会KeSpa，韩国电竞文化就此开始。经过20多年政府的支持、协会的发展、人才的培养，韩国已经形成十分成熟的电竞体系，在世界电竞比赛中展现亮眼。

韩国游戏产业发展时间虽短，但发展速度惊人。1997年之前，韩国网络游戏市场只有 100 多亿韩元，2004 年发展至 40000 亿韩元，增长近 400 倍。

目前，韩国也形成了移动游戏、PC 游戏和主机游戏为主的网络游戏格局，成为全球第四大游戏市场。

④ 中国

相比欧美国家，中国游戏产业发展属于后来居上型，直到 20 世纪末才真正出现网络游戏。我国游戏产业发展迅猛，近年来迅速超越日韩，与美国相抗衡。

1989 至 1991 年为中国游戏的萌芽阶段。以《侠客行》为代表的文字网络游戏开始盛行。

20 世纪末，中国的游戏产业起步。1998 年，北京联众互动网络股份有限公司成立，开始在东方网景架设游戏服务器，上线《联众游戏世界》，免费为中国第一批网民提供围棋、象棋、跳棋、拖拉机、拱猪 5 种网络棋牌游戏，中国网络游戏正式出现。1999 年，华彩软件正式在中国大陆推出雷爵公司的《万王之王》。这是中国第一款图形网络游戏。这款游戏的成功吸引了大批公司对网络游戏市场的探索。大型多人在线角色扮演类游戏（MMORPG）渐渐出现在中国游戏市场。2003 年 5 月，腾讯公司第一款网络游戏《凯旋》开始内测。2003 年 7 月，盛大公司开发的《传奇世界》开始测试。2003 年 9 月，《魔兽世界》被九城、新加坡电信、搜狐和英特尔联手运营。随着搜狐成功代理《魔兽世界》，更多高品质、高水准、高制作的国外网络游戏接踵进入中国，如《DOTA》《英雄联盟》《守望先锋》《绝地求生》等。

随着国外优秀游戏引入中国为我国游戏产业提供经验借鉴，我国本土游戏开始蓬勃发展。2007 年 5 月，《穿越火线》CF 上线，成为腾讯游戏业务起飞的三大核心游戏之一。2008 年 4 月，《摩尔庄园》上线，成为国内社区类网游开山之作。修仙与武侠题材的网络游戏是中国游戏产业的重要组成部分，包括 2007 年完美时空的《诛仙》、2009 年西山居的《剑侠情缘网络版 3》、2013 年完美世界的《笑傲江湖》以及 2016 年腾讯的《天涯明月刀》等。

发展至今，中国已经生产出具有强大影响力的网络游戏。2015 年 11 月，《王者荣耀》上线，成为国内多人在线战术竞技类游戏（MOBA）的巅峰之作，迅速占领市场，成为国内最热门游戏，并跻身世界热门游戏榜单。移动应用数据分析公司 Sensor Tower 的最新数据显示，2020 年腾讯旗下 MOBA 手游《王者荣耀》以 24 亿美元的收入位列全球手游收入榜第二位，仅次于《PUBG

手游》的 26 亿美元。至 2021 年,《王者荣耀》自 2015 年发售起已经累计收入突破 100 亿美元(约合人民币 644 亿元),成为世界上第一个达到这一成就的移动游戏。

电子竞技游戏市场在中国获得蓬勃发展。根据中国音像和数字出版协会游戏工作委员会(GPC)与中国游戏产业研究院发布的《2020 年中国游戏产业报告》,中国电子竞技游戏市场收入从 2019 年的 947.27 亿元增长至 2020 年的 1365.57 亿元,增长 418.3 亿元,同比增长 44.16%。

中国手游市场发展迅速,并在世界手游市场占据重要地位。Sensor Tower 平台显示,截至 2020 年 12 月 12 日,以手游收入排行计算,中国游戏厂商腾讯以 70 亿美元收入排名第一,网易以 30 亿美元的收入排名第二。另一方面,中国以 135 亿的手游总收入暂列全球各国家和地区游戏收入排行榜第三位(不包含第三方收入,仅以谷歌商店和苹果商店的收入计算),排行前两位的分别是美国(210 亿美元)和日本(164 亿美元)。

目前,中国已经形成了具有世界影响力的游戏公司。市场分析公司 Newzoo 发布的行业报告显示,腾讯公司已经连续六年保持世界游戏公司排行榜榜首地位。2018 年,腾讯公司游戏收入为 197 亿美元,排名第一,占据全球游戏市场份额的 15%。另一家中国公司网易,2018 年游戏收入为 62 亿美元,排名第七。此外,排在前 25 名的还有两家中国公司,分别是第 23 位的三七互娱和第 24 位的完美世界。

我国游戏市场发展迅速。根据《2020 年中国游戏产业发展状况》数据。2020 年,中国游戏市场实际销售收入 2786.87 亿元,比 2019 年增加了 478.1 亿元,同比增长 20.71%,保持快速增长。中国游戏用户数量保持稳定增长,用户规模达 6.65 亿,同比增长 3.7%。伦敦风险投资公司 Atomico 报告显示,按照市场规模计算,中国已经超过美国。

在短短二十年间,中国网络游戏经历了 PC 游戏、网页游戏和移动游戏三种形态,并且形成了稳定的网络游戏生态格局。目前,移动游戏成为中国游戏产业发展的支柱,并且居世界移动游戏市场前列。我国腾讯、网易、三七互娱等著名网络游戏公司也在世界范围产生影响。从国际市场来看,中国目前已经远超日韩。2020 年,中国游戏市场规模达到了 440 亿美元,高于美国的 413 美元,也远高于同年日本的 175 亿美元,是全球游戏行业市场规模最高的国家。

参考文献

[1] 对电子游戏定义的检索. https://baike. baidu. com/item/%E7%94%B5%E5%AD%90%E6%B8%B8%E6%88%8F/195750? fr = aladdin #2_1.

[2] 对网络游戏定义的检索. https://baike. baidu. com/item/%E7%BD%91%E7%BB%9C%E6%B8%B8%E6%88%8F/59904? fr = aladdin.

[3] 对网络游戏形式分类的检索. https://baike. baidu. com/item/%E7%BD%91%E7%BB%9C%E6%B8%B8%E6%88%8F/59904? fr = aladdin#5_2.

[4] 对网络游戏分类的检索. https://baike. baidu. com/item/%E7%BD%91%E7%BB%9C%E6%B8%B8%E6%88%8F/59904? fr = aladdin#5_2.

[5] 对网络游戏模式分类的检索. https://baike. baidu. com/item/%E7%BD%91%E7%BB%9C%E6%B8%B8%E6%88%8F/59904? fr = aladdin#5_2.

[6] 对第一代网络游戏的检索. https://baike. baidu. com/item/%E7%AC%AC%E4%B8%80%E4%BB%A3%E7%BD%91%E7%BB%9C%E6%B8%B8%E6%88%8F/10092307? fr = aladdin.

[7] 进化——游戏史上最重要的 80 个创新(一). 家用电脑与游戏杂志. http://news. 17173. com/content/2011-11-14/20111114104944312_all. shtml.

第二节 游戏的基本性质

1. 娱乐性

弗洛伊德认为，追逐快乐是人的天性。游戏这个词的中心语是“戏”，故其首要特征是娱乐性[1]。游戏是一个以娱乐为重要目的的人类活动，在较早期的观念中，游戏甚至是一种无功利或低功利性的人类活动。需要明确一点的是，并非具有娱乐性的人类活动都是游戏，日常生活中有很多并非以娱乐为目的，却具有主观或客观娱乐性质的人类活动并不能作为“游戏”而存在。比如对某些绘画者而言，绘画是令他们感到乐趣的游戏，但在大多数人看来，绘画并不是那么具有娱乐性。并且对于绘画者来说，绘画活动的最终目的是绘画作品的创作而非娱乐，它更不是专门性的娱乐活动。因此，无论从主观还是客观来看，绘画，都仅仅是那些绘画者的主观娱乐活动而不是游戏。

2. 规则核心性

构成游戏作品的核心要素就是游戏规则，游戏活动必须将游戏规则作为最高准则进行。

游戏的这个性质揭示了游戏存在的方式：游戏作品往往通过有形载体出现（比如游戏道具、游戏软件等），以游戏活动的形式被人类接受。但是游戏的核心是一种理念，而这种理念是通过规则表达的形式存在。

所有的游戏都具备规则，规则会限制游戏活动，但不同的规则对游戏活动的限制不同。根据游戏规则的限制强弱，我们分别称其为强规则和弱规则，这是一组相对概念。一般来说，规则越强，游戏越容易学习和运行。但因为限制多了，游戏中的变量也就少了，人们对其再创造空间也就越小。

根据规则的复杂程度不同，分为简单规则和复杂规则。一般而言，规则越复杂，游戏的内容会越丰富，但同时再创造的空间也越小。

3. 目标导向性

以目标的达成作为游戏规则设计和游戏参与的导向，是游戏重要的基本性质之一。许多学者都会强调一个游戏要有明确的目标。

目标导向性会从两个角度进行探讨：游戏开发与游戏设计。游戏设计尤其是规则制订时，就设置了让游戏玩家在这一过程中要达成的明确的游戏目标。目标的设定，既吸引了玩家的注意力，又提高了玩家的参与度。目标导向性强调了作为一个具有规则的正式系统，是游戏所应具有的特征。

游戏种类很多，许多游戏之所以对玩家具有强烈的吸引力，往往是因为在游戏中设置了具有挑战性的目标。比如，消除类游戏《消消乐》，它的目标是在限定步数内尽可能多地消除屏幕上相连的同个图案；闯关类游戏《森林冰火人》，它的目标是闯过层层关卡；竞技类游戏《和平精英》，它的目标是在同一赛场中不被敌方射杀且尽全力去保护队友、射杀敌方。

4. 交互性

游戏本身带有交互性，游戏过程就是若干种交互形态的总和。交互，既可以是对游戏样态的改变，也可以是与其他游戏者的交流。

游戏是人类文明的一种特殊产物，它与文学、绘画、音乐、影视艺术有着本质上的不同。这种不同，存在于游戏本身和游戏作品的接受阶段（游玩的过程）——游戏是“交互”的。例如欣赏文学作品时读者只是单方面接受着作品的影响，即使读者和批评家写出了对作品的评述，他们也很难影响作品，作品本身几乎不会因此而产生改变；而游戏与我们从一开始便是在互相影响的，游戏的样态也会因我们的介入而产生着各种改变，比如在魔方游戏中，魔方的形态随时发生变化。

从游戏诞生伊始，游戏的创作者就在不停地与游戏产生着交互。所有的游戏也必须经过游戏者（包括创作者）的游玩才能够最终完成。正是由于交互性，游戏在教育活动（尤其是儿童教育活动）中，往往能够起到很大作用。

5. 二象性

游戏既是人类一种具有交互性的活动，又是人类一种能够独立存在的创造物。当游戏作品没有被游玩时，它是一个“作品”，或者说是一套虚拟的规则，是静态的。但当它被人们游玩，它便是动态的“活动”。活动与作品这两种特性可互相转换，这种转换往往表现为动静交替。

除了上述五条基本性质，游戏还有四个决定性特征：目标、规则、反馈系统和自愿参与[2]。不管游戏种类如何多样，技术如何复杂，它塑造体验的方式在本质上都有其独特之处。

目标，指玩家一路达成的具体结果，为玩家提供了“目的性”，吸引玩家注意力的同时，不断调整其参与度。

规则，为玩家如何实现目标做出的限制。它将达成目标最明显的方式进行消除或限制，推动玩家去探索更多的未知性与可能性。规则可以释放玩家的创造力，在过程中培养玩家的策略性思维[3]。

反馈系统，告诉玩家距离目标的实现还有多远。它的反映形式有很多种，比如通过进度条、得分、级别、点数等。反馈系统中最基本也最简单的形式，就是让玩家了解一个客观结果[3]。这个客观结果预示着游戏何时会以何种方式结束。对玩家而言，实时反馈是继续玩下去的动力[4]。它显示了目标是绝对可以达到的。

自愿参与，要求所有玩家都了解并愿意接受目标、规则和反馈。建立多人游戏的共同基础是必须了解该游戏。放宽进出限制，则是为了保证玩家把游戏中蓄意设计的高压挑战工作视为安全且愉快的活动[4]。

伟大的哲学家伯纳德·苏茨对游戏这样定义：玩游戏，就是自愿尝试克服种种不必要的障碍[2]。将上述四个决定性特征涵盖在内，解释了有关游戏带给人类动力、奖励和乐趣的一切。

参考文献

［1］王小明，张光斌，宋睿玲．科普游戏：科普产业的新业态［J］．科学教育与博物馆，2020，6(03)：154－159．
［2］赵国贺．麻将的积极心理学［J］．世界博览，2013，(3)：42－45．
［3］麦戈尼格尔．游戏改变世界［M］．闾佳，译．杭州：浙江人民出版社，2012．
［4］万昌畋．移动终端游戏中的休闲审美研究［D］．南昌：江西师范大学，2014．

第三节　游戏的功能

游戏对社会的影响广泛而深入，并且承担着重要且多向的社会功能，包括娱乐功能、教育功能、跨文化传播功能、文化功能等。

1. 游戏的娱乐功能

正如前文所说，娱乐性是游戏的首要特征，与之对应的，娱乐功能也是当今游戏最主要的社会功能。一直以来，游戏都被看作是文化娱乐消遣的工具。当人们在现实中面临来自工作、人际关系、家庭等多方面的压力时，人们就在找寻可以获得心理松弛和缓解压力的途径，这便是游戏。游戏世界区别于现实世界，在游戏的世界中，大多数玩家可以放飞自我，抛开现实生活中的压力与枷锁，满足个人的娱乐需求。另一方面，游戏通过营造的幻想空间承担了类似于音乐、戏剧、电影、小说等载体的“造梦”功能，玩家可以在其中体验另一种不同于现实世界中极快的生活节奏和巨大的生活压力的人生。

游戏的交互性，让其在建立时就存在即时的刺激反馈形式，这种实时反馈可以让玩家在一系列精心营造的视觉、听觉效果中获得沉浸感和愉悦感。目前市面上得以流行的手游，均有着美妙绝伦的自然景观、栩栩如生的人物形象，动作场面流畅真实，音效体验恰到好处。玩家通过这种全方位的细节打造，可以得到绝佳而愉悦的体验感。

游戏，不同于人类的物质需求，它是人类在完成前者之后，追求精神需要的一种社会行为方式。目前最广泛的游戏模式为“任务完成”。玩家通过自己的努力，克服重重障碍最后完成任务，获得极大的满足感。这种满足感既来源于游戏中的有形回报，比如金钱、分数、道具等，也来源于玩家对个人游戏技巧提升的自我肯定。可以说，人们在游戏过程中争取胜利、获取满足的行为正是游戏受欢迎的原因。

另外，随着科技的进步，人们不再单一地通过挑战游戏关卡获得满足。观看他人的游戏直播、竞技比赛同样可以让人们获得类似的乐趣。

在互联网时代，游戏不仅给玩家带来成就感的满足，更可以通过虚拟世界向玩家传递社交和情感方面的满足。比如竞技游戏大多设有师徒关系、工会等社团机构，玩家在游戏之外可以借此交流沟通，甚至进一步发展为线下社交关系。还有近些年来颇受女性追捧的“橙光”游戏，将小说情节搬到游戏设定中，玩家通过跟游戏中的非玩家控制角色（NPC）互动不断推进情节发展，获得情感上的满足。

娱乐功能作为游戏的首要特征，是游戏得以长足发展并良好运营的关键。

2. 游戏的教育功能

游戏成为在传授科学知识的基础上进行态度、精神、价值观等深层次传递的可行途径，为学习者提供个性化、泛在化的新型学习环境。针对不同的学习个体，提供更精准、更自由、更灵活的学习方式。

游戏模糊了工作、学习和娱乐的边界。自古以来，游戏和教育的联系就一直存在。而放眼信息飞速发展的今天，游戏的教育功能日益完善和成熟。尚俊杰将电子游戏的教育应用价值简要概括为三点[1]：可以激发学习动机；可以用来构建游戏化的学习环境或学习社区；可以培养知识、能力、情感态度价值观。

游戏本身涉及多种知识，综合了多种艺术形式进行再创造，包括但不限于建筑、音乐、绘画、雕塑、摄影等。在给玩家美的熏陶的同时，也可以融合大量文化、历史、军事、科技知识等，激发玩家的参与热情，促进玩家开展自主学习。

游戏的类别有很多，其中一个子类别叫作教育游戏，又称严肃游戏。它是指将传授知识技巧、提供专业训练和模拟作为主要内容的游戏[2]。严肃游戏诞生于20世纪80年代，目前已广泛应用于教育培训、军事训练、科普学习等多个领域。未来，随着科学技术的不断进步，在职业教育中将会用到更多的模拟仿真类游戏。

大家应该对微软系统中自带的纸牌、扫雷、空当接龙这几款游戏都不陌生，它们就带有明显的教育含义。它们的创造初衷就是让微软用户凭借这些游戏学会快速且灵活地使用鼠标。同样，为了让用户学会使用键盘，在21世纪初，中国电脑普及过程中，“金山打字通”中的“警察抓小偷”等游戏应运而生。在游戏过程中，玩家的手眼互动能力得到了锻炼，可以更好地适应计算机的使用。不仅如此，游戏还可以培养玩家更高阶的能力。在一系列的解谜闯关游戏中，玩家通过细致观察、搜集线索、不断的推理验证最后解答谜题。在这个过程中，玩家的逻辑思维能力、协作学习能力和创造能力都得到了进一步的提升。

游戏通过精准划分用户对象，可以起到精准教育的功能。

在幼儿游戏中，通过开发儿歌闯关、做菜烹饪等游戏，让儿童在游戏构建的情境中参与实践，学习简单技能，达到体验式学习的目的。

在少儿游戏中，通过开发安全健康益智的虚拟互动社区游戏，向儿童、青少年普及相关知识。例如，网页游戏《赛尔号》中就有一个有关电路维修和电池使用的小游戏。青少年在游戏的同时，自然而然地学习到健康环保的理念。这类游戏均发挥了少儿互联网游戏的教育功能，体现了其不可替代的教育价值。

一些创造类游戏带来的教育启示同样不可忽视。深度玩家在虚拟游戏中体验后，不止满足于游戏本身，甚至会将游戏中的创意扩展到现实生活中。这类延伸，使得越来越多的青少年玩家可以接触到相关竞赛，获得有趣又有意义的体验。

随着教育理念的变化与教育形式的不断丰富，游戏的子类别——教育游戏，有着不容小觑的教育价值和广阔的发展前景。教育游戏通过重塑学习方式，回归教育本质，与传统教育方式结合，实现从基础到高等、职业教育的功能。

尚俊杰认为，游戏的核心教育价值可以概括为：游戏动机、游戏思维和游戏精神[1]。玩家在游戏中感受到挑战和竞争，使学习从枯燥乏味变得生动有趣，学习动机被进一步激发。关于游戏思维，首先要明确“游戏化”这个概念。所谓游戏化，就是将游戏或游戏元素、游戏设计和游戏理念应用到非游戏情境中，其核心还是发挥游戏有助于激发动机的特点[3]。只是这里所说的激发，不再是表面上的休闲娱乐、逃避现实、发泄压力等动机，更多的是一些深层动机，比如挑战、好奇、竞争等。简而言之，游戏思维所强调的是一定不要拘泥于游戏的外在形式，最重要的是发挥游戏深层的内在动机。在各个环节活动中有机地融入游戏元素、游戏理念[3]。游戏或游戏化思维可以进一步提升科普教育的普及性和便捷性，提高公共文化服务水平。

游戏精神是游戏的最高层次，也是它最有意义的价值。游戏精神是指人的一种生存状态，表示人可以摆脱现实的束缚和限制，积极地追求本质上的自由[2]。游戏精神就是在合法合规的前提下，自由选择去追求精神自由，它是非实利性的，可以充分激发玩家的深层内在动机。

3. 游戏的跨文化传播

游戏，具有相对独立的语言体系和文化背景，作为一种软媒介，是跨文化传播中一种十分优秀的媒介。一款风靡全球的游戏，可以将来自世界各地，有着不同文化的玩家聚集到一起，他们在游戏世界所构建的统一文化体系中交流，他们的多元文化背景在这个过程中碰撞，产生火花。在游戏行业中，跨越不同国家服务器玩游戏的情况很常见，在这种情形下，不同国家的文化相互交流、渗透，形成了独特的跨文化传播场景。

再者，游戏本身就是跨文化传播的文化载体。不同国家的游戏有着不同的特征。比如，中国游戏常会以《西游记》《水浒传》《三国演义》等文学经典作为游戏剧本，游戏中的人物也多以中国文化中的历史人物或传说人物为原型。而西方世界的游戏便常常以其历史文化中的典型事件和经典人物为原型。玩家在玩异国游戏的同时，就在了解感受着异国文化。

4. 游戏的文化功能

在我们一直探究摸索“文化出海”的时候，中国的游戏已经成为“文化走出去”的急先锋。2014 年，中国游戏就有了组团出海的趋势；2017 年，国产游戏“走出去”成果显著，全年海外市场营销收入高达 80 亿美元，保持高速稳定增长趋势。

北京大学的范颖曾提出：“游戏的叙述方式是碎片化的，碎片化意味着不同的声音，是每一个人在传播。即时反馈、碎片化、社群之间的竞争，持续并不断地制造热点，这是互联网时代讲故事的方式，它可以帮助我们更好地讲中国故事。同时，游戏作为一种文化消费品，与电影、小说不同，虚拟世界的游戏并没有直观的价值观和意识形态体现，主要将文化背景隐藏在游戏人物设定、游戏画面剧本、游戏音乐等内容之中。同时游戏虚拟世界的自有符号语言体系，增加了国际化、全球化沟通的可能性，游戏的玩家参与特性更是让游戏成为一个文化载体，让带有价值观和意识形态的游戏玩家成为游戏文化的创造者，不得不说，在文化出海的过程中，游戏是一种具备全球化天赋的文化传播媒介”[2]。

“游戏出海”所带来的文化传播，具有强大的生命力和发展潜力。数据显示，2017 年国内游戏市场的游戏消费者用户已经达到 5.83 亿人，占我国网民总数的 75%以上。

如今，游戏不再只是一个娱乐消遣的工具，它更是一个文化交流的平台[2]。游戏玩家也不只是游戏文化的受众，同样也是游戏文化的创造者。游戏，作为一种特殊的文化活动，突破了年龄、性别、群体的界限，引起了全社会的广泛参与。玩家个人所持的文化传统、价值观念，都让游戏成为传播中国传统文化和社会主义核心价值观的平台，同时也是网络文化发展的重要阵地。近年来，因游戏而火的网络热词“今晚吃鸡”“落地成盒”“推塔”等引发了社会讨论。

与传统媒介相比，电子游戏的表达能力和承载能力是之前所有媒介无法比拟的。玩家在游戏中，总会涉及多方面知识，他们的游戏体验会反过来滋补他们的文化修养。由于游戏以互动规则为核心，与传统媒介相比，它在塑造体验上有着独特而不可取代的优势。我们应该重视电子游戏长期被忽略的潜力——文化素养教育。

5. 功能游戏

功能游戏是游戏社会功能的集中体现，它是指一种严肃游戏或应用型游戏。与传统的娱乐游戏不同，它是以解决现实社会和行业问题为主要功能诉求的游戏品种[4]。游戏是学习和实验的有效工具，对公共政策制定和规划有显著效果。如今，这句话在现实社会得到了印证。游戏作为一种创新工具，已经与教育、医疗、企业、社会管理等多个领域融合，渗透至其中多个环节。

功能游戏兼具三大特征：游戏性、应用性、专业性。游戏性强调了它的主体是一款游戏，具备游戏的互动性和乐趣性。应用性则是说明了它的功能是为了满足不同的应用需求，暗示了这款游戏要在特定场景中应用。专业性则要求游戏开发人员不仅要具备基础的游戏开发技能，还应该对游戏的应用场景具备一定的专业知识。

实践证明，游戏已经超越了“第九艺术”的范畴，在缩短学习曲线、加速专业知识传递、创新科研模式、提高企业生产力以及破解社会难题等方面，向人们打开了新视角，成为人们接受知识和技能的新媒介。

参考文献

[1] 尚俊杰，庄绍勇. 游戏的教育应用价值研究[J]. 远程教育杂志，2009(01).

[2] 北京大学互联网发展研究中心. 游戏学[M]. 北京：中国人民大学出版社，2018.

[3] 尚俊杰. 重塑学习方式：游戏的核心教育价值及应用前景[J]. 中国电化教育，2015,(5)：41－49.

[4] 喻国明. 从网络游戏到功能游戏：正向社会价值的开启[J]. 青年记者，2018,(15)：25－27.

第三章

健康科普游戏的产生与现状

第一节　严肃游戏与功能游戏

1. 严肃游戏

(1) 严肃游戏的定义

严肃游戏不仅要完成娱乐目标，还要实现至少一个额外的特征目标，在不影响玩家体验的前提下，达到某些特定的目的。严肃游戏包括教育游戏和健康游戏，如《榫接卯和》(腾讯公司)和《神奇宝贝围棋》(任天堂公司)。一般来说，严肃游戏应该通过适当的方法、引人入胜的玩家体验和使用适当的交互技术来激励玩家实现特征化目标[1]。

(2) 严肃游戏的作用

严肃游戏不限于训练或学习。例如，美国陆军把游戏用作招聘工具，《垃圾怪兽》可以提高用户对垃圾分类相关知识的了解。在某些情况下，并非出于严肃目的或特定目的而开发的游戏也可以达到额外的效果。例如，《帝国时代》(微软公司)[2]和《刺客信条》(育碧娱乐)[3]系列主要为娱乐目的开发，然而在玩这些游戏时，玩家也会了解古代组织或文明史。国内游戏例如《三国志 2》，就采用《三国演义》的小说内容来设定人物，玩家担当的角色是君主，透过内政、军事、外交、谋略等指令指挥属下武将，最终目标是统一分割为 41 国的土地，各历史事件和剧情都要在规定时间、地点、特定人物的设定下才能触发[4]。游戏中的战利品包括《孙子兵法》等书籍，青龙偃月刀等兵器，赤兔马、的卢等名马，玩家在游戏中就能学习到三国时期的知识，同时也能感受到游戏的乐趣。

严肃游戏不仅有趣,而且有益于健康。某些健康类严肃游戏可以激励玩家增加体育锻炼。因为运动较少,肥胖、糖尿病、癌症和心血管疾病的风险正在增加,这一现状影响着当代人的健康。例如在《健康保卫战》(腾讯)中,玩家作为战役指挥官,指挥免疫细胞与病原体的战斗,通过闯关逐步了解免疫机能在体内的工作机制和原理,打败病原体,守卫健康,了解病原体入侵的原理和情景,为日常生活中的潜在危险预警[5]。某些健康类严肃游戏不仅包括体育锻炼,还经常用于预防、康复以及健康习惯的培养,例如采用强制改变行为改善或培养更积极、更健康的生活方式,使玩家获得更好的身体素质。

除了激励游戏玩家参与体育锻炼、培养健康意识之外,严肃游戏还经常被用来提高玩家学习效果的动机水平。与传统方法相比,某些电子游戏更能适应“Z 世代”的阅读和使用习惯,游戏已经成为一个可靠高效的教育工具。根据娱乐软件协会的数据,74%的家长认为电子游戏可以对孩子进行教育。在谷歌应用商店中,教育游戏也是第二受欢迎的程序类别,严肃游戏在学习方面是有效的,其中一些游戏甚至比传统方法更擅长教学[6]。

(3) 严肃游戏的要求

严肃游戏不能包含任何有关主题的错误,此类错误对于严肃游戏来说是非常致命的,因为严肃游戏的一大用处是传播知识。常见的错误例如数学方程和计算公式以及关于历史事件的错误信息。如果出现键入或演示错误,此类错误在一定程度上会误导玩家,形成错误的判断,甚至影响他们的决策行为。对于严肃游戏来说,传达的知识和信息需要实事求是,而且必须使用适当的技术语言,在合适的场景和空间进行表述。

在严肃游戏中,玩家能自由控制他们在游戏世界中的行为。例如,在严肃游戏《前进:埃尔姆城市故事》中,玩家可以看到不同的动作如何导致不同的结果[7]。影响游戏世界中人的行为和推动故事的进展,都可以激励玩家继续玩游戏,也进一步增强严肃游戏的互动性。

(4) 严肃游戏现状

据《中国网络版权产业发展报告(2020)》统计,2020 年中国网络游戏用户规模达 5.18 亿,市场规模达 2786.9 亿元,同比增速是 2019 年的两倍多。游戏的迅速发展,为“游戏+”模式提供了新的思路和方向。青少年是游戏参与的重要群体,参与游戏有利于激发个人空间能力和创造力,优质的游戏能够引导青少年发展，促进年轻群体的成长和进步。

现有的视频游戏质量标准通常侧重于游戏设计，更多考虑玩家的享受，基于游戏评论和评级系统进行识别。评级系统涵盖参与游戏评论者的不同类型的专业知识和测试过程的复杂性。评估严肃游戏质量标准的研究通常针对应用领域，并侧重于教学方面，最好游戏能提出具体的教学指南。目前来看，严肃游戏的现有质量标准往往缺乏严肃和游戏两个方面的结合。

2. 功能游戏

（1）功能游戏的定义

根据游戏的使用场景和定位，可以将游戏分为功能类游戏和娱乐消遣类游戏。功能游戏与传统游戏以娱乐消遣为主的定位不同，功能游戏偏向实用性，功能游戏的概念脱胎于严肃游戏。学者蔡方成认为功能游戏等于严肃游戏，是游戏种类的一种[8]。学者 Clark C. Apt 在 1970 年提出严肃游戏的概念，他认为“严肃游戏是不以娱乐为首要目的的游戏，兼顾严肃性与游戏性，采用寓教于乐的方式使玩家在游戏过程中获得信息，取得全新的学习体验，激发学习动机与创造力[9]”。功能游戏能够让用户在游戏中享受快乐，获得知识。

（2）我国功能游戏研究

我国功能游戏的发展与应用晚于国外研究。2018 年为中国功能游戏元年[10]。2018 年 2 月，腾讯公司宣布，对功能游戏进行全方位调整和布局，游戏所包含的领域涉及传统文化、前沿探索、理工锻炼、科学普及和亲子互动五大领域[11]。同年 10 月，文旅部发布声明：“着力开展网络游戏转型升级工作，通过加强网络游戏内容建设，大力发展功能游戏[12]。”国家官方平台正式提出并应用“功能游戏”的概念，促进了游戏环境健康化和严肃游戏跨界发展。2021 年 4 月 10 日，中国的首届科普游戏大会在上海举办[13]，探索未来科普游戏产业的发展方向。

（3）功能游戏和科普游戏的关系

科普游戏是功能游戏的一个重要分支，将科学知识普及与游戏相结合，是游戏文化跨界的新尝试。

科普游戏有线下活动和线上游戏之分，线上游戏又包括科普单机游戏和科普网络游戏[14]。单机游戏在不联网情况下可以单人操作，网络游戏为联网时单人或多人游戏。进入万物互联的融媒体时代，目前科普游戏多为网络游戏，具有跨界性、多元性与场景性的特征[15]。

2010年，中国科学技术馆在国内首次提出了“科普网游”这一概念。2011年，刘玉花、费广正等对科普网游作出定义，科普网游有广义与狭义之分。广义的科普网游定义为有一定科普功能，能够向用户传播科学知识、科学思想、科学方法和科学精神的网络游戏；狭义的科普网游定义为以科普为目的、以互联网为介质，用户可以从中了解科学知识、科学思想、科学方法和科学精神的网络游戏[16]。此后科普游戏的定义多参考此定义进行延伸。

学者王月、罗岱认为，现有科普游戏涉及的科学方向较为集中。除各类科学场馆内的科普游戏外，国内现发行的科普游戏中，所涉及的科学内容大多集中在传统教育学科上，例如数学、语文等占比最大，而自然学科等知识拓展型学科作品屈指可数[17]。“蚂蚁森林”基于社交媒体平台，采用“互联网+游戏+公益”模式以趣味性和参与性相结合的方式，充分利用人们的碎片化时间，让公众自觉参与环保公益活动，提高对低碳理念的认知，使用群体广泛，科普效果较好[18]。随着碳中和、碳达峰等概念的普及，民众环境保护意识提高，环保类科普游戏的用户会不断增加，也借助于环保领域科普门槛低，公众更容易接受和参与。

(4) 健康类功能游戏

在目前的网络科普游戏中，有关医疗健康方向的游戏寥寥无几，可能受到此领域专业性要求高、场景模拟困难等因素的影响，同时也证明此方向有较大的发展潜力和探索空间。

面对突如其来的疫情，“游戏+”医疗抗疫焕发出活力和生机，也让我们看到了健康科普与游戏结合的新可能。游戏化方法与医疗领域知识相结合，包括教授个人防护设备使用[19]、促进远程会诊[20]、干预人群活动范围[21]等方面，都能看到游戏的身影。

在疫情暴发伊始，腾讯[22]、波克[23]等公司就推出了针对抗“疫”知识普及的游戏，取得了良好的社会效益。此类游戏的推出，能够在疫情发展早期起到应急科普的作用，学习科学知识，能够减少社会恐慌和焦虑，提高公众应对处理突发事件的科学意识，促进行为改变。

除此之外，近些年来仍有不少健康科普游戏作品取得较好的传播效果，根据游戏类型，可以将目前存在的健康科普游戏分为应用软件型（APP类）、H5小程序类、小型网页类等。

3. 严肃游戏和功能游戏

严肃游戏应始终专注于实现特征目标，并支持玩家实现这一目标。学习或培训内容必须在游戏过程中保持重点，游戏元素不应干扰学习过程。根据波罗娜·卡斯曼等人的研究，高质量的严肃游戏应该遵循以下标准[24]。

首先，高质量的严肃游戏应该围绕特征目标，针对特定的应用领域和目标群体采用适当的方法。严肃游戏应该提供适当的反馈，以便玩家可以评估他们的进度并努力实现特征目标。严肃游戏的有效性应该通过科学研究或赢得游戏奖项来证明。其次，高质量的严肃游戏应该是有趣和令人愉快的，需要确保玩家参与度，并让玩家学习知识与技能。最后，必须保证严肃游戏的双重使命，即严肃与游戏部分的平衡，高质量的严肃游戏应该将特征目标嵌入游戏玩法中，让参与严肃的部分成为玩游戏的必要条件。

在未来的探索中，相关工作人员可以评估提议的质量标准，对其加权制订分数，以评判高质量的严肃游戏，建立优质的评估模型进行进一步分析。

严肃游戏的科普游戏创作正处于新兴发展阶段，行业内有较大发展潜力和空间，同时在游戏创作中存在一些问题。多数健康科普类游戏仍然具有严肃游戏的基本属性，以问答题目为主要形式，虽然达到了科普知识的目的，但是用户黏度和再次使用的意愿不高。根据手机软件下载市场的用户体验数据反馈，部分用户表示游戏体验感较差，仍然有提升空间。

《蓝桥咖啡馆》《肿瘤医生》等健康科普游戏上市后获得较高的评价，此类严肃游戏细节制作精良，关注少数群体，能够与用户达成一致的情感触发点，用户体验感较好[25]。然而，此类游戏创作所需时间长，制作难度大，产出精品概率低[26]。目前已有部分企业关注到健康科普情节类游戏的发展潜力，进行投资和开发，占领部分市场，此行业仍然处于探索阶段。

完成一个好的严肃游戏，需要平衡好科普与游戏之间的关系。倾听用户与开发者的意见建议，结合融媒体技术，能够生产出结构完整、内容优质、影响广泛的作品。严肃游戏仍然有很广阔的应用场景和空间，值得我们进一步发现和创新。

参考文献

[1] Caserman P, Hoffmann K, Müller P, et al., Quality Criteria for

Serious Games：Serious Part，Game Part，and Balance [J/OL]. JMIR Serious Games. 2020;8(3)：e19037 [2020 - 08 - 14]. https://games.jmir.org/2020/3/e19037.
[2] Age of Empires. Microsoft. 1997 [EB/OL]. [2020 - 08 - 14]. https://www.ageofempires.com.
[3] Assassin's Creed. Ubisoft Entertainment. 2018 [EB/OL]. [2020 - 08 - 14]. https://assassinscreed.ubisoft.com.
[4] 游戏主播网.盘点那些能学到知识又能玩得爽的单机游戏，玩过的都老了吧[EB/OL].（2021 - 08 - 11）[2021 - 08 - 14]. http://www.gzmjhzs.com/news/3089462139.html.
[5] 游侠手机游戏.健康保卫战游戏介绍[EB/OL].[2020 - 06 - 23]. https://m.ali213.net/android/203661.html.
[6] Clement J. Most popular Google Play app categories 2020. Statista [EB/OL].(2020 - 05 - 05)[2020 - 08 - 14]. https://www.statista.com/statistics/279286/google-play-android-app-categories/.
[7] PlayForward. Elm City Stories. Schell Games. 2013 [EB/OL]. [2020 - 08 - 14]. https://www.schellgames.com/games/playforward/.
[8] 蔡方成.功能性游戏对传统工艺文化传播应用研究——以游戏《榫接卯和》为例[J].采写编，2020(01)：164 - 167.
[9] Clark C. Abt. Serious Games [M]. Viking Press，1970.
[10] 孔少华，臧泽惠.我国功能游戏的发展：人文技术与社会和谐共存的新出路[J].今日科苑，2019(04)：55 - 61.
[11] 腾讯游戏学院.十分钟了解大家都在谈的功能性游戏[EB/OL].[2018 - 03 - 05]https://gameinstitute.qq.com/community/detail/122818.
[12] 中国政府网.文化和旅游部：为青少年打造干净绿色的网络游戏[EB/OL].[2018 - 10 - 11]. http://www.gov.cn/xinwen/2018/10/11/content_5329373.html.
[13] 科普先锋.首届中国科普游戏大会在沪举办，聚焦科普产业的创新与变革[EB/OL].[2021 - 04 - 10]. https://mp.weixin.qq.com/s/njX3cbb3CESQ37HZE23ZWw.
[14] 李雅筝.全民参与模式下的科普游戏平台构建方案研究：安徽首届科普

产业博士科技论坛—暨社区科技传播体系与平台建构学术交流会[Z]. 中国安徽芜湖：2012(5).

[15] 孔少华，臧泽惠. 我国功能游戏的发展：人文技术与社会和谐共存的新出路[J]. 今日科苑，2019(04)：55-61.

[16] 刘玉花，费广正，姜珂. 科普网游及其产业发展研究[J]. 科普研究. 2011，6(06)：34-38.

[17] 王月，罗岱. 科普游戏发展现状综述及现存问题分析[J]. 包装与设计，2021(01)：134-135.

[18] 姜倩，李秦川，郭茜芮. 基于德尔菲法构建"互联网+双向+游戏+科普"模式的药学科普交互平台[J/OL]. 中国医院药学杂志：1-8[2021-08-14]. http://libdb.csu.edu.cn：80/rwt/CNKI/http/NNYHGLUDN3WXTLUPMW4A/kcms/detail/42.1204.R.20210726.1316.002.html.

[19] Suppan M, Gartner B, Golay, et al. Teaching Adequate Prehospital Use of Personal Protective Equipment During the COVID-19 Pandemic: Development of a Gamified e-Learning Module [J]. JMIR Serious Games, 2020,8(2),e20173.

[20] O'Connell A, Tomaselli P J, Stobart-Gallagher M. Effective Use of Virtual Gamification During COVID-19 to Deliver the OB-GYN Core Curriculum in an Emergency Medicine Resident Conference [J]. Cureus, 2020,12(6): e8397.

[21] SamuliLaato A K M, Najmul I, Teemu H L. Did location-based games motivate players to socialize during COVID-19? [J]. Telematics and Informatics, 2020,54: 101458.

[22] 腾讯.《肿瘤医师》：大同小异，却截然不同[EB/OL].[2020-06-05].

[23] 波克斗地主.《人民战"疫"总动员》助力共度风雨[EB/OL]. https://mp.weixin.qq.com/s/pzP0a3t3BH6TNnwvM2G-Dw,2021-1-15.

[24] Caserman P, Hoffmann K, Müller P, et al. Quality Criteria for Serious Games: Serious Part, Game Part, and Balance [J/OL]. JMIR Serious Games, 2020,8(3): e19037 [2020-08-14]. https://games.jmir.org/2020/3/e19037.

[25] 云南防艾.中国首款防艾科普小游戏《蓝桥咖啡馆》——“艾”与被爱之间没有距离[EB/OL].[2020-05-30]. https://mp.weixin.qq.com/s/ghPLNzdY290RqdhJqnECvg.

[26] 游戏茶馆.防疫科普中寓教于乐 这些抗疫小游戏成就了行业的高光时刻[EB/OL].[2020-02-24]. https://mp.weixin.qq.com/s/JaVNl2IywlSDibbJjgYmOQ.

第二节 健康科普游戏的产生

近年来,中国卫生健康事业取得了长足发展与进步,在人们的生活水平不断提高的同时,居民生产生活方式和疾病谱也在更新变化着,人民健康作为民族昌盛、国家富强的重要标志被进一步提上议程。2017年,“健康中国”战略出台实施,在围绕人民健康所做出的各项工作中,进行健康文明生活方式的倡导宣教、预防控制重大疾病等健康科普相关工作无疑得到了积极的推进。从个人层面而言,随着经济水平和生活水平的逐步改善与提升,人们对自身健康的关注度也越来越高,从“生存”到“生活”,健康科普宣教应运而生。其中,在科普宣教的选题上,若想要制作贴近生活的科普内容,科普团体或个人不能只关注“我们能给什么”,更要考虑到“大众想要什么”。为了探知大众真实的科普需求,有团队尝试以中国网民的搜索行为为切入点进行调查研究,由中国科学技术协会提供的中国网民科普需求搜索行为报告显示,2016年,中国网民最关注的科普主题排名前三位的分别是健康医疗、信息技术和应急避险。其中,健康医疗的搜索占比达到了53.78%。在最常关注的科学常识排名中,生命与健康的搜索量也位居前三,占据了65.62%。从该结果初步可知,人们对身体健康相关知识话题显示出较高的兴趣和关注度,这些数据为健康科普工作今后的内容选择提供了一定的依据。同时,哪里有需求哪里就有市场、有服务,民众关注健康热点,也间接促进着科普形式的多元化发展和创新驱动力。

随着我国医疗规模不断扩张,医生队伍越来越庞大,患者却也在不断增加,这其中的原因值得反思。社区医疗方面,居民的基本医疗服务需求日益增加,急需更多的专业医疗人士补充社区医疗的人才队伍,让社区的服务资源得到利用，缓解医疗工作压力，优化可利用资源的分配与使用。此外，预防作为我国卫生工作方针不容小觑。中医学核心理念强调“治未病”，语出《黄帝内经》：“上工治未病，不治已病，此之谓也。”即想要治本，我国民众需要进一步提高医学科普素质，更加注重疾病的预防和进展，而非仅在患病之后才开始迫切寻求治疗手段或缓解方案。在如今信息爆炸的时代，获得信息的途径十分多样，虚假信息、健康谣言同样层出不穷，我们亟须更多专业的医疗团队投身科普宣传工作，致力于帮助民众去伪存真，获悉正确的健康知识，积极响应国家健康科普举措，共同构建健康中国。

长期以来，我国健康科普工作大多借由展览、科普长廊、讲座、报刊、宣传单等传统形式进行，受众常常是自上而下的被动式接收，民众很少会选择主动深入学习健康科普。随着互联网的出现和普及，民众对各类信息的需求日益增加，科学热点、健康知识、辟谣文章等开始拥有更多点击量[1]。有研究显示，独立的新闻报道或单纯的一篇科普文章，对公众的吸引力尚有局限，但倘若在新闻中穿插一些科普知识，配以短视频、小动画等生动活泼而又直观有趣的表现形式，科普效果则会更加显著。这种传播模式不仅能够将一些相对晦涩难懂的科普知识生活化，也能让科普工作适当地“蹭一下热点”。从单纯的文字叙述到增加动态及色彩的视觉效果等技术优化，丰富多样的科普形式能够更好地抓住民众的眼球，让民众在娱乐休闲中自觉自愿学习更多的健康科普知识[2]。与此同时，国内一方观点认为，随着当代社会民主化进程推进，以及科技发展带来的社会风险与不确定性所引发的公众对科学的信任危机，使得传统科普理念和方式变得不再适用。创新的方向落到了公民意识上，强调了公众在科学普及中所扮演的主动参与者的角色，用“受众驱动”“需求牵引”来代替“传播者驱动”，旨在尝试构建一个民主、平等的科学传播模式[2]。

在推进科普工作大量投入和倡导民众主动参与的背后，离不开国家政策层面的有力支持。2002 年 6 月，中国正式颁布实施《中华人民共和国科学技术普及法》，世界上第一部科普法由此诞生。2006 年，国务院颁布了《全民科学素质行动计划纲要》。而后，《全民科学素质行动计划纲要实施方案(2016—2020 年)》提出要“推动科普游戏开发，加大科普游戏传播推广力度”。2018 年，游戏产业作为数字创意产业的一部分，被正式纳入国家“战略新兴产业”，成为第八大战略新兴产业，由此凸显出国家主管部门从注重产业科技投入到开始关注文化产业整体升级，相信健康科普游戏的未来发展同样值得期待。

健康科普作为社会弘扬科学精神的途径之一，通过普及推广科学思想、科学方法、科学知识，将健康科学知识以浅显的、通俗易懂的方式授予公众，有助于促进人的全面发展，在提高全民科学素质方面扮演着不可或缺的角色[1]。健康科普教育是以传播、教育及行为干预等手段进行的一系列活动及其过程，目的在于帮助个体和群体认识、建立健康行为及生活方式，改变不健康的认知选择或行为，从而促进人类的健康发展。进行健康科普的对象囊括了社会全体人群，科普手段多样化也有助于将科普行动延伸到社会各个角落，包括正在推进信息科技化创新建设的农村等相对落后地区同样值得重视。

除去科学探索体验活动、科普场馆建设等工程能力建设，大众传媒科技传播能力建设工程日益受到重视。该工程明确提出：研究开发网络科普的新技术和新形式，开辟具有实时、动态、交互等特点的网络科普新途径，开发一批内容健康、形式活泼的科普教育、游戏软件[3]。健康科普开始向新的领域进行探索尝试，工程中也体现出健康科普游戏发生发展的潮流趋势，为信息化时代下创新科普形式提供了新的方向。

现阶段，我国电子游戏产业发展十分迅速，产业规模显著扩大，游戏用户群体持续快速增长。根据中国互联网络信息中心发布的《第 47 次中国互联网络发展状况统计报告》显示，截至 2020 年 12 月，我国网络游戏用户规模达 5.18 亿，占网民整体的 52.4%；手机网络游戏用户规模更是达到了 5.16 亿，超过一半的手机网民是手机网络游戏用户。青少年更是电子网络游戏的主要受众群体，电子游戏已越发成为公众尤其是青少年不可缺少的一大休闲方式。而我国的“全民科学素质行动计划”把提高未成年人的科学素质作为重点，因而电子游戏的受众群体与科普的目标人群是非常契合的。作为时代的新兴媒介，娱乐、教育、公益等得以通过游戏这种创新形式进行宣传推广、扩大影响力，游戏行业俨然已成为科技和文化融合发展的重点行业之一，作为文化输出的排头兵发挥着重要的作用。当今游戏产业已经拥有足够的规模，但其业务领域仍需要进一步拓宽，而游戏与科普的结合，则能够拓展游戏的教育功能，并且有机会让科普的形式更加多元化，由此衍生出种种科学而新颖的科普机遇。无论从游戏内容还是其背后的教育意义上都取得了一定的优势，也符合我国网络游戏未来主推绿色游戏的发展趋势。

在国内，“健康科普游戏”还是一个新鲜领域，2021 年，张光斌、王小明等国内研究者在《科普游戏导论：游戏赋能科学教育》一书及系列论文中提出了“科普游戏”这一概念，自此，“科普游戏”开始在中文语境下展开讨论。

根据重庆科技馆给出的定义，科普游戏是以互联网和编程技术为基础，基于美术设计和游戏场景的构建，创作出以娱乐性为基本特点，供人们休闲娱乐，能达到放松身心或者开阔视野的一种数字化游戏。顾名思义，科普游戏以科普为目的，以网络游戏为表现形式，是挖掘科普资源，顺应理念转型，丰富教育手段，提升科普大众效果的一种重要途径。其符合社会公众教育、科普形式创新和网络游戏产业发展的需求，具有广阔的产业前景与市场前景。想要促进科普网游产业积极向上发展离不开政府及相关部门、科普网游行业及企业的积极参与和共同努力。

2021 年 4 月 10 日，我国科普游戏领域首届高峰论坛——中国科普游戏大会在上海科技馆举行，本次大会的主题设置为“科普产业的创新与变革”。大会聚焦科普游戏的再定义、实践场景和发展趋势，以及需要的政策支持和可能出现的问题及其应对策略，为今后科普游戏产业发展探明方向[4]。会上，有学者表示，科普游戏跨界融合是一个非常大的趋势，但由于相关题材松散，题材的互通性也有所欠缺，未来建立共享的素材库来助力打造“科普游戏库”合作平台或许能够在一定程度上支持游戏的有效产出。

中国科学院院士、中国科普作家协会理事长周忠和认为，科普游戏的制作研发要符合游戏的四大特征，即目标、规则、反馈、自愿参与。他表示：“科普游戏不能离开科学的核心，还要有趣味，没有科学的所谓科普游戏都是伪科普游戏，而科普游戏没有了游戏的趣味和设定就不是游戏。”科技日新月异，科普模式也在逐渐发生转变，优良的科普游戏既能达到科普工作者所预期的教育效果，又能实现良好的市场反应，借助网络媒介，人们能够更好地集中整合科普资源，投入“库”中进一步提炼加工和传播，在市场打开的情况下让游戏开发者获得收益，延续发展。不过，在提倡科普游戏的创新发展过程中，人们仍旧需要注意和避免“过犹不及”的情况，健康科普游戏终归是游戏，也需要有一定的防沉迷措施以保证玩家身心健康，防止反其道行之。

国内的网络科普游戏仍处于探索起步阶段，而放眼线下实体经营场所，部分科技场馆已陆续开始进行“科普 + 游戏”的尝试。场馆利用现代科学技术增设了许多互动式游戏体验，数字化的多媒体互动在如今作为领先科技的展示平台，受到了很多人的喜爱，更具互动性、沉浸式的参展体验让文化、知识的展示更容易被大众接受、记忆和吸收[5]。上海科技馆便已有意识地将游戏融入展览之中，让游客一边参与奇妙的科学互动游戏，一边探索科学的奥秘。线下场馆提供的科普游戏体验让前来游览的游客获得了较为直观的学习体验，在感受领先科技的同时，健康科普知识也在潜移默化地传授着。此外，游客一边游玩体验，一边能够让技术人员、工作人员获得实时的体验反馈，为网络游戏的优化提供可靠的建议和参考，帮助游戏及时更新调整。由此，网络游戏得以通过线下宣传和线上经营等多种方式蓬勃发展。

新冠肺炎疫情暴发时期和控制阶段，健康防疫成为人们每日关注和谈论的热点话题，大众对健康科普的学习积极性有了显著提升。与此同时，各类网络游戏及手机游戏成为儿童青少年乃至中老年人群宅在家中消遣娱乐的主要方式。可以说，新冠疫情下“宅经济”得到了催生，使得国内游戏产业发展势头越发强劲，这也为健康科普提供了更多机遇，顺应形势结合游戏特色，推动健康科普游戏的研发制作，以大众喜闻乐见的娱乐形式传播健康知识，以携手抗疫为着眼点，引导大众养成良好的生活习惯，而后再逐步拓宽健康科普游戏的内容性质。

参考文献

[1] 任福君，翟杰全. 科技传播与普及概论[M]. 北京：中国科学技术出版社，2012.

[2] 周荣庭，方可人. 关于科普游戏的思考——探寻科学普及与电子游戏的融合[J]. 科普研究，2013(6)：60－66.

[3] 国务院. 全民科学素质行动计划纲要(2006—2010—2020)[EB/OL]. (2006－03－20)[2014－08－10].

[4] 上海科技馆. 聚焦科普产业的创新与变革——首届中国科普游戏大会在沪举办[J]. 科学教育与博物馆，2021，7(2)：78－79. DOI：10.3969/j.issn.2096－0115.2021.02.002.

[5] 成章恒，郑文静. “互联网+”背景下沉浸式体验在科普展示空间设计中的应用研究[J]. 美术教育研究，2020(19)：82－83. DOI：10.3969/j.issn.1674－9286.2020.19.036.

第三节 健康科普游戏的现状

健康科普游戏是网络电子游戏与健康科学普及相结合的产物,依托网络游戏自身娱乐与深度沉浸式体验的特性,将平日相对繁复枯燥的文字内容巧妙地融入这种新型的媒介当中,借助其广阔的社会市场和强大的社会传播力,使得科普工作不断更新升级,谋求更长远的发展。

近年来,随着前沿科技的不断发展,游戏引擎技术逐步提升,电子游戏给玩家带来的感官体验程度越来越高,向受众传递科学信息将能够获得较好的效果。此外,新兴的体感技术、虚拟现实技术等科学技术,通过对现实环境的虚拟营造来给人以身临其境之感,潜移默化地教授知识技巧、提供专业训练和模拟。此类"严肃游戏"借鉴了传统游戏的部分娱乐元素,将枯燥耗时的学习过程和娱乐相结合,各取所长,既能让人集中注意力沉浸其中,又能引发思考和学习,达到寓教于乐的目的。

在国际上,对于"游戏 + 科普"的模式已经存在诸多探索,Science Game 即与科普游戏密切相关的英文概念。study. com 上将一些应用于课堂教学的 Science Game 进行了几类区分且按照不同年龄阶段再度细分,其平台上推出的科普游戏涉及创造力、记忆力、洞察力等多元而综合的能力培养。对于低幼年龄段的孩子来说,游戏会是学习知识的一大有效工具[1]。

新冠疫情虽在国内已有所控制,但其在国外仍肆意蔓延着。一位在英国的华人博士在严重的疫情环境中,一边居家办公、抗"疫",一边学习、汇总、整合各种防疫知识,她发现普通的宣传途径会掺杂很多错误和虚假信息,且正确的健康科普知识从认知到实践也需要较长时间才能实现民众知、信、行,因此这位华人博士便联想到推行手机游戏的可行性。她与游戏公司及健康科普领域的朋友一起组建了科普团队,经过 7 个月的构思、开发、测试、再修改等历程,最终成功在微信平台推出一款名为"健康小博士"的健康知识类手机游戏。游戏致力于向大家传播科学的健康知识,包括防疫、提升自身免疫力、健康饮食、疾病预防、急救、就医须知等十几个领域的健康知识点,目前已设有两千多道题目。游戏中的题目设计环节邀请了权威人士进行查证、汇编,以确保内容的准确性。游戏设置了多种玩法,丰富游戏的可玩性、趣味性和互动性，跳脱出一些科普游戏“科普观念滞后”“内容形式的选择单一”的制约局限，使得大家能够在不觉枯燥的娱乐小游戏中了解学习更多的与生活密切相关的健康知识，并有机会吸引、帮助更多人参与到健康科普知识的学习与传播当中。

社交化、场景化的互动模式已经成为当下医学科普的发展趋势，互联网科技的发展赋予了医学科普更多元的形态和体验。在2020年腾讯医学ME大会上，腾讯医疗副总裁黄磊表示：医学科普正迎来3.0时代，从过去“人找内容”，向“内容找人”的模式进化。腾讯旗下医学科普平台——腾讯医典推出的“养生王者”功能游戏是其将社交、场景化科普付诸实践的又一举措，其计划基于不同时令、节假日等时间点上线对应的专题内容，普及应时应景的科普知识。“腾讯医典”通过由医生线上撰写和审核的专业医学科普内容，帮助用户获取值得信赖的健康知识，借助短视频、游戏等诸多形式让健康科普更好地渗透大众日常生活，提升全民健康素养。最新数据显示，我国游戏用户数量保持稳定增长，健康话题也已经连续多年排名科普类信息网络搜索榜首位。将游戏与健康相结合，既符合人民对美好生活的向往，又是游戏与科普产业健康良性发展的必然趋势，同时也是杜绝行业乱象、创建绿色网络生态的重要举措。

近年来，特别是新冠疫情暴发以来，国内已经出现了一些以健康或抗疫为主题的健康科普游戏，新的机遇使得健康科普游戏越来越受到社会与业界的关注。2021年6月5日，医学传播与网络游戏融合创新研讨会暨中国科普作家协会“繁荣科普创作，助力创新发展”沙龙在上海科学会堂顺利召开，来自全国医学界、传播界、游戏界和科技界的专家们齐聚沙龙，就新形势下网络游戏如何在科学传播、大众健康，乃至医养结合领域创新发展、服务社会展开了热烈讨论。研讨会上，国内著名的医学科技志愿者团队“达医晓护”以“公民应急急救科学素养知识题库”为基础，发布了一款应急知识闯关类游戏“急救闯关显身手，你也可以当专家”，作为首款在“创意、策划、设计、研发、发布、推广”全流程上由医护专家主导的游戏，其推出赢得与会专家的强烈反响。研讨会上揭牌了由达医晓护、松点科技、波克城市等共同发起的“医学传播与网络游戏融合创新战略联盟”，成立了上海市科普作家协会医疗健康专委会科普游戏学组。在未来，人们将有机会看到健康科普游戏在游戏创作推广、产业融合创新、行业标准制定、学术专著出版等各个领域开展的交叉学科研究与实践。这样的健康科普游戏引领将为科普工作打开新的局面，为后来者提供更可靠的参考。

健康科普游戏相关领域在携手探索与前进，在努力为公众提供卫生健康等服务，满足公众需求的同时，科普手段需要不断地与时俱进，秉持创新原则，提供形式多样、可供选择的科普服务，以此更好地调动公众的科学兴趣。此外，会议发布的题为《发展健康科普游戏，创建绿色网络生态》的专家共识中提出建议：健康科普游戏的内容应服务于国家战略；健康科普游戏的玩家对象除了青少年，应该更加关注于社区老年群体，实现终身教育，推进康养结合；要加大医护人员和健康传播学者对于科普游戏研发、创作的参与力度；创立新型的行业组织和学术团体，以试点项目为抓手，达到医学知识普及与网络生态建设的双赢[2]。

那么，当今社会所推广的健康科普游戏究竟具备哪些特点呢？首先，顾名思义，此类游戏以健康科普为目的，内容需兼具科学性、教育性和趣味性[3]。区别于一般的电子网络游戏，健康科普游戏并非一味强调游戏娱乐性功能而是加入了更多教育性质的科学元素设计游戏内容，其展示的开发理念更容易为全社会所接受，尤其对于一些对电子游戏持反对批判态度、认为青少年深受不良游戏毒害的家长和老师更会对科普游戏情有独钟，给予一定的认可[2]。其次，在互联网大数据时代，这些健康科普游戏更容易进行传播和推广，使得科普游戏的受众更为广泛。科普采用游戏的方式，巧妙吸收了游戏的娱乐特性，在游玩的过程中潜移默化地发挥科普作用，这种趣味性的融入，也让科普游戏比起一般传统的科普形式更容易为受众（特别是青少年）所接受，符合国家“开展科学技术普及，应当采取公众易于理解、接受、参与的方式”的要求[2]。

游戏作为一种文化载体，正试图通过线上与线下结合、以互联网串联的方式，实现 1 加 1 大于 2 的效果，使数字化时代的信息传递具有更多可能性。线下实体场馆能够让大众接触到一些操作便捷而又生动活泼的互动游戏体验，结合场馆自身特色，寓教于乐，在提高趣味性及科学性的同时增加大众学习兴致，鼓励参观者回家后继续探索和发现。此外，线下科技场馆可以作为网络科普游戏的前驱者，尝试不同科普游戏内容与形式的可行性。游戏开发团队能够通过游玩者的实时反馈和游戏结束后的体验感受来进一步完善改良游戏设置，使得游戏的成功推出和运行有了更大的可能性。

随着现代科技的发展，虚拟现实技术在教育教学领域发挥着重要作用。

虚拟现实技术通过构建沉浸式的体验环境，将抽象、晦涩难懂的知识以更生动、直观、全面的方式呈现，用沉浸式体验增强科普受众的代入感。虚拟现实技术元素所产生的可视化效果，能大大增强受众对于抽象概念和不可见现象的感知，为其提供多感官的刺激，以第一人称的角度置身其中，使其学习科学健康知识和培养科学兴趣[4]。健康科普游戏也可以参考构建强大的虚拟世界，将科普知识以系统的方式呈现给大众。

上海作为国际化大都市集聚了全国10.7%的上市游戏企业，且质量普遍较高，属于国内游戏高地之一，而科普游戏是科学普及与创新发展的一个重要战略方向，同时也是游戏行业未来可持续发展的一个重要生长点。上海科技馆馆方表示，将在馆内建造科普游戏实验室，研究有趣又适度的健康游戏，以便传递科学知识却不至于让孩子沉迷，上海科技馆还招聘专业人员深入研究如何将科普和游戏结合起来，在娱乐的过程中潜移默化地发挥科普功能。

根据荷兰市场调研公司Newzoo的数据，2015年，中国以243.6亿美元的游戏市场容量超越美国，位居世界第一，可见我国游戏行业近年发展的迅猛态势。然而，与此不相适应的是我国整体科普游戏产业的缓慢增长以及科普事业传播渠道的局限。放眼我国现阶段的科普游戏相关产业，中国科学技术学会科学技术普及部副部长廖红指出，中国科普游戏事业尚处于起步阶段，产业发展中还存在游戏制作难度大、市场回报率低、缺乏行业标准和扶持政策等一系列问题。要想突破发展瓶颈，解决一系列相关问题，就需要动员社会力量广泛参与，有效提高优质创意的转化率和创业企业的生存率，把企业的参与意愿转化为市场活力，推动市场规模不断扩大，充分发掘科普游戏产业潜在的社会价值和行业价值，依靠市场的力量实现突破。我们需要深入挖掘我国科普游戏发展的现实困境，发现新的发展机遇，促进科普事业可持续发展。

困境在于健康科普游戏是否能够拥有足够的社会认同和理论认同。在中国传统文化中，游戏常常与"不学无术"的印象挂钩，从我国进入互联网时代开始，电子游戏更是成为青少年成长教育中的一大矛盾点。缺乏自律、游戏成瘾让电子游戏被一些人贴上"网络毒品"的标签，网络游戏开始加入防沉迷等监管措施来缓解矛盾。随着互联网行业的飞速发展以及游戏玩家规模日益扩大，游戏种类不断丰富，加入了更多艺术性、故事性、科学性等元素，人们开始以娱乐社会的看法接纳电子游戏，使其名正言顺地成为人们日常生活的一部分[5]。

在学界研究中，不同学科领域对科普+游戏持有不同的态度和立场，在社会心理学领域，对电子游戏始终以批判的态度为主，而从教育教学应用角度来看，游戏功能价值对人脑信息加工能力的培养起到了一定的作用。让健康科普游戏持有游戏种类和科普工作方式的双重身份，获得足够的社会价值认同，以及学界合作沟通下的理论支持和指导，是我国健康科普游戏发展的关键因素，也是目前所欠缺的重要一环[6]。

目前，我国健康科普游戏开发主体以科普部门为主，在如今游戏行业井喷式发展的盛况下，科普游戏数量则显示出惨淡数据，科普游戏开发主体的边缘化以及推广市场和主流传播渠道的匮乏使得科普游戏的发展面临着诸多障碍。其次，健康科普游戏既需要满足科学性也要兼顾游戏性。在内容创新层面，国内的一些健康科普游戏内容尚显生硬，不免为了体现科学性而丢失了最基本的游戏性质[5]。要想研发出具有中国特色、融合健康科普和趣味性的科普类游戏，我国在技术层面和创意创新层面仍然拥有很大的进步空间。此外，时下引领科技潮流的AR、VR技术可进一步丰富拓展操作学习体验。例如，先前大热的空间虚拟游戏《PokemonGo》为游戏形态创造了更多可能，更加沉浸式的游戏体验使人的注意力更加集中，在传播科学知识时，这样的方式也能够让人身临其境地体验科学的奥义，强化记忆，在犹如亲身经历的环境中学习更多知识。因此，科普游戏开发者更需要抓住这次技术革新的机会，树立起科普事业新的里程碑，做出属于自己的特色科普产品。

我国科普事业发展缓慢，另一大原因可以归结于科普资源和人才的分配失衡。全社会优质科普资源的集成与共享还不够充分；科普基础设施不足，科普的投入力度不足；高水平的科普内容核心创作人才严重匮乏；基层科普人员素质则相对较低等[1]。而在《国家中长期科学和技术发展规划纲要(2006—2020年)》中提出，在高校设立科技传播专业，加强对科普的基础性理论研究，培养专业化的科普人才，为后续创新科普形式、融合互联网数字产业技术等提供强有力的支持，这或许将在一定程度上弥补科普领域高水平人才欠缺的现状。

健康科普游戏现阶段尚未引起国内游戏企业的广泛重视，由于盈利模式尚不明确，企业在商业价值与教育价值、公益性与经营性之间摇摆，寻找平衡点，小微企业面临巨大的效益压力，很难抽出余力探索行业可持续发展的新生长点，仅有部分头部厂商能够借助较高社会知晓度和经济营收等优势参与到健康科普游戏的探索开发中。此外，在如今竞争激烈的游戏市场上，健康科普游戏也需要一定的认可与投入，通过用户和市场的检验，以在游戏行业立足。

电脑端和手机端的健康科普游戏有着不同的发展现状。电脑端网页游戏由于开发难度相对较低、周期短、成本少，成为许多科普游戏研发主体首选的游戏形式[1]。尽管国内网页科普游戏的研发技术日臻成熟，但随着移动设备的普及，网页游戏的竞争力明显受限，玩家黏性低，吸引力局限[1]，更多类似网页游戏的手机游戏的推出让大部分人转向了更便携轻巧、操作互动体验更佳的移动电子产品。然而，手游的开发难度和成本远大于网页游戏，目前国内专门以科普为目的开发的手游寥寥无几，导致了一个尴尬的僵持局面。如何将健康科普素材与游戏巧妙结合，完善科普游戏行业布局，在丰富理论研究的“蓝图”背后获得实践成效有待观望。

现阶段，科普与游戏两个独立产业尚需时间实现深度融合发展，对于科普行业本身而言，统一的标准尚未建立、策划创意匮乏、科普内容同质化，受众面狭窄、技术升级受限、产业价值有待挖掘等问题和挑战亟待解决。除此之外，薄弱的营销推广环节、政策激励扶持的缺乏、企业运作经营的挑战等使健康科普游戏的发展面临重重困境[1][5]。但健康科普游戏尚处于发展初期，纵然前路曲折，其前景依旧值得期待。健康科普游戏将努力实现“科普＋游戏”的融合发展，以期未来打造出独特的 IP 价值，将健康科普真正深入人心。

参考文献

[1] 朱莹，顾洁燕. 国内科普游戏产业现状及发展策略研究[J]. 科普研究，2021，16(2)：100－106. DOI：10.19293/j.cnki.1673－8357.2021.02.012.

[2] 刘玉花，费广正，姜珂. 科普网游及其产业发展研究[J]. 科普研究，2011，6(6)：34－38.

[3] 王超，武骁飞，张静. 医疗类新媒体健康科普传播中的群体间互动研究[J]. 传媒，2019(5)：94－96. DOI：10.3969/j.issn.1009－9263.2019.05.034.

[4] 成章恒，郑文静. “互联网＋”背景下沉浸式体验在科普展示空间设计中

的应用研究[J]. 美术教育研究，2020(19)：82－83. DOI：10.3969/j. issn. 1674－9286. 2020. 19. 036.

[5] 张贺维，我国科普游戏发展的困境、机遇和市场化路径[D]. 长沙：湖南大学新闻传播与影视艺术学院，2017.

[6] 上海科技馆. 聚焦科普产业的创新与变革——首届中国科普游戏大会在沪举办[J]. 科学教育与博物馆，2021，7(2)：78－79. DOI：10.3969/j. issn. 2096－0115. 2021. 02. 002.

第二部分

路径与方法

——健康科普游戏的理论与实践

第四章

科普游戏的内容与创作

第一节　一般游戏内容特点

1. 作为大众媒介的网络游戏

网络游戏是一种利用 TCP/IP 协议，以 Internet 为依托，建立的一个拥有自己规则的虚拟世界，在其中可以同时容纳多人参与交流[1]。在多人参与、多人交流的基础上，网络游戏承担起大众传媒的责任，成为一种文化传播的载体。任何媒介或技术的讯息，就是由它引入人类事务的尺度变化、速度变化和模式变化[2]。

将网络游戏归类为大众媒体，可以从传播主体、传播技术、传播受众及传播属性、过程、制度等角度进行分析：

（1）传播主体：大众传媒的传播者是专业化的从事信息生产和传播的媒介组织。网络游戏的设计者和开发者是其最为重要的传播者，而大多游戏的设计者和开发者都存在于网络游戏这一媒介组织内。

（2）传播技术：大众传媒是依托于先进的传播技术和产业化的手段进行信息生产和传播活动的，特别是网络技术的发展，促进了大众传媒在传播规模、传播效率以及传播范围上的高速发展。而网络游戏本身的发展是依赖于互联网技术的飞速发展的。

（3）传播受众：大众传媒进行信息传递的对象就是社会上的普通大众，不分群体和阶层，只要能够接收到大众传媒传播的信息，都是大众传媒的受众；而从网络游戏的受众来看，不管是怎样的群体，不管是怎样的职业，没有阶层与地位之分，只要有网络这个空间，都可以成为网络游戏的受众。

(4) 传播属性：大众传媒作为以信息为产品的产业，产品价值的实现是通过市场来决定的，受众想要接收到信息，就必须付出一定的经济代价，即信息具有商品属性，但同时，信息不仅仅是满足了社会大众生理需要的产品，还满足了其精神上的需求，即文化消费，这里文化包括法律、社会意识形态、价值观等，因此信息是具有文化属性的。而网络游戏本身就是符合市场经济运行的，一方面玩家进入网络游戏需要付出经济代价，具有明显的商品属性；另一方面，玩家进行入网络游戏既能够满足其精神需求，又能够获取游戏中的文化。

(5) 传播过程：大众传媒从之前较弱的双向传递过程逐渐发展成具有极强互动性的传播过程；网络游戏的信息传递过程具有非常强的互动性与交流性，玩家与玩家可以进行沟通与信息分享，玩家与游戏设计者之间也可以进行信息的传递，同时，这样的双向传播是非常迅速与及时的。

(6) 传播制度：所谓的制度传播就是通过大众传媒大规模地信息生产、传播活动，其传播的内容有助于社会行为规范和价值观念的形成，能够形成巨大的社会影响；而在符合社会发展规律的前提下，网络游戏中所形成的价值观念、所展现的行为规范会对社会造成长久的影响。

2. 具有文化传播功能的网络游戏

传播学研究史上，最早对传播的社会功能作出比较全面分析的是美国的拉斯韦尔。在1948年发表的《传播在社会中的结构与功能》一文中，将大众传播媒介的社会功能概括为以下三个方面，也就是“三功能说”：一为环境监视功能；二为社会协调功能；三为社会遗产继承功能。“社会遗产继承功能”指的是人类社会的发展是建立在继承和创新的基础之上的，只有将前人的经验、智慧、知识加以记录、积累、保存并传给后代，后人才能在前人的基础上做进一步的完善、发展和创造。传播是保证社会遗产代代相传的重要机制，从其定义上说，“社会遗产继承功能”已经开始体现出媒介具有文化传承的功能。

20世纪50年代，美国社会学家赖特在拉斯韦尔的“三功能说”的基础上，在《大众传播：功能的探讨》一书中将娱乐功能添加其中，使其发展成为“四功能说”。在媒介传播的四功能说中，“社会遗产继承功能”也可以理解为“文化传承功能”，指的是“大众传播能够把文化传递给下一代，并继续教育离开了学校的成年人，促成社会成员共享同一价值观、社会规范和社会文化遗产，从而增强社会的凝聚力。媒介发挥传承文化的功能，使个人在开始正规的学校教育之前以及学校教育结束之后，都能通过持续的社会过程而融入社会，同时，媒介通过提供给个人一个使其认同的社会，而减少了对社会的疏离感和漂泊不定的感觉”[3]。

根据对大众传媒的功能分析不难得知，文化传播功能属于大众传媒的重要功能之一。因此属于大众传媒的网络游戏也必然具有文化传播的功能。网络游戏正是在文化传播的基础之上进一步丰富了文化传播的形式。

与其他大众媒体相比，网络游戏进一步突破了传播主、客体之间的限制，更能打破传播者与受众之间的“距离”，让受众通过玩游戏主动地接受文化传播。更为“亲密主动”的接触，使网络游戏在文化传播的功能层面能发挥出更强效用。

3. 网络游戏传播文化的特点与优势

网络游戏开发者在网络游戏的设计上花费了大量的心血。网络游戏往往结合了声音、色彩、光影等多重信息传播形式，开发者在游戏设计过程中尽力为玩家打造出精美的游戏画面，并且在背景剧情、主线剧情以及支线剧情的设计上也是煞费苦心，构建出一个完整的虚拟世界，“捧”到玩家面前，让玩家足不出户也能享受到与现实生活不同的体验。

(1) 高参与性

与传统媒体不同的是，网络游戏作为一种具有完整框架和具体任务的整体，对玩家的参与度有着高度的需求，而传统媒体更多的是一种单向的直线传播，受众很难参与其中。玩家只有沉浸其中并不断推进游戏故事情节向前发展，才能保证进程的顺利推动。简单来说游戏内容的完成离不开玩家的参与，这也从侧面反映出玩家与游戏之间的关系紧密、相互融合。因此，玩家在网络游戏中具有高度的参与性，这种参与性是其他传统媒体所不能媲美的。

玩家在游戏的过程中，可以通过自己的喜好自主选择参与游戏的人物和不同的任务。就其他媒体而言，受众只能被动接受媒介提供的画面，而无法进行自主的选择。作为网络游戏的主角，玩家只有不断地完成任务，才能推进剧情，游戏的完整性才会得以体现。网络游戏打破了传统媒体文化传播的方式，将主动权与选择权交予玩家手中，让其置身于游戏设计的故事中，从而身临其境地完成故事情节，在这样的氛围下，玩家更容易接受和认同游戏中所传达出来的文化内涵和文化价值观。

（2）视觉的冲击性

视觉冲击指的是“运用视觉艺术，使其视觉感官受到深刻影响，留下深刻印象，它的表现手法可以通过造型、颜色等直观地表现出来”。各类网络游戏在宣传时都会主打自身的画面优势，不管视觉风格是虚拟还是写实，画面精细、美工优质都是一个游戏的推广噱头。各大优秀的游戏作品往往在第一时间就能凭借特色的视觉效果给玩家留下印象，或冲突或和谐的画风也能为整个游戏风格确定基本的方向。

网络游戏强烈的视觉冲击，不仅体现在颜色与建筑造型上，还体现在游戏任务的宏大场景上。比如游戏中的战争场面，虽然来源于现实生活，但不同于现实中战争场面的是，游戏开发商在其场景的设计上会通过技术手段放大现实场面，不管是在战争的人数上还是在对战的场面上，会更多地追求场面的冲突与宏大，从而给玩家营造出超越现实的震撼场景，形成一种强有力的视觉冲击。网络游戏的视觉冲击性不仅能够让玩家在游戏过程中拥有逼真绚丽的视觉感受，展现游戏开发的实力与诚意，还能突破现实因素的制约，让玩家体会到现实中无法体会到的画面，从而进一步提高玩家对游戏的好感度，增强玩家与游戏之间的黏性。

（3）虚拟与现实的结合

作为虚拟与现实的缝合剂，网络游戏的魅力之处就在于打破常规，能让玩家徜徉在想象的天空[4]。荷兰学者胡伊青加在《人：游戏者》一书中提到："游戏是一种自愿的活动或消遣，这种活动或消遣是在某一固定的时空范围内进行的，其规则是游戏者自由接受的，但又有绝对的约束力，游戏以自身为目的而又伴有一种紧张、愉快的情感以及对它‘不同于日常生活’的意识。"

可以说游戏本身就是一种体验，一种区别于现实生活的体验，这种体验并不是脱离于现实生活的，而是对现实生活体验的一种补充，具有独立性。网络游戏向玩家展现了一个完整的世界，而这个世界又是在现实世界的基础上建立起来，在游戏中可以找到与现实生活的联系。例如，网络游戏中的一些建筑以及人物的设计，在现实世界中都可以找到相应的原型，但是在其建筑的功能上、人物的性格上，或者是建筑和人物的外形上都可能会存在虚拟与夸大的部分。

除了物品与形象，情感在现实世界中有着重要的地位，而在网络游戏中也有着直接的投射。在网络游戏的社交功能上线后，各种情感关系的构建使得网络游戏成为一个与现实无差的，但又独立于现实世界的虚拟空间，这种现实与虚拟的结合，往往是最让玩家欲罢不能的部分，这既能给予受众更真实深切的游戏体验，但又可以突破现实的限制给玩家不断带去新奇与刺激。

4. 网络游戏存在的问题

(1) 文化内容变质

网络游戏作为一款娱乐性与文化性兼具的传播媒介，不管是在角色人物还是在任务剧情上都包含着多种文化符号。而游戏开发商出于自身的利益或政策要求考虑，会将符合游戏内容的文化融入其中。但是，很多游戏开发商在游戏开发时对某一文化了解并不透彻，有可能只是简单提取文化中的一部分或者表面特征进行融合，这不仅导致文化表现不完整，还容易造成文化传播上的争议。开发商或由于文化差异，或利用文化噱头，想当然地将自己心中的文化印象加入游戏中，这就可能使得网络游戏的文化传播走向一个截然相反的方向。

这种情况的出现与游戏制作者对别种文化的了解程度有关，或出于某些客观因素影响，或受自身文化背景的影响，在其运用上导致了文化因素的错位与误融。对于不同的文化内容，游戏企业往往有着自身的主观认知与判断，因此，游戏设计者是有选择地运用相关的文化元素，在选择符合游戏内容的文化元素的同时还会对其有所改变和创作。改变后的文化元素会对玩家理解文化内容造成一定的障碍，甚至进行多次流传，对文化传播造成不良的影响。

(2) 过度暴力与血腥

根据我国《网络游戏管理暂行办法(2017 修订)》第九条规定，网络游戏不得含有宣扬淫秽、色情、赌博、暴力或者教唆犯罪的，违反社会公德的内容。

首先，未成年人长期接触暴力游戏，对其身心健康有着不良的影响。暴力游戏为玩家提供了角色扮演的机会，对于未成年人来说，正处于自我认识与社会认识尚未发展完善的阶段，长时间逼真的游戏体验容易让未成年人习惯恐怖血腥的暴力场面，混淆虚拟世界与现实世界。未成年人在判断力和自制力方面比较差，如果当网络屏蔽了未成年人与现实生活的联系，他们将很快沉迷于网络游戏，迷失自我，容易走向偏执和极端的境地，产生现实生活适应性障碍。

其次，未成年人长此以往接触这样的任务画面，容易模糊是非对错的价值观标准，导致价值观严重偏离[5]。游戏中恐怖血腥的暴力场面一方面会导致玩家的身心不适，另一方面，这些夸大或扭曲的表现形式很容易引发人性中残忍的一面。由于未成年人在思想上不够成熟，自身的理性不足，心理和生理较为冲动，更加容易受暴力游戏场景的支配，在现实生活中遇到冲突与矛盾时，也易效仿游戏做法，做出危害自身安全及社会安定的行为而不自知。

最后，未成年人长期接收游戏中的暴力内容，容易触犯内心深处的攻击本能，诱发攻击性行为。大多数的未成年人在成长和学习的过程中，容易受到外界的影响，往往具有较强的模仿能力。在游戏中长期观察和实施暴力行为，容易诱发和强化未成年人的暴力人格。有研究表明：长期玩暴力游戏会改变游戏者 5 种相关的知识结构（攻击信念和态度、攻击知觉图式、攻击期望图式、攻击行为图式、对攻击的麻木）并导致攻击人格的增加，在特定的情境中通过个人变量和情境变量的相互作用影响游戏者攻击行为的产生。

参考文献

[1] 李森. 论网络游戏与传统文化融合的必要性[D]. 合肥：安徽大学，2010.

[2] 马歇尔·麦克卢汉. 理解媒介：论人的延伸[M]. 何道宽，译. 南京：译林出版社，2011，18－20.

[3] 李大鎏. 中国网络游戏的传播功能研究[D]. 成都：电子科技大学，2007.

[4] 陈自鉴. 科学传播的游戏化内容生产研究[D]. 郑州：河南大学，2020.

[5] 燕道成. 论暴力电子游戏对青少年的影响[J]. 中国青年研究，2008(10)：77－81.

第二节　健康科普游戏内容

1. 健康传播游戏化内容生产的诱因

健康传播作为20世纪末提出的新概念，直击了人类生存与生活的重要问题，在短短几十年内得到了快速的发展。而之所以要健康传播的游戏化内容生产，与健康传播的现状密切相关。健康传播目前存在的问题大致有：

(1) 健康信息来源分散混乱、准入门槛低、缺少权威部门的引导。受益于互联网和新媒体的发展，健康传播发展迅速，信息体量也迅速扩大，健康共同体、政府、媒介、社会组织、自媒体、企业都是健康传播的传播者。扩张的背后仍然存在着信息来源不清和谣言的问题。

(2) 健康传播形式单一，对新媒体的把握差。虽然技术革新带来了交互形式的革新，但是健康传播对于新媒体和技术的运用很少。打开中国健康科普网站或者中国健康科普公众号等平台，可以看到文字和图片仍然是健康传播信息的最主要形式，视频、动画、游戏等新形式很少。对于新媒体的使用和把握没有跟上新媒体发展的脚步，只是把过去在传统媒体上发布的内容进行简单的修改，没有进行深度的优化。尽管对标题会进行有趣化的编辑，图片中的文字会尽量翻译成汉语，但是正文中的专业术语还是会多次出现，造成受众面窄。健康传播不应该仅仅是从业者、研究者之间的传播，更应该是健康与公众的沟通，健康与公众的传播。

(3) 用户黏度差，健康传播很难用单纯的图文持续地吸引受众的眼球。造成这种局面的问题还是对于新媒体的把握不足，如果只是将传统媒体上的信息简单平移，健康传播很难在量级上有大的突破。再加上健康传播发展至今，受众已经从被动接受变为主观能动选择、拥有较强个体意识的群体。利用新媒体打破瓶颈，丰富健康传播的内容和形式，开发出健康传播的产品是健康传播亟待解决的问题。

游戏化正是打破瓶颈的一剂良药，健康信息本身是带有严肃性的事物，如果能融入人文关怀，与乐趣挑战相结合，利用游戏扩大受众面，将会有1+1＞2的效果，在健康传播效果上和经济收益上实现双赢。

2. 健康传播游戏化特点分析

作为业界较为出色的健康游戏,《肿瘤医师》是中国科学技术协会与腾讯游戏合作推出的一款健康游戏。在游戏中,用户将会扮演一名救死扶伤的肿瘤医生,为罹患不同病症的患者治疗疾病,帮助其建立良好的生活习惯,树立积极生活的信心。通过对患者的治疗和对医疗方案、医疗器械的熟悉,从简单的病例到攻克复杂的病例,玩家慢慢地从实习医生成长为经验丰富的肿瘤医师。游戏内容针对肿瘤的相关健康知识进行系统化的制作,游戏中的治疗过程都是基于真实的肿瘤治疗方案制作,如放疗、化疗、靶向药等多种多样的治疗方案。根据不同患者的病情,治疗方案、医疗器械、药物的选用都不同,更重要的是每个患者的经济收入不同,能花费在疾病上的支出也差异巨大,玩家需要在患者有限的经济等不确定的因素下做出最佳的治疗方案,进行手术并帮助其形成良好的生活习惯。这款游戏现实感强烈,实用性也极高。

《肿瘤医师》对于游戏化机制的使用较全面,通过对《肿瘤医师》的分析,健康传播游戏化内容生产的机制可以归纳为四个方面:目标机制、反馈机制、激励机制和社交机制。

(1) 目标机制:作为游戏的根本机制,目标的设立能不断地推进剧情并给予玩家强烈的成就感,《肿瘤医师》的目标设计属于递进制,从简单病例一步步攻克到复杂病例,与之相应的是玩家头衔的进阶。目标设立的可得性使得玩家在能力范围内完成任务同时也对下一阶段的任务有着更加浓厚的兴趣。目标的不断确立与实现在一定程度上能够刺激玩家的成就感与征服欲,这也使得玩家更愿意花费时间、精力在游戏中。

(2) 反馈机制:健康传播的游戏化内容必须要兼顾游戏化和健康性,所以内容中的反馈也要考虑与健康性有机结合,并且符合背景和剧情的走势。游戏化之所以迷人,就在于反馈,因为网页加载速度的限制,《肿瘤医师》不能使用较大的图像模型和3D模型。如果能综合声音、文字、图片、视频、光影等,使用最新的3D、VR(虚拟现实)、AR(增强现实)技术,让玩家身临其境,打造出从听觉到视觉再到感知的全方位反馈,使玩家达到心流的状态,就能起到最好的传播效果。

(3) 激励机制:关卡和奖励设计。《肿瘤医师》以医院为蓝图,设计了数个关卡,由易到难逐次开放。在游戏中可以观察进度,医院探索的状态和完成度,给予用户成就感的激励。同时每次探险都获得经验值和等级的增加,也会随机获得不同医疗器械和治疗药物,用于安排患者的治疗方案。优秀的关卡设计延长游戏化内容的生命周期,在内容中需要实时观察进度、状态、完成度的进度条,给予用户以判断的依据。运用积分、排行、随机奖励、稀缺奖励等因素激励用户的内容参与。

(4) 社交机制:《肿瘤医师》中设立了完善的社交系统。玩家之间可以互相添加好友,在游戏内进行交流与沟通,赋予游戏更强的情感体验。运用竞争、合作、共同场景游戏等互动因素加强人际关系。利用联盟、社区等元素营造归属感,打造集体荣誉。社交会让玩家形成黏着力,成为内推外扩的好帮手。

3. 健康传播游戏化打造过程

健康传播的游戏化内容并不是健康传播者单方面就可以做到的,游戏化内容的生产需要健康传播者和游戏开发者紧密合作,如上文优秀的健康传播游戏案例《肿瘤医师》便是由中国科学技术协会与腾讯游戏合力打造。健康传播游戏化内容一般都需要经过市场调研、策划设计、制作呈现、测试发布等阶段。术业有专攻,健康传播者对于健康内容进行指导,把健康信息融入游戏机制,游戏开发者负责美工、动效、程序等的实现。

(1) 明确目标定位

健康是人类自诞生以来便一直关注的话题,伴随着生产力的发展与生活水平的提高,人类对健康的期盼更加强烈,但与之相对的是人类生存环境的恶劣与生活习惯的不良影响逐步加大。在这样的背景下,与病后得到细致有效的救治相比,人们更希望得到的是健康信息的"先行性"守护,这也是健康传播近年来能大行其道的原因。

与强烈的需求相对的是,现今健康传播的状况并不乐观。不管是健康讲座、健康公众号还是健康网站,往往都难成大器,并且有能力、有意愿关注健康信息的人可能早已经饱受病痛的骚扰,健康信息无法起到预防的作用。而那些年轻的或尚未患病的人群往往对这方面的信息知之甚少,也没有引起足够的重视。在此基础上,实行健康传播的游戏化能够很好地抓住这一部分目标受众,起到健康传播计划中最有效的"预防"作用。

《肿瘤医师》的目标受众是18岁以上成年人，游戏难度虽然不大，但是这个游戏中涉及部分医学背景与常识，只有对医学知识和器械、疾病的痛苦有一定的生活、知识阅历才能了解。面对不同年龄的受众，目标定位需要合适和精确：医学知识深奥复杂，如果传播的健康信息目标过高，会过于专业且抽象难懂，部分玩家没有对应的认知能力；如果目标过低，就会显得低龄而无趣。

当然，健康传播的游戏化内容不像以纯粹盈利为目的的普适化游戏，它具有明确的传播目标，即需要向受众传递健康信息或者健康知识，体现健康态度和健康精神。健康传播不管运用什么样的传播手段，所需要达到的传播效果是一定的，游戏化作为一种传播的媒介要围绕着健康信息来运作，不能主次颠倒，传递健康思想和健康内涵的本质不能丢。

(2) 确定核心玩法

核心玩法相当于游戏化内容的顶层设计，核心玩法都是经过市场检验后得以留存的明确分类，每一种玩法分类都有自己独特的魅力。不同病例和不同情况需要按照不一样的治疗方案进行救治；医疗器械与治疗方案需要成功的案例才能获取；加上市场中健康游戏题材的同质化，模拟经营的类型就比较适合《肿瘤医师》的目标和定位，也更容易植入其他领域知识，成长的积累也会有成就感。模拟真实的医院就诊场景，模拟真实的医疗器械、治疗方案，完成不同病例的治疗。因为受众是18岁以上的成年人，没有固定和大段的游戏时间，没有过多精力投入游戏，所以《肿瘤医师》将游戏的核心玩法确定为策略+模拟。

核心玩法的确定对于内容有顶层设计的作用，核心玩法的分类大概有以下几种：

角色扮演(RPG)：用户在其中扮演一个或几个角色，在结构化的规则下行动，强调的是剧情发展和个人体验以及自己的行为对故事发展的影响。

动作(ACT)：不追求故事情节，以"行动"来主导进程的内容。出于内存的限制，早期的投币街机游戏等大多都是动作类型的游戏，更加面向普通受众，玩法更加单一和纯粹，但与其他领域内容进行结合的力度有限，用户更喜欢纯粹的动作。

冒险(AVG)：集中于探索未知、解决谜题等情节化和探索性的互动，强调故事线索的发掘，主要考验玩家的观察力和分析能力，更多地倾向于思考和知识的运用。冒险玩家更适合其他领域的融入，通过对知识的了解和深入来解开谜题，例如《野狼谜踪》《虫洞探险》等。

策略(SG)：玩家控制、管理游戏中的人物和事物，进行调配和操作，需要认真思考不同搭配来面对复杂的场景和事件，是比较容易融合其他领域的玩法，《肿瘤医师》便是此种类型。

益智(PZL)：原本是培养和引导儿童智力的拼图小游戏，后来发展为各类有趣的益智游戏，可以开发大脑，引导思维。在多项评选中被评为最经典游戏之一，创造了最多平台上运行世界纪录、家喻户晓的《俄罗斯方块》便是益智玩法的类型。

模拟(SLG)：如名，模拟现实生活中的场景和各种形式，比如《模拟农场》《模拟城市》《卡车模拟》《模拟人生》等游戏内容。模拟类型的内容可以训练玩家，提高相关熟练度和现实情况的应对方式，仿真的游戏甚至可以直接用于专业知识的训练。

其他玩法还有第一人称射击(FPS)、音乐旋律(MSC)、多人在线竞技(MOBA)等，都是以上分类的延伸或者发展[1]。确定核心玩法有利于健康传播的游戏化内容在生产时理清思路，为以后的内容作好中心引导。当然，玩法并不局限于一种，可以多种结合，具体应变，《肿瘤医师》就设计了模拟与策略两种类型结合的游戏玩法。

(3) 设定背景故事

优秀的游戏化内容总离不开一个完整的有“史诗感”的故事，描述游戏化内容的世界观或者行动的意义，更是游戏机制的载体。不管是模拟生活的场景还原，还是远离现实世界的宏大新世界，用户都需要一个开始的理由以及非凡的体验。就算是限于内存大小只有 128 KB、重点在动作和冒险的 1987 版《魂斗罗》，也要编制出“在 2633 年的时候，地球的海军陆战司令部调查之后发现在一个叫加鲁加群岛的地方有一支外星人建立的名为‘红色猎鹰’的军事组织企图威胁地球，于是便派出了男主角两人前去调查，并摧毁邪恶组织营救地球”的故事背景[2]，可知背景对于游戏化内容来说的重要性。

当游玩内容结束时，用户再次审视自己的旅程，对于健康信息的接受就有了内部动机和自主意识。背景故事的设定也不全是为了故事，毕竟单纯想看故事的话，电影和小说可能是更好的故事载体。背景故事的最大意义在于为用户提供意义，并为后续的关卡和剧情设计作出引导。除此之外，背景故事的确立能够使得玩家在游戏过程中有着更高的沉浸性，确保玩家在游戏过程中能够身临其境地代入故事中，感受到游戏的紧迫感。整个故事背景的确立能够让玩家在游戏结束回顾时感觉自己成为故事中的主人公，并主导了故事的走向与结局，这能够赋予玩家更为直接强烈的成就感。优秀的故事背景才能吸引用户，优秀的剧情才能维持用户的黏性。

(4) 融入游戏机制

游戏化的机制是健康传播游戏化内容中吸引和扩大受众的中心，合理的融入游戏化机制是游戏化内容生产的核心。游戏在最开始就带有竞争性质，不管是和人竞争还是和系统斗争，游戏的最终目的都是为了获胜，通过剧情的深入引导用户深入，完成一个一个小目标最终获取胜利，在这个过程中同时也确保了健康信息的传递。除此之外，游戏的反馈与激励机制能够不断地调动玩家的积极性，在任务无法推进或者玩家审美疲劳时，新鲜的刺激能够在一定程度上维系用户黏性，使得玩家不断在游戏中发现惊喜、探寻游戏的趣味。

(5) 确保内容呈现

健康信息毕竟属于比较严肃的内容，在《肿瘤医师》的开发中，健康信息的选定有游戏开发人员的参与，游戏开发时也有健康传播人员的参与。在选定传播的健康信息时，游戏开发者参与筛选可程序实现的内容以及更容易用游戏机制表现的信息，医疗器械的选定、治疗方案的介绍等都是游戏开发者参与选定的健康信息。在游戏开发时，因为面对的受众是成年人，要符合这一年龄跨度人群的审美，既不能过于死板也不能过分幼稚。除此之外，开发者要在健康传播人员的建议下保留信息的科学特征，避免出现不切合实际的元素。对于医疗器械和治疗方案功能的设计也在健康传播人员的指导下进行了适当的夸张介绍，保证游玩的趣味性。

参考文献

[1] John Ferrara. 好玩的设计：游戏化思维与用户体验设计[M]. 汤海，译. 北京：清华大学出版社，2017：80－82.
[2] 陈自鉴. 科学传播的游戏化内容生产研究[D]. 郑州：河南大学，2020.

第三节　医护科普人员作为新兴的创作主体

拉斯韦尔五因素传播模式是最为经典的传播学模型，谁（who）说了什么（says what），通过什么渠道（through what channel），对谁（to whom），取得什么效果（with what effect），即传播者、信息、媒介、受传者、效果。其中，首要因素就是 who，对应于传播者（communicator）的概念。传播者作为信息传播的主动发出者和媒介的控制者，对信息的质量起着决定性的作用[1]。

传播者担负着收集信息的职能。现实生活中，信息散落在不同时间、不同地域、不同媒介之中，因此传播者对于信息采集需要具备计划性和预见性。除此之外，传播者更要具备有针对性的采集意识以及科学性的采集能力。在取得信息后，传播者还需要将信息进行整理，根据需求不同分类归档，以便日后对信息进行更新和累积。

传播者担负着加工信息的职能。传播者需要将收集到的信息二度加工，用传播符号和传播媒介表现出来，使得受传者易于理解和接受。作为信息和受传者之间的唯一桥梁，传播者在加工过程中，需要遵循信息加工的准确、鲜明、生动、易懂和适用的原则，不但对自己收集的信息要有充分理解，对于接受信息的受传者也要有充分了解（例如受传者的语言能力、理解能力、教育背景等），这样才能把收集的信息有效加工成为具有传播效果的讯息。

传播者担负着发出信息的职能。传播者需要将信息通过正确的渠道进行发布。针对不同的受众人群，需要选择不同的媒介和发布方式。发布信息的目的是希望受众人群对信息内容感兴趣，从而进行信息接收，接收后融入自己的理解，与发布者产生认知关联。所以发布者应该选择预期受众人数多的媒介和恰当的时间发布相关讯息。

传播者担负着收集与处理反馈信息的职能。传播者需要对所发布信息的效果和反馈信息进行收集。信息的传播不是单向的，而是应该建立双向的信息沟通渠道，以便传播者在今后可以不断调整信息传播行为，加强双方的联系和理解。

由此可知，传播者的职责重大，要妥善完成任务，需要有良好的素质。对于医学、健康信息的传播者，要求就更加严格了，应当具备以下素质：

(1) 爱国爱人民，愿意为建设社会主义、促进人民健康作贡献；

(2) 懂得一定的医学知识；

(3) 具有一定的传播技巧；

(4) 具有一定的行政管理和组织能力；

(5) 具有丰富的想象力、创造力和基本的科研能力；

(6) 具有诚实高尚的品格；

(7) 善于与他人合作，洞察目标受众的需要；

(8) 具有应变能力，能首先把最重要的工作做好；

(9) 具有多方面的兴趣，具有多学科的知识；

(10) 能埋头苦干，甘心情愿自觉工作；

(11) 具有科学态度，对健康传播活动有设计、管理、评价的能力；

(12) 具有良好的政治素质。

除此以外，传播者还应具备一定的把关者(gate-keeper)能力，如果是独立的把关者，那么把关者也应当具备一定的传播者的素质。具体地说，需要确保信息准确及时地传达，精炼信息时应当取其精华去其糟粕，保证信息传递的一致性，并且通过提醒受传者对信息的准确选择，尽量减少信息接收时的偏倚。

基于以上内容，我们应当认识到传播者的重要性。在本节中将主要探讨医护人员作为新兴的创作主体，在医学科普创作方面具有的天然优势与困境；以及医护人员为何应将游戏创作视为科普落地的重要途径。

1. 医护人员进行科普创作的优势

科普创作分为很多个步骤，从产生创作的想法开始，要经过设计科普故事、收集信息证据、编辑处理信息，才能完成一个科普作品的创作。这中间每个环节都不可或缺，只有做好每一个环节的工作，才能创作出优秀的科普作品。医护人员在这中间的每个环节都具有其他专业人员没有的优势，在此详加叙述，望医护人员能够知晓自己的优势，并善加利用。

(1) 创作的积极性

医护人员对于医学科普创作有种天然的热情，这种热情主要源自于他们对所接触的患者的博爱之心。一些人以为医生“为了挣钱，总巴不得患者多多来医院看病”，实际医生希望患者健康不生病，如果生病了，积极治疗，治好后不要再复发。出于这样与患者站在同一战线对抗疾病的心理，绝大多数医护人员都乐于践行“三级预防策略”，尽力减少疾病给患者带来的伤害[2]。所谓防患于未然，采取措施提前规避疾病的危险因素，不仅能够减少患者的身心痛苦，而且能够大大减少家庭与社会负担。但是预防，尤其是一级、二级预防，相比起医护人员提供的技术和心理支持，更需要的是健康人群、患者及其家属自身的努力。就如 2020 年的新冠肺炎疫情，如果没有全国人民团结一致地居家隔离并采取各种防疫措施，那患病人数和死亡人数可能会上升几个数量级，全面复工的日子将遥不可及，医疗体系与国家经济都会受到打击。（三级预防策略，是指根据疾病发生发展过程以及健康影响因素的作用规律，将疾病预防策略按等级分类。第一级预防，又称为病因学预防，旨在减少致病因子对健康人群的危害。第二级预防，又称为临床前期预防，旨在疾病早期阶段做好早期发现、早期诊断、早期治疗的“三早”预防工作，控制疾病发展，减少其对患者的影响。第三级预防，又称为临床期预防，旨在做好患者的治疗工作，预防并发症和伤残，延长寿命，改善生活质量。除此以外，也有学者提出零级预防的概念，针对健康人群，在明确致病因子或机制前，建议采取措施尽量保证健康的体魄。）

科普作品就是在这种情况下应运而生的。如何能够更好地将患者及健康人群需要知道的医学知识传递给他们？如何能够让更多的人了解疾病的预防方法？如何击破谣言，避免人们做出危害自身健康的行动？当医护人员们开始这么思考的时候，就代表他们自此踏上了医学科普的创作之路。这种自发的热情使得医护人员对于科普创作的积极性高涨，尽管目前为止，科普绝大多数时候都是一件纯粹公益，与名声、收入、职位高低无关的事。或许有人认为创作的积极性并非必须，科普作品只需要冷静严谨地讲述科普内容就可以了。但科普作品不是教科书，它需要受传者主动去关心学习，需要受传者的积极性。正如常言道，一部作品要想感动他人，需先感动自己。只有传播者满怀热情地完成自己的科普作品，才可能使受传者有接受信息的积极性。

（2）科普的故事性

人们总是喜欢听故事，一个好的作品往往首先是个好的故事。科普创作也是如此，讲好故事是引人入胜的前提。有些人可能感到疑惑，之前看过的科普文章、视频里，似乎也不一定有主人公与情节发展。其实这里的“故事”并非指我们狭义理解的文学体裁，而是指广义的创作思路。

一方面，好的故事应该有起承转合，对于科普作品来说就是三个部分：问题是什么？有什么影响？怎么解决？就医学科普而言，第一块内容主要包括了病因、症状、诊断、易感人群、危险因素及其他流行病学要素。第二块内容主要涵盖了症状，对生活质量、劳动能力、经济状况的影响，对个人情绪、家庭及社会关系的危害等。第三块内容主要包括治疗方案、预防措施、心理疏导、健康指导、资源获取、替代方案等。对于医护人员而言，这些内容的架构与平时诊疗经过十分相似，可以条理清晰地罗列出来，所要做的更偏向于区分主次，有所删减。

另一方面，好的故事应该有鲜明的主旨与明确传达的思想。在医学科普中，虽然每一个故事中可能包含许多细节，但不能对这些细节一视同仁，否则无法给受传者留下深刻的印象，可能使其感觉好像学到了什么，又好像什么都没有学到。如何加深核心思想给人的印象属于信息编辑的步骤，暂按下不表。在构建故事的过程中需要做到的是选取出最重要的知识点，次重要的知识点，以及被遗忘也没有关系的信息。这属于专业性极强的内容，如果不是此专业的医护人员，很容易忽视重要信息，从而导致故事主旨传达不准确。

医护人员还有额外的优势——他们真的能讲出一个个有动人情节的故事。那些发生于真实患者身上的或感人、或令人惋惜的故事，能够很好地起到引起受传者兴趣的作用。虽然如果想利用这些故事本身传递医学知识，可能会因为用到过多术语而显得晦涩难懂，但他们能很好地引起人们对健康的关注与对危险因素的警惕之心。而随之而来的对那些医学术语的阐释，则因为有了背景而显出活力。

（3）信息的收集

在信息源的收集过程中，医护人员也具有巨大的优势。作为医学行业从业者，医护人员能够轻易鉴别可靠的信息源与不可靠的信息源。哪些媒体是以公益为重而非利益为重；什么文献、数据库是有循证学依据的，什么实验结果有待验证；哪本书是由行业权威精心撰写，哪本书又是“恰饭之作”；会议记录与指南是否有更新版本；其他国家和地区的调查结果在我国是否适用，等等。当然，在一些关注较少的冷门领域，由于资料的缺乏，即使是医护人员，如果非此领域研究者，也可能无法判断出信息源是否可靠。但这种情况下，非医学行业从业者就更加难以作出判断了。

除此以外，医护人员身在与疾病抗争的第一线，能够利用自身经验和学识，选择出最佳的现有信息。临床工作者往往能够获得某种疾病病因、症状、预后的第一手资料，基础医学研究者在治疗药物的时效性方面无人能出其右，而公共卫生专家的研究结论本身就具备权威性。

(4) 处理与编辑信息

有些人可能想问，为什么医护人员要做科普创作？科普创作既然属于创作，不应该交给传播专业工作者么？确实，在过去的几十年，医学科普是作为一种新兴的传播学亚专业诞生的，国内可能称之为健康传播学或医学传播学。但是我们也会认识到，与其他传播学亚专业不同，医学科普创作对医学专业知识的要求相当高。如果要求一个传播专业的学生完成一个医学科普作品，那么他需要花费大量的时间、精力去学习、查询相关的医学资料，但由于缺乏医学基础知识，可能还是会在一些对“医学常识”要求严苛的地方出错。而医学科普又肩负着与其他题材不同的任务——普及正确的医学知识。相比可理解性、可行动性、吸引力，它对可信度的要求更高。从这个角度出发，医护人员天然具有医学科普创作的优势。

医护人员能够通过数据体现信息的可信度。以临床收集的数据为基础，加以统计学分析与偏倚矫正，得到可量化显示的数据，轻松地进行比较与说明。

医护人员能够获得多重信息源，这是非医学背景难以做到的。以某种疾病在某地的发病率为例，医护人员能够查阅医院的病例库、公共卫生学院的统计结果、临床数据库与流行病学文献，加以相互验证，自然可以快速发现有无疏漏。

医护人员能够从多重角度举证，从而增加信息的可信度。以临床医护人员为例，他们可以从各种数据库最新的文献中了解到前沿的治疗手段，可以从同行口中了解到治疗手段的应用效果，可以从患者身上得到直观的反馈。综合多重角度的信息源，他们可以尽力降低偏差，提高可信度。

医护人员善于辨识信息源，选取有可信度的信息。如果交由其他专业的创作者，面对同样是外文标题的不同期刊，他们或许会将《医学杂志》(*Medicine*)视作与《科学》(*Science*)同样可靠的信息源，而医护人员可能只需要看个摘要，就能对同专业新兴科研成果的可信度加以判断。

医护人员能够通过临床实例，使信息更加有说服力。相比起“春秋季多发”那样不带情感的描述，显然一个“在早春三月的夜晚，捂着肚子来挂急诊”的病例更加生动形象，具有说服力。但这样的病例，如果并非临床工作者，只能靠自己想象来编写，难免有什么错误。而医护人员则随手可以拈来一个例子，真实且令人信服。

当然，也并非说可理解性、可行动性、吸引力就不重要，这些也同样是科普作品必备的要素，但这些方面的学习与可信度比起来要轻松许多。

可理解性可以采用比喻、类比等修辞手法，搭配口语化、人性化的表达，对术语加以解释，并采用简洁的表达方式。可能有些人认为这与吃下一书专业术语的医生形象颇为不符，但大部分医护人员常年与患者及其家属解释他们的病症与治疗方法，早已能够熟练地阐释清楚医学知识。

可行动性需要创作者对于受传者能够换位思考，可以借助对好处的解释与损失规避效应予以说明。医护人员对特鲁多医生“有时去治愈，常常去帮助，总是去安慰”这句话应该都不陌生，而可行动性就依赖创作者对这句话的阐释。（损失规避效应，由丹尼尔·卡内曼和阿摩司·特沃斯基提出，指出人们面对同样数量的收益和损失时，认为损失更加令他们难以忍受。损失带来的负效用为收益正效用的 2 至 2.5 倍。）

吸引力具有时间、地域、文化相关性，与受传者相关度越大的信息，往往吸引力越强，采用第一、第二人称也能起到增强吸引力的作用。此外，信息表达的简洁与精炼也会相当大地影响其吸引力。

如果要综合创作的整个过程而言，很难肯定医护人员一定比传播学从业者能够创作出更佳的作品，因为医护人员相比传播学从业者始终存在相当多不专业之处，在下节将详细论述。但确认医护人员在创作的每个阶段中的优势也是相当有必要的，医护人员应当对自己的优势有自信，并加以发扬光大，从而为创作出优秀的科普作品继续努力。

2. 医护人员进行科普创作的困境

虽然医护人员进行科普创作有之前提到的种种优势，但目前依然存在很多困境。这些困境的产生，部分是由于医护人员本身非传播学专业出身，对各种创作工具的掌握不到位，对传播学知识缺乏了解；另一部分是由于创作思路的死板与创作题材的局限。要想突破目前的困境，获得更好的传播效果，我们就必须正视这些困境，并且探索解决之道。

（1）由专业知识缺乏引起的困境

从事创作的人员如果想要创作出好的作品，通常需要能够熟练掌握并灵活运用其用于创作的工具与材料。医护人员的业余时间比较少，而大部分科普工作都要求医护人员利用自己的业余时间完成，因此医护人员练习与进行创作的时间并不多。大部分想要进行科普创作的医护人员都会选择自己擅长的工具，因此撰写文章、拍科普视频的居多，而创作科普插画、科普动画的较少。但这种利用自己少有的业余时间进行练习的创作工具，其掌握程度通常有限，那么用其创作出来的作品，质量必然良莠不齐。少数能熟练掌握用于创作的工具的医护人员，必然是在业余时间花了大量时间钻研，如此才能稳定产出优秀的科普作品。

除了对创作工具本身掌握不佳，大部分医护人员对传播学知识的了解也有限。在这种情况下，也常常可以看到质量优秀的科普作品，阅读数、观看数都少得可怜。在自媒体、短视频流行的当下社会，选择这些平台需要的成本较低，而得到关注的可能性比较高，相比起过去几乎完全由专业人士掌权的时代，对于非传播学从业人员的科普工作已经有很大帮助。但这些平台上往往也有许多熟练掌握“吸睛”技巧，散播谣言、扭曲真相的虚假“科普者”，要与他们斗智斗勇，使人们更多了解到正确的健康知识，制止谣言，并不是一件简单的事。尤其是对于没有名气的小医生，如果不掌握传播学知识，自己的作品就只能淹没在虚假知识的海洋里。

那么要如何改变这种现状，从困境中走出来呢？最基本的方法就是学习相关专业知识。虽然创作要求的知识本身比起医学知识要简单许多，但阻止大部分医护人员学习的原因是缺少系统的课程与学习机会。目前，以北京大学、上海交通大学为例，有多个医学院校开设了健康传播学、医学传播学课程，使得医学生们可以在求学阶段就了解、掌握传播学知识，可谓良好的先例。目前国内相关著作与课程开设还较少，应倡导更多学校进行相关教学工作。

对于创作工具的熟练使用则比较依赖创作者的时间与精力投入。医护人员本身工作压力大，工作时间长，闲暇时间较少，并无有利的创作环境。为了使医护人员能够更多地学习练习这些创作工具，政策制定者应采取相应的鼓励措施。其一，在科普学术化逐渐成为主流的当下，制定衡量科普工作的标准，予以与科研工作相当程度的重视；其二，在学生阶段，将这些创作工具的教学纳入选修科目，供有志于科普的医学生学习；其三，减轻医护人员的思想负担，使其能更轻松地支配自己的闲暇时间等。

（2）由思路的局限引起的困境

医护人员大部分未经过系统的创作思维训练，因此创作时绝大多数为有感而发，常常会在多次创作以后逐渐局限于自己擅长的题材与媒介。而医学知识本身具有严谨性与科学性，除去指南的更新，同一领域的科普内容（比如同一种疾病的预防措施）往往不太可能有很大的出入。在这种情况下，针对同一个题材的创作很难得到让人耳目一新的作品，总给人老调重弹的感觉。长此以往，不仅受传者会感到厌倦，传播者自身也会失去创作的兴趣。

第一个问题是创作形式的单一。创作者常常在发现某一种传播媒介的优秀传播效果后选择这一种传播媒介，这本无可厚非。但对于传播学从业者来说，他们对于传播媒介的潮流具有敏锐的嗅觉，能够及时发现与判断何种媒介会成为未来一段时间的主流媒介，并且他们也具有足够的时间成本去学习这种创作形式。当某种媒介过时之后，他们又能够立刻转投下一种媒介。更甚者，他们可以创造新的创作形式，引领潮流。而大部分医护人员并不具有这种禀赋，他们可能会在这种创作形式已经成熟之时，才能完成自己的科普作品。而如果他们尝到该种创作形式的"甜头"，一方面由于学习新创作形式的时间成本相对于传播学从业者来说更加昂贵，一方面由于已有作品积累的经验与人气，医护人员往往不会选择其他的创作形式。但是长时间执着于当前的创作形式，最终失去受传者的青睐。

第二个问题是内容的重复。医护人员在从通识教育的学生时代毕业以后，往往专精于自己的学科与亚学科，对其他医学行业了解甚少。因此他们科普的内容也大部分聚焦于自己的专长，甚少联想到其他学科，不可避免地导致内容千篇一律。

对于思路局限的解决方法，就是要打破这种思路的固着。所谓"众人拾柴火焰高"，不同专业的医护人员可以如同会诊那样，提出联合多学科内容的科普内容，这样一方面更加切合实际，一方面也增加了科普内容的多样性。而对于创作形式的单一性，一方面，医护人员可以选择与追随潮流不同的方式——将目光放到生活中，关注自己与周围人喜欢的传播媒介，由自身出发，回归朴实的兴趣；另一方面，医护人员也可以与传播学从业者合作，学习其长处。

3. 医护人员选择游戏作为媒介的优势

正如前文提到的那样，传播者与媒介均在科普创作的传播中占据重要地位。那么医护人员选择游戏作为传播媒介的优势在何处呢？

（1）游戏传播的优势

游戏作为媒介的特殊性在于其交互性。相比传统的传播媒介如科普文章、科普视频、科普插画，游戏能够给予受传者与传播者更多积极的反馈。以答题式游戏为例，受传者可以立刻明白自己对科普知识的掌握程度，而传播者可以通过后台的统计数据得知其传播效应。

游戏的受传者具有全年龄段的特征，即男女老少皆宜。在过去，游戏可能具有年轻化的特征，但随着智能手机的普及，许多中老年人也对游戏产生了兴趣。游戏在设计的时候也通常会有年龄段和受众的针对性。如果使游戏设计针对健康知识的受众年龄段，就可以在这个年龄段内获得更加好的传播效果。而如果采用全年龄段均感兴趣的游戏类型，则可以使健康知识获得更广范围的传播。

游戏具有基于心理学研究的成熟机制，能够使受传者在获取知识时收获更多成就感，从而产生正反馈，鼓励他们更多地去主动学习健康知识[3]。

首先是目标机制。基于期望理论与成就需要理论，麦戈尼格尔提出目标是信息传播的动力，只有设置了具体的目标，受传者才会做出具体的行为改变[4][5]。为了使受传者能够主动学习以及应用健康知识，需要做到两点：设定清晰明确的目标实现路径，以及遵循梯级原则，设定不同层级的目标。［期望理论，由维克托·弗鲁姆提出，强调期望、有效价、效价，当这三者均处在高值，即从事自认为有吸引力（产生可喜的结果）和成就感的工作时，人们就会受到激励。成就需要理论，由戴维·麦克利兰提出，属于基于马斯洛需求理论的后期行为科学理论体系。他认为，除了生存需要，人的基本需要分为成就需要、权力需要和亲和需要三种，其中成就需要指争取成功、追求优越感，希望做得最好的需要。］

其次是反馈机制，分为实时反馈与阶段性反馈。实时反馈指系统立刻对受传者的行为作出回应，可以使受传者实时地明白自己表现如何；而阶段性反馈指系统在间隔一段时间后对受传者较长一段时间内的行为作出回应，可以使受传者明白自己过去一段时间内的表现如何。两者互相结合，就可以使受传者充分了解自己对健康知识的掌握程度，以及是否有进步或者遗忘。PBL系统就是一个经典的反馈机制在游戏中应用的结果，在很多游戏化学习软件或者教育类游戏中我们都可以看到这个系统的影子。以《多邻国》这个语言学习软件为例，受传者可以清晰地了解自己当下对知识的掌握是否正确，也可以明白自己过去三十天又掌握了多少新单词、新语法。[PBL系统，由凯文·韦巴赫提出，为游戏化的三大标准特征，即点数(Points)、徽章(Badge)与排行榜(Leaderboard)。]

游戏最让人"沉迷"的机制当属奖励机制，目前已经有诸多成熟的奖励机制案例可供传播者设计游戏时参考，如基于八角分析法的六种设计：固定的行为激励、随机激励、突击激励、滚动激励、社交福利、累积奖励。不论采用何种奖励机制，都能增强受传者对获取健康知识的主动性[6]。(游戏化八角行为分析法，由Yu-kai Chou提出，包括史诗意义与使命感、进步与成就感、创意授权与反馈、所有权与拥有感、社交影响与关联性、稀缺性与渴望、未知性与好奇心、亏损与逃避心这八种影响用户行为的核心驱动力。)

激励机制是游戏化最本质的机制，它掌控了信息传播的节奏。传播者可以通过在科普游戏中设置一个令人信服的推动力使受传者以合适的节奏学习知识。它可以是一个正面的奖励机制，也可以是一个负面的控制机制，关键在于既要维持受传者的新鲜感，又要维持受传者的耐受度。在科普游戏中，则还需要考虑受传者对知识的记忆与摄取知识的主动性，使其能够记住所学习的知识，并真正对知识本身产生兴趣，而非迫于PBL系统去完成任务。

最后是社交机制，它强调了受传者自发的分享行为，一方面满足了受传者与他人之间联系的需求，另一方面增加了作品的曝光度，扩大其传播范围[7]。医学科普作品的终极目标应该是使得受传者能够自发主动地学习健康知识，以及学会获取健康知识信息并予以甄别。社交机制可以鼓励受传者以掌握更多的健康知识为荣，对这一目标大有裨益。

游戏具有丰富的信息量。同一个游戏，由于受传者做出的不同选择，可以展现给受传者大量不同的信息。此外，比起视频，游戏可以用画面、文字、声音、触觉等多种方式传递信息，使受传者在同一时间接受远比传统媒介丰富的信息种类，一方面可以增强受传者的体验感，使其宛如身临其境，另一方面可以使受传者全方位地接受科普信息，更加生动形象。

虽然信息量大，但游戏中的信息量可以被合理拆分，从而使受传者在不知不觉中接受大量的信息而不觉疲劳。一两个小时游玩时长的小品游戏常见，数十小时甚至数百小时的游戏也不少见。较长时长游戏中的大部分就是通过将游戏信息拆分成章节性、阶段性的内容，使得受传者在非连续的时间中体验游戏而不中断游戏体验。基于游戏的这种特性，甚至可以利用艾宾浩斯遗忘曲线加深受传者对信息的记忆。游戏中的信息还可以依靠优秀的可视化来达成信息的有效传递。（艾宾浩斯遗忘曲线，描述了人类大脑对新事物遗忘的规律。基于此确定的复习点，分别为5分钟，20分钟，1小时，9小时，1天，2天，5天，8天，14天。）

（2）游戏创作的优势

游戏相比起传统的传播媒介，在创作的过程中需要考虑到的技术问题更多，但这并不代表其难度更高。选择游戏作为科普媒介，对创作本身更多是质量上的要求，而不用过多考虑竞争性。这一方面，是由于前文所述的游戏在传播过程中自身具有种种优势。另一方面，也是由于游戏作为一种新兴的传播媒介，目前作品在数量上相比其他媒介少很多，尤其是优秀的作品，几乎屈指可数。因此，选择游戏作为创作媒介，可以避免与其他作品竞争传播资源。

此外，游戏作为媒介大类，还有许多细分的小类。这其中有些的创作难度较高，耗时较长，诸如采用3D建模、自由探索等要素。但也有许多类型已经具有成熟的创作工具、引擎、模板，无须创作者编程，只需要创作者提供文字与图片，就可以创作出优秀的作品，诸如角色扮演游戏（RPG）、文字冒险游戏（AVG）等。作为医学科普创作媒介，应以传达正确的医学科普知识为重，游戏性与艺术性方面的创新性为锦上添花，因此自行编程并非必要，在这种情况下，其创作技术门槛将大幅降低。

另一方面，游戏创作的上限也很高。它的创作并非不可分割的，完全可以采用团队合作的方式完成，医生可以与专业的游戏制作团队合作。举个例子，可以使用动捕设备与VR设计，模拟真实的场景，使受传者达到沉浸式学习的效果。但需要注意，游戏形式是为内容服务的，始终不能忘记以内容为重，避免浪费不必要的资源。

基于以上的内容，我们可知游戏作为科普题材传播的优势以及作为医护人员创作形式的优势十分明显。医护人员在创作科普游戏的同时，应当利用游戏创作的优势，发挥游戏传播的长处，来获得优秀的科普游戏。

基于本节的介绍，我们可以明白医护人员作为新兴的创作主体，在创作的各个阶段都具有天然的优势。从创作的积极性，科普的故事性，到信息的收集与处理编辑，医护人员拥有其他专业人员所不具有的优势。当然，医护人员由于专业知识缺乏、思路局限等原因，也面临许多困难。开拓思路，学习专业知识，从战略上对科普工作产生重视，方能打破困境。在面临困境的当下，选择游戏作为传播媒介，不失为一条优秀的解决思路。游戏在传播方面具有交互性优良、受众年龄段广、机制成熟、信息量丰富且易于拆分、可视化等优点。因此，由医护科普人员作为新兴创作主体，采用游戏作为传播媒介，可以成为极佳的科普落地方式。

参考文献

[1] 北京医科大学. 健康传播学[M]. 北京：人民卫生出版社，1993：22-30.
[2] 施榕. 预防医学[M]. 北京：高等教育出版社，2016：8-9.
[3] 石鑫. 信息的游戏化传播与应用[D]. 广州：暨南大学，2018：29-47.
[4] 麦戈尼格尔. 游戏改变世界[M]. 闾佳，译. 杭州：浙江人民出版社，2012：121-211.
[5] 刘惠军. 动机心理学[M]. 北京：开明出版社，2012：16-66.
[6] Yu-kai Chou. 游戏化实战[M]. 武汉：华中科技大学出版社，2017：19-20.
[7] 弗兰佐. 社会心理学[M]. 上海：上海人民出版社，2010：255-296.

第五章

游戏玩家与科普对象

第一节　游 戏 玩 家

谈到游戏玩家，我们都会认为：玩游戏的人不就是游戏玩家吗？不可否认，那些网络游戏、手机游戏等娱乐性游戏的使用者确实可以被称作游戏玩家。

为何把他们叫作“娱乐性游戏的使用者”？以腾讯旗下的一款火爆的手机游戏《王者荣耀》为例，据不完全统计，王者荣耀的玩家数量高达2亿，每天活跃账户上千万个。究其本质，《王者荣耀》是一款用于游戏娱乐的软件，而这些玩家是在使用这款软件用于娱乐游戏。也就是说，当它作为一款游戏的时候，他们就是这款游戏的玩家；而它作为一款软件时，这2亿人仅仅是这一软件的使用者。因此，我们常见的游戏玩家都是和软件使用者并存的。

那游戏玩家就仅仅是玩游戏的人吗？这种说法当然不太准确。首先，我们应该知道，游戏不仅仅指网络游戏、单机游戏、网页游戏，线下的一些真人类活动也可以叫作游戏，其参与者也可以被称为玩家。比如一些电视真人秀节目中，主要以一些明星在导演规定的活动规则下进行真人游戏，这属于游戏的范畴，这些明星也属于游戏玩家。

游戏玩家由“游戏”和“玩家”两个名词组成，那我们对它的认识也应该从这两个词开始。

1. 游戏的定义[1]

“游戏”这个名词可谓人人皆知。随着网络的产生和发展，人们又渐渐地熟悉了“网络游戏”。但是我们需要区分“游戏”和“网络游戏”的概念，“网络游戏”可谓是“游戏”与时代碰撞的结晶。“网络游戏”易上瘾，成了孩子们甚至一些成年人的主要消遣娱乐工具，也成为家长最大的“敌人”。“网络游戏”或多或少地改变了我们的生活，我们也自认为十分了解“网络游戏”，但有多少人不清楚“游戏”的真正定义和目的。

人们给“游戏”的定义是五花八门的。如今在网络上，有一个科学且官方的定义：“游戏是所有哺乳类动物，特别是灵长类动物学习生存的第一步。它是一种基于物质需求满足之上的，在一些特定时间、空间范围内遵循某种特定规则的，追求精神世界需求满足的社会行为方式，但同时这种行为方式也是哺乳类动物或者灵长类动物所需的一种降压减排的方式，不管是在出生幼年期，或者发育期、成熟期都会需要的一种行为方式。”

我们从另一个角度看游戏，它实际上也是一类体育项目。我们常把游戏分为“智力游戏”和“活动性游戏”，前者如下棋、搭积木、打纸牌等。后者如追逐、接力及利用球、棒、绳等器材进行的活动，多为集体活动，并有情节和规则，具有竞赛性。之后出现的“网络游戏”类型繁多，它的出现获得很多年轻人的欢迎和追捧，加上取得游戏胜利的方式符合团队竞技体育的要求，促使“网络游戏”以电子竞技的方式成为一种规范的体育项目。

纵观人类进化的历史长河，不难发现游戏一直存在。换句话来说，在动物世界里，游戏是各种动物熟悉生存环境、彼此相互了解、习练竞争技能，进而获得“天择”的一种本领活动。在人类社会中，游戏不仅仅保留着动物本能活动的特质，更重要的是作为高等动物的人类，为了自身发展的需要创造出多种多样的游戏活动。游戏本是伴动物而生，随人类而造。所以，游戏，并非为娱乐而生，而是一个严肃的人类自发活动，有生存技能培训和智力培养的目标。

我们认识的游戏不就是娱乐吗？为什么又得出了“游戏并非为娱乐而生”的结论？

游戏最早的雏形，可以追溯到人类原始社会流行的活动：扔石头、投掷带尖的棍子。这些最早的游戏与他们的生存方式息息相关，显然是以增强生存技能作为初衷。社会进步后，棋牌类游戏、竞技类游戏开始出现，那是为了智力培养和适应竞争而生。“剪刀、石头、布”想必人人都玩过，它实际上就是竞技类游戏最古老的典型，各类棋牌则是棋牌类游戏典型。“剪刀、石头、布”可以说是一个老少皆宜,趣味不减,历久不衰的传统游戏了。这个简单的游戏为何能有如此影响力,那就应该看人们在游戏中的表现了:在出拳的心里演算过程中,不停地增加对对手心态的模拟与自己回应。这就让这个简单的游戏中出现了永远不被抹杀的趣味。如今纯娱乐的游戏,比如网络游戏,给玩家带来的是纯粹“PK”“打怪”和“升级”,这些“价值”占据了游戏的定义,使原本严肃的“游戏”迷路在消遣娱乐之中。

游戏如今已经建立起一个较为完整的体系。且不说那些简单、切合生活的小游戏的影响力,就拿电子游戏为例,电子游戏作为游戏的分支,已经深深地融入我们的日常生活中,并且拥有一个庞大的体系。

何以见得其体系的庞大?其一是规格,其二是宣传,其三便是影响力。

电子游戏的规格必然先从类型入手。我们先根据游戏的内容目的进行如下分类[1]:

(1) 角色扮演游戏(RPG, Role-playing Game):由玩家扮演游戏中的一个或数个角色,有完整的故事情节的游戏,比冒险类游戏更强调的是剧情发展和个人体验。RPG可分为日式和欧美式两种:日式RPG多采用回合制或半即时制战斗,以感情细腻、情节动人、人物形象丰富见长;欧美式RPG多采用即时或半即时制战斗,特点是游戏有很高自由度,严谨的背景设计,开放的地图和剧情,耐玩度较高。RPG游戏是最能引起玩家共鸣的游戏类型。

(2) 动作游戏(ACT, Action Game):玩家控制游戏人物用各种方式消灭敌人或保存自己生命以过关的游戏,不刻意追求故事情节。以纯粹的娱乐休闲为目的,一般有少部分简单的解谜成分,操作简单,易于上手,紧张刺激,属于“大众化”游戏。

(3) 冒险游戏(AVG, Adventure Game):由玩家控制游戏人物进行虚拟冒险的游戏。特点是故事情节往往是以完成一个任务或解开某些谜题的形式来展开的,而且在游戏过程中着意强调谜题的重要性。AVG也可再细分为解谜类和动作类两种:解谜类AVG则纯粹依靠解谜拉动剧情的发展,难度系数较大;而动作类(A·AVG)可以包含一些动作游戏、格斗游戏、第一人称视角射击游戏或竞速游戏要素。

(4) 第一人称视角射击游戏(FPS, First Personal Shooting Game):完全为表现3D技术而诞生的游戏类型。

(5) 格斗游戏(FGT, Fighting Game):由玩家操纵各种角色与电脑或另一玩家所控制的角色进行格斗的游戏，游戏节奏很快，耐玩度非常高。按呈画技术可再分为2D和3D两种。

(6) 体育类游戏(SPT，Sports Game)：在电脑上模拟各类竞技体育运动的游戏，花样繁多，模拟度高，广受欢迎。

(7) 益智类游戏(PZL，Puzzle Game)：Puzzle的原意是指用来培养儿童智力的拼图游戏，引申为各类有趣的益智游戏，PZL游戏多需要玩家对游戏规则进行思考判断。系统表现相当多样化，主要依游戏规则制订。由于对游戏操作不需要太高要求，是现在受众面最广的游戏类型之一。

(8) 竞速游戏(RCG，Racing Game)：在电脑上模拟各类赛车运动的游戏，通常是在比赛场景下进行，非常讲究图像音效技术，往往是代表电脑游戏的尖端技术。惊险刺激，真实感强，深受车迷喜爱。RCG以体验驾驶乐趣为游戏诉求，给予玩家在现实生活中不易实现的各种"汽车"竞速体验，玩家在游戏中的唯一目的就是"最快"。

(9) 即时战略游戏(RTS，Real-Time Strategy Game)：本来属于策略游戏的一个分支，但由于其迅速风靡，使之慢慢发展成了一个单独的类型，知名度甚至超过了策略游戏，是策略游戏发展的最终形态。

(10) 射击类游戏(STG，SHOTING GAME)：一般由玩家控制各种飞行物(主要是飞机)完成任务或过关的游戏。此类游戏分为两种：一种叫科幻飞行模拟游戏(SSG，Science-Simulation Game)，以非现实的想象空间为内容；另一种叫真实飞行模拟游戏(RSG，Real-Simulation Game)，以现实世界为基础，以真实性取胜，追求拟真，达到身临其境的感觉。

(11) 策略游戏(SLG，Simulation Game)：是指玩家运用策略与电脑或其他玩家较量，以取得各种形式胜利的游戏，如统一全国或开拓外星殖民地。SLG的4E准则为：探索(Explore)、扩张(Expand)、开发(Exploit)和消灭(Exterminate)。SLG可分为回合制和即时制两种。

(12) 音乐游戏(MSC，Music Game)：玩家在准确的时间内做出指定的输入，结束后给出玩家对节奏把握的程度的量化评分，培养玩家音乐敏感性，增强音乐感知，这类游戏的主要卖点在于各种音乐的流行程度。

(13) 生活模拟游戏(SIM，Simulation Game)：区别于策略游戏，此类游戏高度模拟现实，能自由构建游戏中人与人之间的关系，并如现实中一样进行人际交往，且还可通过联网与众多玩家一起游戏。

(14) 桌面游戏(TAB, Table Game): 是从以前的桌面游戏脱胎到各种游戏平台上的游戏。

(15) 育成游戏(TCG): 顾名思义,就是玩家模拟培养的游戏。

(16) 卡片游戏(CAG, Card Game): 玩家操纵角色通过卡片战斗模式来进行的游戏。丰富的卡片种类使得游戏富于多变化性,给玩家无限的乐趣。

(17) 恋爱游戏(LVG, Love Game): 玩家回到初恋的年代,回味感人的点点滴滴,模拟恋爱的游戏。

(18) 美少女游戏(GAL, Girl And Love GAME): 一类走极端的游戏,它几乎放弃了所有游戏性,而仅以剧情取胜,其在人物塑造、情节张力方面有着其他类型游戏无可企及的高度。

(19) 手机游戏(WAG, Wap Game): 手机上的游戏。目前游戏随处可以玩,连手机也必带休闲游戏,网民最喜欢手机游戏的种类依次为: 益智类、动作类、战略类、模拟类、射击类。

(20) 泥巴游戏(MUD): 主要是依靠文字进行游戏的游戏,图形辅助。

(21) 其他类游戏(ETC, etc. Game): 指玩家互动内容较少,或作品类型不明的游戏类型。

这 21 种类型仅仅是根据游戏内容目的进行的分类,可见游戏的"体型"庞大。

事实上,游戏的宣传同样证明着其完整庞大的体系。在我们日常接触的媒体上都能看到游戏的身影。有的是一些用户游戏时的精彩瞬间,有的是某款游戏通关的攻略,还有的则是游戏的介绍和教学……这些都是游戏的宣传,这种宣传能让用户更加了解游戏,更加适应这款游戏。这种普通的宣传为何可以证明它的体系之庞大呢? 毫无疑问,这些视频可以吸引部分用户,而用户在使用过程中还会发出视频去吸引更多的用户,这种长久的宣传方式就可以很大程度地扩大游戏的使用量。另外,部分游戏还有直播以及影视方面的合作,这就使游戏的宣传更加全面了。

再看游戏的影响力。如何看出一款游戏的影响力,一是知名度,二是口碑。还是以《王者荣耀》为例,我们可以通过知名度和口碑来分析它的影响力。在知名度方面,《王者荣耀》可以说"家喻户晓",小到几岁小朋友,大到七旬老人中都可以找到这款游戏的用户,用户量更是达到了惊人的 2 亿,在知名度这方面是位列前茅的。再看口碑,大部分使用者都认同这款游戏的设计,但是不少用户有着更高的要求，对游戏有不满的声音。另外，值得一提的是由于这款游戏耐玩度很高，不少未成年人以及部分成年人沉迷其中，这也引起了一些家长和玩家的抱怨，甚至提起诉讼。总而言之，《王者荣耀》作为一款游戏，影响力超过了大部分游戏。

2. 游戏的特点[2][3]

那么游戏除了上文提及的易沉迷的特点，还有哪些特性呢？我们可以回顾一下游戏的定义，从定义中寻找性质。

首先，值得一提的是《辞海》中的定义："以直接获得快感为主要目的，且必须有主体参与互动的活动。"这个定义说明了游戏的两个最基本的特性：(1)以直接获得快感（包括生理和心理的愉悦）为主要目的；(2)主体参与互动，是指主体动作、语言、表情等变化与获得快感的刺激方式及刺激程度有直接联系。

其次，就是如今网络上的更加科学且官方的定义："游戏是所有哺乳类动物，特别是灵长类动物学习生存的第一步。它是一种基于物质需求满足之上的，在一些特定时间、空间范围内遵循某种特定规则的，追求精神世界需求满足的社会行为方式，但同时这种行为方式也是哺乳类动物或者灵长类动物所需的一种降压减排的方式，不管是在出生幼年期，或者发育期、成熟期都会需要的一种行为方式。"这个定义同样也表现出游戏的四个特性：(1)对象是所有哺乳类动物，并非只流行于人类；(2)追求精神世界需求满足的社会行为方式，需求层次在物质需求之上，一种普遍存在的行为；(3)遵循某种特定规则，其有一定的规则性；(4)必需性，定义中提到不管是在出生幼年期，或者发育期、成熟期都会需要的一种行为方式。

再者，通过对游戏的分类、宣传、影响力的分析，再结合游戏的机制和定义，我们可以总结出游戏的六大特征：(1)内部动机控制的行为；(2)游戏是重过程、轻结果的行为；(3)游戏是与探究不同的行为；(4)游戏是一种模拟的、假装的行为；(5)游戏是令人愉快的、有趣的行为；(6)游戏是一种自发的行为，具有主动性。

探究完游戏，我们来分析一下玩家。我们应该明白一个道理：先有游戏，再有玩家。因此，玩家是以游戏为定义的。

3. 玩家的定义

玩家，也可称为游戏者，英语：Player 或 Gamer，为一种游戏业界与游戏参与者之间的术语。当然，这里的游戏自然指的是上文重点介绍的电子游戏。实际上，Player 和 Gamer 还是有一点区别的。Player 泛指游戏的用户，参与任何形式游戏的人。Gamer 相同，但也可以用来指称游戏开发者等游戏产业的业界人士。

玩家实则是用户操控着游戏世界中的可控角色，去完成游戏或者是自己的设定目标。大部分的玩家角色都是主角或是游戏剧情的关键。玩家是游戏的体验者、使用者、评价者和消费者，根据性格和喜好的差异，不同的游戏玩家喜爱的游戏类型也各不相同[4]。

4. 玩家的类型[5]

一直以来，世界各地各界人士对游戏玩家不同类型的名称及定义并没有普遍的共识。然而人们仍可较为粗略地按游戏玩家对提升个人游戏等级的贡献、喜爱参与的游戏类型、玩同一款游戏所花的游戏时间、对游戏的熟悉程度等包含各界分类的共同元素的分类方式划分玩家的类型。比如具有共同元素的类型有休闲玩家（Casual gamer）、核心玩家（Core gamer）、游戏发烧友（或称硬核玩家，Hardcore gamer）、职业玩家（Pro gamer）；其他类型有新手（或称小白，Newbie、noob 或 newb）、老手、骨灰级玩家。

我们最为熟悉的网络游戏，其玩家也可以分为职业玩家和普通玩家两种。职业玩家指的是将游戏作为工作的人。职业玩家一大特点是具有很强的包容性，他们通常来自各行各业，但是都有一个共同的爱好就是网络游戏。其实职业玩家不光光是体验游戏、参加比赛，他们还要负责游戏的测试、策划、编程、论坛维护等多种职责；而普通玩家则是以游戏为娱乐的人，他们只是单纯为了消遣而玩游戏，不会太过于认真地去了解游戏中的规则和限制。再次以《王者荣耀》这款游戏为例：这款游戏有专门的职业比赛，也就是王者荣耀职业联赛（KPL），这是官方最高规格专业竞技赛事。KPL 的参赛选手都是职业玩家，一般以此为工作，他们的游戏技术较高，职业队内相互配合往往有看点；而王者荣耀的其他用户就是普通玩家了，他们的平均技术水平不是很高，但也可能有一些普通玩家的技术与职业选手相比有过之而无不及。

理查德·巴蒂尔是英国埃塞克斯大学(University of Essex)电脑游戏设计专业的荣誉教授。1996年,他在论文中把玩家的行为划分为四种类型:杀戮者、探险者、成就者、社交者。四种类型的玩家在游戏中的需求都有着极为不同的差别。这是游戏行业从业者需要知道的基本知识。下面来一一介绍。

杀戮者:“杀戮者”类型的玩家对游戏的竞争性有着较为强烈的需求,他们致力于游戏的输赢成败和以破坏其他玩家在游戏中的乐趣为乐,故称为“杀戮者”。在MOBA游戏、射击游戏以及竞技性为主导的游戏中,此类玩家最为常见。王者荣耀就是MOBA类手机游戏。“杀戮者”玩家是最为普遍存在的类型,也是受众面最广的类型。只要游戏中涉及操作技术、游戏胜败、排行榜等竞技成分的内容均可以看到“杀戮者”的存在。同时,“杀戮者”玩家对于游戏中的社交感、团队感、成就感等需求都较为一般,是最容易满足的玩家类型。

探险者:“探险者”类型的玩家对于游戏的系统和未知的内容有着很高的需求,他们致力于获取新的事物来维持他们的兴趣。对于“探险者”类型的玩家而言,游戏更像是一个新玩具。“探险者”类型的玩家对于游戏本身的类型没有很高的要求,只要是一款新游戏,并且看上去足够新颖,他们就有可能去尝试。“探险者”玩家是最难满足的玩家类型,需要有新颖的内容和设计。

成就者:“成就者”类型的玩家有着最为全面的需求,一般在沙盒游戏、角色扮演、冒险游戏、竞技游戏中出现,包括了“杀戮者”“探险者”“社交者”的属性。成就者希望在游戏中寻求挑战,可以是游戏胜利,或是结交好友,抑或是获取最新的游戏内容。大部分游戏都是有一定的成就感的,若游戏没有任何的社交元素、数值成长及自由度等成就感元素,那这款游戏必然会失去成就者——这类最广泛的玩家群体。

社交者:“社交者”类型的玩家对游戏内的设计元素需求是最低的,他们更倾向于能不能在游戏中很容易地结交其他玩家。他们把游戏作为休闲娱乐的社交软件。“社交者”类型的玩家也是最有趣且最重要的群体,他们的言行能够让游戏吸引到更多的玩家,他们有着强烈的社交感和团队感,这种属性可以让他们对游戏的黏性更高。游戏可以通过游戏设计和内容,短暂吸引到其他三类玩家的关注,但是“社交者”玩家是游戏想要长时间维持下去必不可少的群体,没有社交感的游戏必然维持不长。

至此,我们分别介绍了“游戏”“玩家”这两个概念,也了解了他们各自的属性以及分类。想必对这两个“熟悉”的字眼有了新的认识。而“游戏玩家”正是二者的结合,以“游戏”为基础条件,更偏向“玩家”的性质。

参考文献

[1] https://baike.baidu.com/item/%E6%B8%B8%E6%88%8F/33581.
[2] http://baike.baidu.com/item/游戏/16821034#ViewPageContent.
[3] https://m.baike.com/wiki/%E6%B8%B8%E6%88%8F/19443740?baike_source=pc.
[4] https://m.baike.so.com/doc/3026349-3191001.html.
[5] Bart Stewart.个性与游戏风格的统一模型[DB/OL]. https://www.sohu.com/a/295768486495683.

第二节 科普对象

读者们会有这样的疑问:游戏玩家和科普对象除了都是指人类,其他的好像毫不相干呀。甚至有人认为,游戏玩家是偏向娱乐的社会群体,而科普对象是倾向学术传播方面的社会群体,从某种程度上看,二者存在对立的一面。确实是这样,但是我们就是来研究医学传播和网络游戏,以求二者的有机融合和创新,所以我们在研究其路径与方法的时候不可避免同时提到二者。由此我们认为二者是有一定联系的,甚至可以达到融合的关系,这一节我们着重介绍一下科普对象,让我们一起看看他们之间到底有什么关系。

首先,我们需要知道什么是科普,科普是否有官方的定义?中共中央、国务院《关于加强科学技术普及工作的若干意见》中指出:“科学技术普及工作是普及科学知识,提高国民素质的关键措施,是社会主义物质文明和精神文明建设的重要内容,也是培养一代新人的必要措施。”其中,提到的科学技术普及就是科普的简称。而科学技术就是指人类的科学和技术活动,这包括科学技术的研发和科学技术的传播与人才培养两个方面。因此科普就是科技工作的重要组成部分。“科普”就是把人类已经掌握的科学技术知识和技能以及先进的科学思想和科学方法、科技发展趋势,通过各种方式和途径,广泛地传播到社会的相关方面,为广大人民群众所了解,用以提高学识、增长才干,促进社会的物质文明和精神文明。它是现代社会中某些相当复杂的社会现象和认识过程的总概括,是人们认识自然、利用自然、改造自然、造福社会的一种有意识、有目的的行动[1]。科普是以人为对象,以提高人的科学素养为目标,通过提高人的科学素养来实现促进物质文明和精神文明,用科学技术知识和技能武装人,用科学思想、科学精神、科学方法培养人的一种社会活动。“科普工作是国家基础建设和基础教育的重要组成部分,是一项意义深远的宏大社会工程”。

科普实际上就是科学信息的传播,在我们日常生活中随处可见,那么科普有哪些特点呢?需要通过传播来分析:(1)从传播目的看,科普的根本目的是促进公众理解科学,掌握科学技术,提高科学素质;(2)从传播内容看,科普不受教学大纲和教材编制周期的限制,可以随时把最新科学思想和最新科技成果向公众传播,以适应当代迅猛发展、日新月异的科学技术进步和社会经济全球化的形势需要;(3)从传播的形式看,科普形式多样,途径灵活,因需施普,因材施教,有利于人的个性和特长发展。我们可以在社区的公示栏上看到某些健康小知识,我们可以在电视上的某些综艺节目中了解生活常识和养生习惯,我们还可以在街坊邻里、亲戚朋友的聊天中习得一些科学小知识等。由此可知,科普是群众性的。更重要的是,通过实验、示范、培训、交流、服务,把科普与社会生活、生产实践结合起来,可直接为社会和经济发展服务。另外,根据社会和经济生活中的热点问题开展科普是当前有效的、比较流行的方式,这也可看出科普的社会性。当然,科普与人文科学相结合、突出对人的关爱是科普形式发展的又一新趋势[1]。

科普具有经济、教育、文化、社会和科学等功能,在推动社会和经济发展中一直占据重要的地位。纵观人类历史,一些重大科学思想和技术成就的传播、普及,曾对人类社会的进步起到了划时代的推动作用。一百多年前,新文化运动时期,全国人民的思想都没有解放,陈独秀和他的《新青年》在北京掀起一番思想的狂潮。陈独秀、李大钊、胡适、鲁迅等思想领袖就是通过各地演讲,在《新青年》上刊登文章等一些科普方式向全国宣传新思想,这也在一定程度上促进了伟大的党——中国共产党的诞生。这是证明科普具有重要意义的最强有力的论据。在当今这个时代,科学技术发展日新月异,知识经济已经进入人类文明发展的历史进程,大力加强科学技术普及工作,引导人们树立正确的世界观、人生观、价值观,增强全社会的科技意识,提高全民族的科学文化素质，激活全体劳动者的创新潜能，使更多的科技成果得以广泛应用，使科学思想在全社会广泛传播，倡导积极向上的先进文化和科学、健康、文明的生活方式，对于从根本上铲除愚昧、迷信等腐朽落后文化赖以存在的社会基础，对于把经济建设转移到依靠科技创新和提高劳动者素质的轨道上来，全面落实科教兴国战略和可持续发展战略，维护社会稳定，强国富民，增强综合国力，加速有中国特色的社会主义现代化建设，实现中华民族的伟大复兴，具有重大的现实意义和深远的历史意义。

而我们需要了解的正是科普的一个比较大的分支——医学科普，也就是医学传播。医学传播是从医学和科学传播中新兴出来的一个交叉领域，与传统科普有着密切的关系。那医学传播也就是医学科普，其对象是谁呢？对于医学传播而言，科普的对象肯定可以分为医学专业人员和非医学专业人员。《医学传播学：从理论模型到实践探索》一书中提到："广义而言，医学传播的对象包含了医学科学共同体与非医学科学共同体两个部分。"而我们都清楚，医学科普主要以"非医学科学共同体"为对象，公众也就成了最大的传播对象。该书还将公众按照健康维度上的区别分为四种群体：患者（已患病者）、患者亲友、疾病目标群体（易感者）、普通公众[2]。

对患者进行医学科普，让患病者了解自己的病情，便于患者在日常生活中提高警惕，有利于患者的康复，这是利用三级预防让公众受益；对患者亲友的科普，也同样重要，当患者患病时身体非常虚弱，有些行为只有在亲人朋友的帮助下才能完成，亲友在患者病情恢复的进程中起到了不可代替的作用，所以对亲友进行医学科普显得尤为重要，让亲友们了解所患之病，可以更好地帮助患者恢复健康；而对于疾病目标群体（易感者）的科普，则是利用二级预防的作用，易感者是极易成为患者的群体，所以对该群体的医学科普的成效最大。当然，可以让易感者了解疾病的预防等知识，减少易感者的患病率，这就证明科普有其存在的必要性和重要性；最后就是对普通公众的科普了，这个群体是规模最大的，也容易被疾病困扰的群体，这是属于一级预防。另一方面，医学传播在这个群体上的工作量会很大，这是医学科普最大的挑战，也是最终目标，可以让所有公众学到医学科学知识，提高预防意识，这便是医学科普的使命。

科普工作应当坚持科学精神，坚持科学精神的突出表现和实际行动是旗帜鲜明地反对和抵制伪科学。医学科普更是如此，医学与人们的身体健康挂钩，在这方面造假欺骗，无疑是在谋害非医学专业群体。若一名医学专业人员，靠着自己的学历，博取社会的关注，欺骗老百姓，这是十分可耻的行为，势必会被同行唾弃，被真正奉献科普事业的英雄们嫌弃，被老百姓们憎恶。因此，坚持科学精神，反对和抵制伪科学是科普工作中一项极为重要的任务，是全社会共同的神圣使命[2]。

在了解了游戏对象和科普对象之后，你是否有过这样的想法：将二者结合，让科普对象可以像游戏玩家那样乐此不疲，主动接受新知识；让游戏玩家像科普对象那样了解疾病，更好地健康生活。确实，我们就是这么设想并正在为此努力着。

参考文献

[1] http://www.360doc.cn/mip/635215244.html
[2] 王韬，牟怡，徐仲卿. 医学传播学：从理论模型到实践探索[M]. 上海：上海科技教育出版社，2019：1-11.

第三节　既是游戏玩家也是科普对象

1. 谁既是游戏玩家也是科普对象

(1) 网络游戏玩家

从1995年播下中国网络游戏第一粒种子开始，到2021年中国的网络游戏大致经历了：预备时代(1995—1999)、跃进时代(2000—2007)、稳定时代(2008—2012)、多平台时代(2013至今)四个时代。尽管发展的时间并不算长，但是中国网络游戏产业也在曲折前进的过程中不断打牢基础，初步完成了游戏行业体系的多元化和多层次发展[1]。2020年，中国网络游戏市场实际销售收入达到2786.87亿元，同比增长20.71%，保持快速增长。如今，网络游戏玩家已经成了遍布各个年龄阶段、各个行业领域的存在。

对游戏玩家而言，游戏是一种体验，主要目的是娱乐和休闲。处于游戏情景中的玩家是游戏活动中积极的参与者，在一定的游戏规则之下，通过相关的指引，进入游戏页面，并且在充分的空间和时间条件下执行具有相当大的主观能动性的行为。Hamari 和 Tuunanen 曾对玩家类型模型进行了系统评估，总结了玩家游戏动机的五个关键维度——成就、探索、社交、统治和沉浸[2][3]。作为游戏世界中探索遨游的开拓者，游戏玩家追求的往往是精神层面的满足。

（2）健康科普对象

科普事业的发展同样在呼唤科普手段的变革。早期的科普更多依赖展览的形式，观众只能被动接受。如何变被动教育为主动教育，变国家强推为公众自愿，变居高临下的普及为平起平坐的互动交流，这些都是科普教育亟待解决的问题。

从类型上看，科普的对象逐渐从纸媒的读者、广播的听众转变为平台的用户、游戏的玩家等。随着经济社会的发展和人民生活水平的提高，科普也不再只是通过政府或主流媒体宣传的科学知识，更重要的是科学思维方式和健康生活态度的传播。科学普及也从过去被动的"传授—接受"模式转变为主动的"寻求"过程。

目前，"健康中国"已经上升为国家战略，普及健康生活，提高人民的健康水平是该战略的重点内容。2020 年《中国居民健康素养监测报告》显示，我国居民具备健康素养的比例达到 23.15%[4]，通过科普提高全民健康素养迫在眉睫。从年龄上看，可以分为糖尿病、心脏病等针对老年人的科普；饮食、保健等针对儿童的科普；心理健康、禁毒等针对青少年的科普；预防保健等针对中年人的科普和艾滋病、癌症肿瘤等针对全民的健康科普。健康科普的对象是真正意义上的全年龄段、全民覆盖。

（3）健康科普游戏玩家

根据张光斌等人的《科普游戏导论：游戏赋能科学教育》一书，科普游戏是以向玩家传播科学知识、科学技术、科学思想和科学方法为目的的应用性游戏。科普游戏是严肃游戏的一种。严肃游戏可以分为知识传播、技能训练、情志养成三大应用层次，科普游戏总体属于知识传播范畴[5]。

健康科普游戏则是以电子游戏为载体，以医学健康知识为内容进行科学普及的活动形式，是传播科学医学知识，顺应科普理念转型、丰富科学普及手段，进而提升健康科普效果、提升公民健康的一种重要途径。新冠肺炎疫情期间，中国游戏产业强势增长，波克科技股份有限公司等团队研发了一系列防疫科普类小游戏（见表 1）。其中的全民防疫答题游戏《人民战"疫"总动员》，以防疫知识问答为核心，辅以清新可爱的美术风格，利用游戏的互动性、趣味性，为传播普及知识、打击谣言、鼓舞人民群众的战“疫”信心发挥出独特作用。在人民网、OPPO、UC、百度、爱奇艺、趣头条等平台的大力支持下，该游戏综合累计曝光数超2亿。2021年2月，腾讯医典推出了一款健康知识趣味问答功能游戏——《养生王者》。该游戏提供了单人和对战两种模式，每条知识点均由三甲医院医生进行审核，保障内容的权威性、科学性，使玩家在寓教于乐的氛围中获取实用、靠谱的健康知识。

表1 部分防疫科普类游戏产品

游戏名称	研发团队
《消灭新冠病毒》	中国音像与数字出版协会游戏出版工作委员会倡议、组织并协调企业制作
《消毒大作战》	广州市精神文明建设委员会办公室指导，三七互娱、广州日报社共同研发
《一起来战疫》	新华社、腾讯云、腾讯健康
《全民战疫，有你必胜！》	人民日报、读特客户端
《防护小能手》	中国传媒大学动画与数字艺术学院
《病原体大作战》	海淀区委宣传部和人民体育发起，字节跳动研发
《逆行者》	网友Klaus等60人
《人民战“疫”总动员》	人民好医生、波克城市

在健康科普游戏发展的早期，大部分产品的受众定位一般为老少咸宜、全民参与。由于科普本身面向的群众具有一定的差异性。因此，随着产业走向精细化发展，健康科普游戏玩家的类型划分也将随之细化。所以我们对于健康科普游戏玩家的概念可以定义为：通过严肃的健康科普游戏，主动获取相关医学健康知识，以达到健康素养提高目的的游戏玩家与科普对象。

2. 为什么既是游戏玩家又是科普对象

(1) 受众对象的契合

健康科普游戏的受众既是游戏玩家也是科普对象，这两类人群的数量在社会上都是极其庞大的存在。对于科普而言，科普是面向全民的普及性教育活动，不分年龄、地区、学历等。特别是在健康科普方面，由于健康与所有人

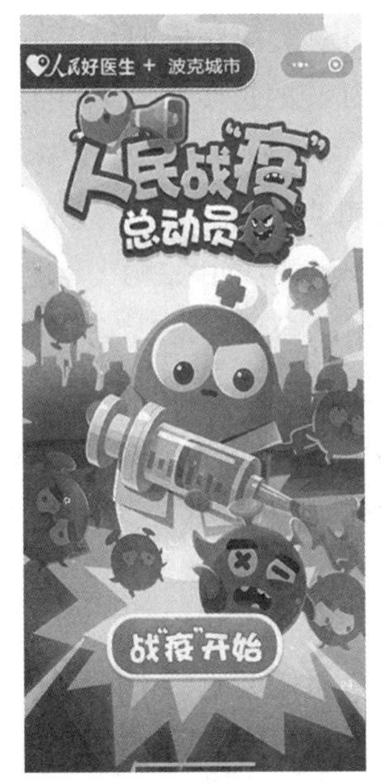

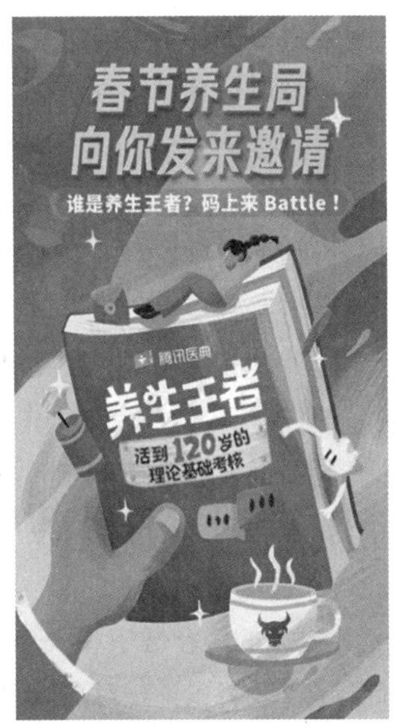

图 2 部分游戏界面

的日常生活息息相关，所以受众对象覆盖面极其广泛。同时，对于网络游戏来说，虽然我国目前的网游玩家更多地集中在年轻一代，但是随着老龄化社会和信息化社会的进程加速，网络游戏的普及也将让它拓展到更多的人群之中。

费广正认为，网络游戏与科普相融合有其优势所在。其一，游戏的受众广泛，符合科普的目标人群要求；其二，游戏玩家数量众多，是科普的主要目标受众。据中国互联网络信息中心（CNNIC）发布的第 47 次《中国互联网络发展状况统计报告》显示，截至 2020 年 12 月，我国的网民规模达到了 9.89 亿；而根据中国音像与数字出版协会游戏工委与中国游戏产业研究院发布的《2020 年中国游戏产业报告》显示，中国游戏用户规模达到了 6.65 亿人。游戏连接了跨越年龄圈层的广泛人群，从牙牙学语的幼儿，到忙碌的中年人，再到耄耋之年的老人，人生的各个阶段都有游戏的参与。同时，从进化论看，爱打游戏根本就是人类的宿命。科技和社会已经进步到我们能拿着智能手机跟五湖四海的熟人、陌生人组队打游戏了，网络游戏以其广泛的到达性和充分的可解读性成为超越年龄、地区、职业等的存在。

现代社会越来越巨大化、复杂化，各类医疗健康问题虽然随着技术、科学、研究等的发展进步而不断被解决，但是新的问题依旧层出不穷。对于最新的、权威的医疗健康信息的需求会随着社会的进步和人类对美好生活的向往而不断提升。国内最大搜索引擎“百度”关键词搜索排行榜中，与健康有关关键词常居于搜索高位。2020 年的“百度沸点”排行榜中，“疫情”位于年度关键词榜单的榜首，相关的“口罩”也同样出现在榜单中；2019 年度事件榜单中有“屠呦呦青蒿素新突破”“地震预警倒计时”“台风利奇马”等；2018 年度事件则包括了“台风山竹”“长生疫苗”等。根据美国著名社会心理学家马斯洛提出的马斯洛需求层次理论，医学、健康、安全内容作为保障安全稳定、免除恐惧威胁的安全需求，是人必然要得到一定满足的需求。事实也证明，在公民的网络搜索中，安全、健康相关的事件一直是处于热搜的焦点，与之相关的健康知识也是网民关注的重点。

人们既需要更多的医疗健康相关信息，也需要更多不同的方式来获取这些信息。因此，游戏玩家和科普对象这两类用户在互联网空间内具有高度的一体化和重合度。两者的结合在医疗健康领域则是作为健康科普游戏的对象而存在。在不断探索科普方式的路上，科普的理想状态正是从“要我学”变成“我要学”，“要我知”变成“我要知”，“要我行”变成“我自行”。与之对应的是，网络游戏的玩家在进行游戏时正是主动积极的，不断为自己创造并获得游戏经验、体会[6]。电子游戏可覆盖范围的广泛性和参与游戏的主动性更使得其与健康科普的对象具有实际上和理想上的渗透性，两者之间具有不可排斥的契合性。

(2) 沉浸场景的反哺

健康科普游戏的受众既是游戏玩家也是科普对象，游戏场景构建与呈现可以潜移默化地反作用于科学知识的获取。对网络游戏玩家而言，处于虚拟场景之中的个体，往往容易受到游戏世界的反哺，进而对现实世界的各个方面产生强有力的影响。21 世纪的前 20 年，游戏在不断“破圈”，不仅已成为一种大众主流的社交和文化体验方式，并且有意识地在传统文化、公益、科普等领域发挥作用。而对健康科普而言，由于健康知识是与人息息相关的科学内容，因此必须要内化于心、外化于行，时刻有所思、有所得。

未来学家简・麦戈尼格尔在《游戏改变世界》中写道：在这种高度结构化、自我激励的艰苦工作中，我们可以有规律地实现人类幸福的最高形式，紧张、乐观地投入周围的世界。我们能感到活得更完整、充满潜力和目标感，也就是说，我们彻底激活了自己[7]。这段话表明，玩家沉浸于游戏场景中时，十分期待获得在游戏中的成就感、自豪感。根据马斯洛需求层次理论，自豪感处于人类需求的最顶端。浙江大学曾发表了一个关于自豪感的实验文章。研究人员改变了老鼠前额叶的一个回路，让老鼠在竞争中获胜，这种获胜刺激老鼠再去挑战比它地位高的老鼠，直到这只老鼠成为群体里等级比较高的一只。北京大学心理与认知科学学院副教授张昕说："这是我们常见的一种正反馈，打游戏就想获胜，打得好了就会越来越爱打，一直沉迷在里面。"

网络游戏的画面、内容、机制等，无不刺激着玩家不断获取新的知识内容和进行积极的心理暗示。腾讯游戏曾做过一场主题为《游戏连接未来》的年度对谈，对游戏的本质定义、游戏与人的关系以及游戏对未来社会的影响展开深入探讨。游戏人马晓轶在对谈中表示："伴随技术的演进，游戏正在成为一个'超级数字场景'，它在文化传递、公共服务、教育应用、科技创新等方面，将释放更大的价值与可能性。"在场景的赋能下，游戏更不应只是娱乐、休闲的工具，而是一个培养人、塑造人、提升人的方式。复旦大学中文系教授严锋指出："教育不应该是被动的、填鸭式的、耳提面命的接受，应该变成体验化的场景，主动参与的实践。游戏可以给教育带来改变。"

由此可见，游戏充分具备教育、科普的条件。游戏具有丰富的叙事能力和故事情节，有助于对科普知识的理解；游戏具备强大的虚拟世界构建能力，能够更为形象地将科普完整的科学过程和科学原理清晰地呈现给受众。科普几十年的发展进程也走到了利用场景潜移默化地普及的阶段。作为一个沉浸式内容载体，网络游戏能够自然地将各类医学健康知识、生活常识、危险画面等植入人群的交互场景中，同时健康科普也把游戏纳入科普作品开发的重要方式。《中国科协科普发展规划（2016—2020年）》指出，要着力实施六大重点工程，其中将推动科普游戏开发列入科普创作繁荣工程。总的来说，网络游戏因其广泛的社会连接力、沉浸内容力、符合人性的行为内驱力，能够让人进行自然、本能，甚至下意识的互动，拓展了其成为公共服务产品的可能性。游戏与科普的有机结合，让科普不再是传者对授者的说教，反而进一步推动用户积极使用、积极思考、积极参与、积极创作。

（3）执行规则的相通

健康科普游戏的受众既是游戏玩家也是科普对象，网络游戏的规则与机制和健康科普的规律与目的具有相当大的一致性，这不仅能够促进游戏过程与获知过程的同向性，还能让游戏经验与科普知识的获取具有高度相关性。科学普及和电子游戏的相融性在于两者都包含了对规则的尊重，两者都可以使用户受众在不知不觉中获得经验或体会。只不过区别在于一方对规则的遵守与获得的经验大部分囿于虚拟世界，而另一方对于知识经验的收获是应用在实际的生活中。

游戏者的游戏过程其实是对游戏规则的服从过程，只有遵守游戏规则，游戏才能进行下去，否则就不能认为是在进行此游戏。网络游戏虽然是供人娱乐之用，但“游戏活动与严肃的东西有一种特有的本质关联……游戏活动本身就具有一种独特的，甚而是神圣的严肃……谁不严肃地对待游戏，谁就是游戏破坏者”[8]。德国哲学家伽达默尔在《真理与方法》中指出，游戏的主体是游戏本身，每个游戏都给予玩家特定任务，玩家游戏的过程是完成任务的过程[9]。

科学活动作为反映客观事物本质和规律的有目的的行为，是一种严肃性的活动，其前提是对于科学规律的尊重。这种尊重也体现在科普过程中即是科学地运用科学方法和科学思想，同时要把握好科普内容的科学性、权威性、严谨性。科普不仅要求质上的准确，还要求执行方式的合理性。游戏玩家要对游戏世界设置的规则服从、遵守，健康科普对象在客观世界中，同样要知晓、尊重客观科学知识。两者在生存需求、安全需求的敦促下和自我实现需求的激励中，不断取得新进步。

与此同时，网络游戏玩家获取游戏经验与健康科普对象获得科学知识都是双方完成该行为后想要取得的成果。即游戏玩家是获取虚拟世界的生存经验、升级经验，科普对象也是在不断获取现实世界的生存经验、成长经验。游戏里面的每一次练习试兵，对应科普活动中每一次科学知识的罗列检阅；游戏里面的每一次打怪升级，对应科普活动中每一次科学知识的有效传递。

3. 怎样让游戏玩家成为科普对象

（1）科学内容统筹游戏形式

健康科普游戏的目的在于传播医疗健康知识，促进公民健康素养提升，因此其核心是医疗健康内容。在网络游戏的形式与机制下，科学的医疗健康知识的传播与普及趁势而上。通过转变话语方式、调整互动模式、改善传播语态，健康内容在保证质量的前提下进行更加精准、高效输出。网络游戏作为新兴的、趣味的科普教育形式，在保留游戏基本特征的同时，最重要的是让科学内容自然而然地融入。形式要服务于内容，最大限度地发挥出健康知识的教化性作用。

腾讯游戏联合人民日报新媒体中心、中国免疫学会曾发布一款名为《健康保卫战》的健康科普游戏。这款游戏依靠塔防游戏玩法，以微观视角再现人体应对多种常见疾病时免疫细胞与病原体的对抗场景，将复杂的免疫细胞工作原理以趣味化形式呈现。游戏的娱乐化、趣味性和医学知识的复杂性互相补充，从而实现复杂医学知识的普及、公民健康素养的提升。这就要求医学健康知识的科学性保证、权威性保证，在科学内容的统筹下，游戏产品便不会出现大方向的纰漏。随着游戏产品的更新迭代，不断进行升级，推出新的玩法、提升游戏体验。

医学精神、科学精神要统筹虚拟游戏世界的精神世界。网络游戏世界的精神内核往往取决于游戏世界的价值观，被游戏人物、游戏规则所牵掣。医学健康知识是被实践检验过的科学内容，其传播与普及应当基于科学的流程设计、合理的逻辑规则。与此同时，一般认为一款好的游戏应体现出人文精神，即追求对人类和社会所需得的终极关怀。对于健康科普游戏来说更是如此，医学精神强调对人的关心、关怀和尊重，"健康所系、性命所托"。对此，健康科普游戏在设计理念上应有更高的要求，即在人文精神的正确价值导向下，实现人文精神与科学精神的融通与共建。在游戏环境和画面的设置上，不要哗众取宠，宣扬血腥暴力。在具体的内容呈现方式上更要彰显医学人文精神，冷静、克制与理性地把真正的医学内容高效高质地传播普及给受众。

健康科普游戏不单是要引发玩家对医疗健康知识的关注，把相关知识运用到实际生活中；而且还要使广泛的网络游戏玩家，暂别各类过于喧嚣的游戏环境、过于无厘头的游戏内容。在医疗健康内容的传播中，传递人文关怀，传递对于医学与人类处境和未来发展的关怀之心。这其中既包括医学人文精神，也包括科学精神，倡导对医学自然科学进行人文思考，积极推进科学与人文的互动，广泛、深入地开展医疗健康科学普及工作。同时把精神层面的关怀渗透在游戏的世界观之中，通过游戏符号、剧情等规则体现出来。

（2）高效内容与激励机制

健康科普游戏产品在近两年风头正盛，特别是自2020年新冠肺炎疫情暴发以来，健康科普游戏如雨后春笋般出现。时势造风口，在特殊的时间点上，利用游戏来传播和普及医疗健康知识成为受众易于接受的新型科普方式。

与此同时，健康科普游戏的激励机制可以学习互联网优质公益游戏的机制与模式，利用具体的成就感和游戏获得感激励玩家、留存玩家，在长期的游戏进程中进一步促进公民健康素养的提升。

在具体的游戏产品内容上，健康相关的知识要围绕时代要求进行及时更新与补充，有针对性地结合时令、季节、年龄进行差异化内容传播，整体上要服务于国家社会的大健康战略。比如在新冠肺炎病毒疫情背景下，以应急急救科普和基础防疫知识为主打，不仅拥有广阔的市场，还可以寓教于乐，取得更好的科普效果，服务国家战略。在日常则可以根据季节的不同推送相关的医学健康知识，如流感多发的时节提供预防流感的步骤；可以根据社会舆论的关注热点用多媒体形式呈现公共场所急救设备 AED 的具体使用方法；还可以依据玩家受众的年龄段不同，采取不同的游戏画面、风格，设置不同类型的健康知识等。

健康科普游戏实际上就是医学科普的“游戏化”，寓教于乐，扩大科普受众，提升科普效果。姜倩等人在论文《基于德尔菲法构建“互联网 + 双向 + 游戏 + 科普”模式的药学科普交互平台》中参考了目前网络公益项目最为成功的“蚂蚁森林”。该项目基于社交媒体平台，采用“互联网 + 游戏 + 公益”模式以趣味性和参与性相结合的方式充分利用人们的碎片化时间，让公众自觉参与环保公益活动，提高对低碳理念的认知，并从活动中获得成就感，而其所具有的互动性、分享性、病毒式传播等特点，使“人人参与公益”成为可能[10]。基于“蚂蚁森林”的微公益传播方式，健康科普游戏模式也可以概括为“互联网 + 游戏 + 科普”，通过精神、现实激励增加玩家对于医学科普的参与度、实践度[11]。

健康科普游戏既要结合受众的具体需求又要考虑互联网时代的新特点，积极创新游戏的内容呈现方式和游戏机制。只有真正做好公众喜欢的产品，既把握玩家的娱乐需求、休闲需求，也要把握科普对象的知识需求、成就需求。把握内容和形式的同一性，注重游戏的可玩性，不能仅关注游戏传递了什么科学内容，还要在设计游戏的时候深入思考：什么样的形式能够使游戏的可玩性更强。只有游戏好玩、吸引人，才能传播得更广泛，科普的目的才能真正实现[12]。

(3) 受众的统合与再分化

健康科普游戏产品的受众理论上是全体公民，即试图让医学健康内容实现全民共享与全民知晓。如了解“拨打 120 急救电话的具体操作”“AED 的使用步骤”“流感季节如何做好自身防护”等平时可能忽视或者难以得到权威信息的健康知识。虽然游戏这种形式可以超越年龄、职业，但是也会根据受众的区分而产生各类不同的健康科普游戏，从而实现不同的传播目的。

科普受众按年龄阶段划分可以分为老年人、中年人、青少年、少儿等。目前随着老龄化社会的到来，针对老年人的健康科普游戏面临着广阔的市场前景。与老年人相关的游戏研究也呈现出越来越多的现象，大部分都聚焦在游戏的生理功能属性上。在社区养老的发展中和养老服务机构的建设上，依靠游戏进行健康知识的普及，让老年人知道更多糖尿病、心脏病等疾病的知识，学会预防和减少病痛，提高老年人的反应速度和认知能力，对缓解老年患者的病情有一定的作用。对于成年人和未成年人，除了在游戏内容上会有对应的区别，在游戏设计的场景和画面上，也会根据年龄的不同而有不同的风格。

除了以年龄为重要的分类方式，还可以按社交需求的不同，分为单机游戏和联网游戏等。单机游戏并不强调成败，玩家更多是独立发育，独立成长。而联网游戏或社交性更强的游戏，强调互相帮助和共同进退，更好地建立起健康社群。还可以根据使用方式的区别，分为“手游”和“端游”，手游更多是在手机上进行游戏的操作，更加便利，玩家随时随地可以进行。而端游则是在电脑网页界面进行操作，多用于场景复杂的大型游戏。

与此同时，不可忽视的是玩家在进行相关的游戏时通常抱有一定的期望，如想要了解某健康知识等。因此，部分玩家可能会希望尽量在较短的时间内解决问题，或者原本也不想花大量时间在游戏上。还有部分游戏玩家可能是习惯于场景、规模宏大的网络游戏，因此希望游戏的设计尽可能的精美、尽可能具有多条故事线进行探索。根据不同玩家的需求，健康科普游戏的设定既可以抓住部分玩家的碎片化时间进行设计，设置轻巧的小游戏，依托于微信等社交平台或者以 H5 页面的形式出现。也可以与专业的游戏厂商进行深度合作，推出大制作的健康科普游戏，不断完善游戏的可玩性。健康科普游戏的分类并不是绝对的，不同的科普游戏除了具有各自的独特性，还具备极大的包容性。游戏玩家从统合到分化，促进健康科普游戏产品的发展走向精细化，推动游戏产业繁荣。

参考文献

[1] 华夏.中国网络游戏发展史研究[D].沈阳：辽宁大学,2018.

[2] 尼古拉斯·卡尔.浅薄：互联网如何毒化了我们的大脑[M].刘纯毅,译.北京：中信出版社,2010：20.

[3] 喻国明,耿晓梦.从游戏玩家的类型研究到未来线上用户的特质模型——兼论游戏范式对于未来传播研究的价值[J].当代传播,2019(03)：26-30,55.

[4] 国家卫生健康委员会.2020年全国居民健康素养水平升至23.15%[EB/OL].(2021-04-01).http://www.nhc.gov.cn/xcs/s7847/202104/6cede3c9306a41eeb522f076c82b2d94.shtml.

[5] 本刊编辑部.科普文化产业发展专家谈——《科普研究》学术沙龙(第4期)纪要[J].科普研究,2012,7(04)：10-14,36.

[6] 周荣庭,方可人.关于科普游戏的思考——探寻科学普及与电子游戏的融合[J].科普研究,2013,8(06)：60-66.

[7] 简·麦戈尼格尔.游戏改变世界[M].闾佳,译.北京：北京联合出版公司,2016：230-233.

[8] 伽达默尔.真理与方法[M].洪汉鼎,译.上海：上海译文出版社,1999：130-131.

[9] 周荣庭,方可人.关于科普游戏的思考——探寻科学普及与电子游戏的融合[J].科普研究,2013,8(06)：60-66.

[10] Li M D. Exploration of the mode of "Internet plus public welfare" from the perspective of scene theory — taking "ant forest" as an example [J]. News World, 2018,(6)：69-73.

[11] 姜倩,李秦川,郭茜芮.基于德尔菲法构建"互联网+双向+游戏+科普"模式的药学科普交互平台[J].中国医院药学杂志,2021,41(19)：2015-2020.

[12] 张光斌,宋睿玲,王小明.科普游戏导论：游戏赋能科学教育[M].北京：电子工业出版社,2021：23.

第六章

游戏研究方法

第一节　基本研究方法

正如一切新事物在诞生初期都往往会招致人们的质疑和误会一样，游戏也正处于这样的困境当中。在不少道德说教家甚至是某些严肃的批判学者眼中，网络游戏的危害正随着游戏产业的发展在不断扩大，电子游戏被扣上了“电子鸦片”的帽子。他们忧心忡忡，不仅害怕网络游戏给青少年带来道德危害，甚至担心网络游戏那令人沉迷的技术魔力会使人丧失主体性，从而失去自文艺复兴以来人类所获得的那种能主宰自己命运、作为万物尺度的自主性。

然而，今天的局面已发生了质的改变：2020 年中国游戏市场实际销售收入 2786.87 亿元，保持快速增长；国内游戏用户数量也保持稳定增长，用户规模达 6.65 亿人[1]。中国摇身一变，成了全球瞩目的游戏大国。游戏产业巨大的经济潜力使政府开始正视游戏的力量，在政策和舆论导向上做出一系列调整[2]。这种导向直观地体现在国内游戏研究的论文上。2008 至 2011 年，若搜索游戏研究，所得的大多是对游戏上瘾的研究，强调的是游戏的消极作用。然而 2011 年之后，搜索游戏研究所得的结果则多属于游戏化的实践领域，强调游戏在心理学和教育学方面的积极意义[3]。

但做学问并非一朝一夕的事业，当游戏产业突飞猛进，在国内对游戏开展的学术化研究却面临缺乏学术共同体、缺少学科依托的困境。虽然来自各个学科的学者们深入研究游戏，逐步使游戏成为一门独立的学术学科，但目前仍未形成比较完整的研究体系和知识框架。正如《游戏学》一书中所说：

"人们透过一个巨大棱镜的不同侧面去观察游戏,得出不尽相同的结论。只有把这些侧面重新拼合起来,才能得到对'游戏'的更深层次的认识。"

游戏研究作为一个新的学术领域和跨学科的学习领域,主要研究游戏、玩家及相关现象,不同的学科可以从不同方面为游戏研究提供支持,如历史学、人类学、心理学、社会学、教育科学、计算机科学以及文学和艺术研究[4]。其中个体方法是一种为进行研究和追求知识的手段,而设计一套方法和使用它们的基本原理共同构成了一种方法论。本节将试图讨论游戏研究的一般方法,亦将采取多学科和辩证的视角,将现有但先前分离的想法、概念和思维框架联系起来。作为研究人员,我们可以继续创造它们的综合运用方法的组合,并从中看到对事物的把握不断发展。随着新概念的引入,它们也将重新诠释我们对游戏与玩家关系的理解。通过这种方式,对游戏的分析研究也可以影响我们玩游戏的方式或将彼此视为玩家的方式。

在开始学习具体方法之前,游戏研究的实践者至少需要熟悉两个关键术语:游戏和研究,因为在科学和学术实践中,两者都是相当复杂和多样的概念。许多描述一个游戏非常有用的概念在描述另一个游戏时可能毫无用处。同样,科学实践已经演变成多种形式,有许多不同的方法可以应用到游戏研究中,并产生有趣和有价值的结果。由于游戏研究的跨学科范围包括具有明显人文和社会科学相关方法的研究,以及以技术或艺术为主的研究工作,因此游戏研究中并没有单一的方法论组织工作;相反,每个研究人员都需要构建自己的方法工具箱,以适应其特定的研究目的。

在以研究的中心主题为基础讨论方法论问题时,我们可以看到目前游戏研究中至少有三个主要领域。第一个领域是针对游戏本身及其结构的研究;第二个领域主要侧重了解游戏玩家及其游戏行为;第三个领域涉及研究游戏设计和开发。这三个领域并不是泾渭分明的,在这三个主要领域中所做的所有研究之间存在许多重叠和互动。从事这三个领域的学者都带来了其原始学科的典型方法。涉及单个游戏分析或对其重要性的文化解释的研究通常植根于人文学科的典型方法论,而游戏和玩家研究通常由社会科学方法论提供信息。

下面我们将首先对人文方法和社会学方法进行概述,列举一些常用的一般游戏研究方法,为游戏研究者选择待使用的几种研究方法提供参考。随后,对其中一种最为常用的游戏研究方法——访谈法展开详细讨论,提出深度访谈全过程指南，提示研究人员应注意的细节，以便处理潜在问题。最后，除了上述所有定性实验，研究过程中亦可使用定量实验为研究结果提供强力支持，本节对定量实验研究游戏过程中的最关键问题和三步解决方案作了详细阐述。

1. 人文方法

人文学科的方法论范围很广，许多方法已经应用于游戏研究，如文学和文本研究或音乐和表演研究。许多当代游戏研究还涉及一些概念工具或源自符号学和结构主义思想的基本哲学。通常使用的文本分析方法通过识别组成元素及其底层结构以及描述研究主题中的组合规则，来研究人类语言、心理、社会或电子游戏等系统。符号学分析过程的重点是通过识别这些系统中最重要的符号(或符号学术语中的“符号”)，描述这些符号如何组合成更大的结构，并最终解释在这个符号系统的上下文中意义是如何产生的[5]。这种方法通常还涉及将游戏作为文本进行讨论，或者用文本术语将其作为由其他符号构成的复杂和多模态符号进行讨论。

历史和视觉艺术研究等人文学科对游戏研究的方法论范围也有很大贡献。

2. 社会科学方法

从传统社会科学应用到游戏研究的方法同样广泛，其与人文学科的主要区别在于自然科学的影响以及在这一传统中人们对科学方法的看法。人文学科的研究通常能够对所研究现象的含义提供独到和深刻的解释，而社会科学可以提供一些关于这一现象的使用或影响的可证实的事实[6]。

对游戏效果的研究通常依赖于科学方法，包括设定一个假设来解释和预测某些可测量变量之间的关系如何发挥作用，然后创建一个实验来支持或证伪该假设。实验室研究通常具有良好的内部有效性，即实验设计本身在科学上是可靠的，但它们可能在外部有效性上存在问题，这意味着实验室得出的结果不一定能推广到现实世界。研究人员在对数据进行统计分析时也必须小心。例如，两个变量之间强相关性的证明并不一定意味着它们之间的因果关系，因为解释因果关系的可能是潜在的第三个变量。

社会科学中经常使用的一种获取更多人口态度和行为信息的特殊方法

是调查。许多调查涉及向大量人群提供一系列问题，通常以问卷的形式进行。调查可以由研究人员通过电话进行，也可以在街上面对面进行，这在各种营销调查中很常见。调查研究也可以通过邮件或互联网以自填调查问卷的形式进行。在开始正式调查前，可以通过进行小规模试点研究并尝试分析其数据来测试问卷，这将有助于发现调查设计中存在的缺陷。如果希望得出可靠的结论，首先要求样本要有代表性。由于通常不可能对整个人口进行调查，因此需要设置一个代表该类人口的抽样框架。可参考统计指南来确定适当代表性样本量，但还必须考虑到低响应率可能需要分别增加目标样本量。

统计分析是社会科学定量方法的重要组成部分，但也存在许多重要的定性研究传统。定性研究可以说是社会科学的“另类”领域，它是社会科学与人文和文化研究的交叉，所提供的知识通常是叙述性的，说明不同的群体和个人如何通过观察和对话体验生活，而不是旨在将研究问题转化为数学上可量化的变量[4]。

访谈是定性社会科学研究的主要方法之一。根据访谈指南的特殊性以及研究人员对准备好的问题的关注程度，访谈通常分为三种类型：结构化、半结构化或非结构化。定量研究也可以使用访谈，因为面对面的调查询问也可以解释为结构化访谈。在定性研究中更为常见的是半结构化访谈，这种类型的访谈也依赖于预先设计的框架，但半结构化访谈是基于设定访谈主题的主题列表，而不是向每位被采访者重复相同的详细问题。非结构化访谈则采取完全自由讨论的形式，访谈的对象可以是个人，也可以是从研究对象整体中选取的小组，后者被称为“焦点小组”。半结构化和非结构化访谈的好处在于它们是相对非正式的，鼓励双向沟通，自由讨论或许可以带来意想不到的发现。但另一方面，对访谈材料的分析比调查式问卷更烦琐，工作量更大。通常使用这种方法的定性研究并不旨在产生统计证据，若将定性和定量方法结合起来，将从他们的不同优势中获益。

其他有助于研究玩家和游戏文化的定性社会科学方法还包括邀请受试者记录他们的游戏实践。特别是为了更好地了解游戏如何与其他日常活动交互和混合，可以采取时间日志方法，即详细记录他们在某一天或整个星期内的活动。另一组有趣的方法是各种传记方法，它们可以提供更多关于游戏在人类生活过程中的作用的纵向、定性信息。研究人员通过一些具体的、有启发性的指导方针，邀请被采访者提供生活故事，重点讲述他们在游戏中的经历。在分析和解释传记记述时，研究者需要意识到人类的记忆并不完美，幻想通常与真实的过去经验混合在一起。然而，关于个人如何看待自己的行为、规范、价值观和生活事件，传记记述依然是一个受欢迎的重要信息来源。

最后，人种学也是一种重要的社会科学方法论，它起源于文化和社会人类学，强调通过观察、参与并亲身体验研究对象的生活来增加对陌生文化的理解，这也被称为田野调查[4]。

3. 深度访谈

电子游戏本质上是互动的，包括玩家和他们的角色、玩家和游戏内容，甚至玩家之间的互动。虽然游戏是在工作室中开发的，但至少部分游戏的意义是在玩的时候通过玩家创造出来的。因此，作为研究人员，我们的许多问题都可以通过与玩家的互动得到最好的回答，通常是通过观察、调查、实验或者像本段的重点——深度访谈。

深度访谈是收集玩家偏好、观点、经历等信息的绝佳方式，但前提是必须仔细、系统地进行访谈。

例如，当研究人员试图得出可概括的结论，争论人们倾向于做某事的频率或效果的可能性时，深度访谈通常没有用处，因为他们倾向于使用非随机样本。换句话说，访谈这种研究方法无法对整个人群做出推断，因为与他们交谈的人并不代表更广泛的群体。相反，深度访谈擅长于获得个人深度的详细程度，并描述一个较小的特定群体。

作为访谈不可或缺的对象，被采访者的选择非常重要。为了有效招募参与者，研究人员必须确定与谁交谈以及在哪里可以找到他们，许多游戏的线下活动、职业比赛或行业大会都是可以考虑的选项。此外，还可以充分利用社交媒体和游戏论坛等线上媒介。无论采用哪一种方法，根据预期特征和一定招募策略仔细选择的参与者都可以为数据收集提供强有力的基础。

在安排访谈之前，研究人员应编制一份访谈指南，列出他们主题的总体结构以及他们计划用来开始探索这些主题的具体问题。表 2 展示了访谈指南的典型组成部分，可以作为书写访谈指南的参考。

表 2　访谈指南的组成部分

访谈环节	目的	提示
开场白	启动采访，向被采访者提供必要信息，并提醒研究者自身研究目标	• 概述研究的目的和目标 • 讨论知情同意书 • 概述面试程序
热身问题	让参与者放松并建立融洽关系	• 关注参与者能够轻松表达的问题。例如“玩游戏给你带来了哪些积极体验” • 问一个易回答有主题的问题。例如“你玩电子游戏多久了？”“你最喜欢的游戏记忆是什么？”
实质性问题	为研究主题收集更深入的数据	• 尝试激发参与者的更多思考 • 使问题开放 • 准备可能的后续行动 以促进详细阐述或帮助研究者对令人惊讶的答案作出反应，例如：“真有趣！你能告诉我更多关于这个的情况吗？”
人口统计问题	收集在最终研究报告中描述参与者所需的数据	• 批判地分析与研究问题相关的参与者特征

对于在线招募参与者的访谈，最主要的是选择要使用的通信方法的类型，包括视频、音频或文字，每种方式的优点和局限性如表 3 所示。应根据参与者的舒适度和可利用的条件，以及研究人员寻求的数据的质量或类型，选择合适的访谈方式。

表 3　在线访谈方法

访谈方式	优点	劣势（限制）
视频（如微信视频、腾讯会议等）	• 与面对面交谈最为相似 • 能够提供丰富的细节，从而获取信息 • 易于沟通的语气和情感	• 参与者必须有摄像头和麦克风 • 需要记录整理 • 参与者可能不愿露面
音频（如电话、微信语音通话、游戏语音等）	• 语气和情绪依然清晰 • 许多在线玩家在玩游戏时经常使用	• 参与者必须有麦克风 • 需要记录整理

续表

访谈方式	优点	劣势(限制)
文字(游戏中)	• 已被参与者使用 • 游戏环境中的位置可以得到更详细的答案 • 方便有言语或听力障碍的参与者 • 无须转换成文本	• 在游戏中,参与者可能会被其他因素分散注意力 • 许多聊天机制不是永久性的;研究人员将需要一种将访谈记录到更固定的地点的策略(例如视频捕获软件) • 需要花费更长的时间 • 失去声音和情感基调(尽管表情符号和标点符号有时可以传达部分情绪)
文字(游戏外)	• 方便有言语或听力障碍的参与者 • 无须转换成文本	• 需要花费更长时间 • 失去声音和情感基调(尽管大写字母、表情符号和标点符号有时可以充当替身)

在进行一系列访谈之后,研究工作并没有结束,而是进入了访谈研究中最复杂的一步:决定如何处理所有收集的材料或数据以及如何解释这些材料或数据。分析访谈总是涉及访谈整理、模式数据编码和结果理论化。

分析数据时采取的策略通常被称为"编码和分类"。在这一过程中,研究人员寻找广泛的模式和主题、想法或语言,这些模式和主题、想法或语言在许多访谈中重复出现,或者在不同观点似乎存在冲突的领域重复出现。当分析员遇到这些特征时,他们会创建一个相关的类别,类似的想法可以归为一类。随着这些类别的建立,它们成为一种被称为"编码方案"或分类计划的东西,系统地应用于研究中的所有访谈。除了在访谈结束后针对已有素材编码,编码方案也可以根据早期的研究开发。同时需要注意的是,编码是一个反复的过程,研究人员可以从几次访谈开始,制订部分编码方案,但当出现新的、有趣的素材时,他们将不得不回到原始访谈,并将新开发的类别应用于该材料。这不是过程中的缺陷,相反,它是深入了解数据以提取最重要的组成部分的一个必要过程[7]。

访谈分析的最后一步是验证研究者对数据的解释。并非所有的方法都需要这一步,有时可以认为对于研究者来说加工过程本身是最重要的,而不需要从其他来源验证。然而,当需要验证有效性时,可以使用以下两种方法。

第一种是三角互证法，通过其他方法收集的数据与访谈分析的结果进行比较，以检查是否一致。一般来说，与其他方法一致的访谈结果在这种方法中被视为更有效。然而，三角互证法的潜在问题是，它可能导致研究人员忽略参与者和其他来源之间的真正差异，忽略有意义的冲突。第二种方法是成员验证，即将结果的草稿提交给收集数据的社区或人群。如果参与者同意研究者的解释，则认为该信息有效。然而，为了避免个人的观点凌驾于所有其他成员的观点之上，只有当研究人员与大量社区成员进行核对时这种方法才是有效的。当这项研究涉及一个特别有争议的领域时，成员的观点很难达成一致。与访谈过程中的大多数其他步骤一样，决定是否验证以及使用何种方法在很大程度上取决于手头的研究问题和项目的总体目标。研究人员应该依靠自己的假设和信念来引导这一过程。

总之，访谈是一种研究游戏非常有用的方法，它用于收集关于个人特质（如个人观点、偏好和经验）的主题的深入信息。他们允许研究人员和被采访者以一种自然主义的、自由互动的方式讨论话题，产生新的想法和有趣的观察结果。同时，准备基于访谈的研究的每一步都需要仔细思考，从参加者甄选和征聘到撰写访谈指南，从把控好一场采访到详细分析数据，再到最后的验证，都需要在深思熟虑之后采取行动。

本节提供的指南可能无法解答所有的问题，尤其是因为我们无法预测电子游戏在未来将如何变化，也无法详尽讨论访谈可能遇到的种种问题。然而，对于初学者来说，本节内容可以为一场完备的访谈搭建基本框架。当然，随着这一领域的成熟，这些理论将继续发展。

4. 玩家及其行为研究的定量方法和分析

在研究游戏时，研究人员需要描述、解释或预测玩家行为。我们感兴趣的行为可能发生在游戏之外，例如：暴力视频游戏是否会导致儿童的攻击性？健康科普游戏能否增加玩家的健康意识？我们感兴趣的行为也可能会发生在游戏内部，例如：调整特定游戏元素是否会增加玩家满意度？在这两种情况下，我们想要研究的问题看起来很简单，那就是人们即将采取什么行为。但事实上，人们的行为很难很好地预测，因为不同个体在人际关系和不同环境中都有很大程度的差异，他们有不同的希望、梦想、想法、经验、技能、态度、能力等，所有这些都会影响他们对任何特定情况的反应。那么，我们如何开展一般性研究呢?

研究人类行为的方法可以分为实证研究和非实证研究。非实证研究依赖于人类的直觉和推理。在游戏研究中,这是哲学家和其他人文主义者的典型方法。比如,为了回答暴力电子游戏与侵略性之间的联系问题,人文主义者可能会审视游戏的历史,评估暴力随着游戏的发展而演变的写照,试图通过精心构建的论证将两者合理地联系(或分开)[7]。非实证研究的缺点是,这些努力完全是从人类推理的角度进行的。因此,非实证研究只描述人类是理性生物的现实。不幸的是,人类常常是不理性的。

实证研究通过收集数据为研究人类行为提供了一个可能的解决方案。用于收集数据的过程应尽可能客观,以便将错误的主观判断的影响降至最低。尽管完全的客观性是不可能实现的,但实证研究可以通过应用科学方法精心构建和完善的规则,尽可能减少观察的主观方面。

在实证研究中,发展了两种主要的数据分析策略。首先是定性数据分析。定性研究者接受人类是主观的、复杂的生物这一观点,并由此得出结论,人类思维和行为的复杂性正是研究的目的所在[7]。这些方法使用访谈、焦点小组或开放式调查问题等数据收集技术,并在受访者中总结出广泛的主题或趋势。第二种方法是定量研究,它同样承认人类是主观的、复杂的生物,但与定性方法不同的是,定量研究人员的目标是以尽可能精确和可复制的方式对其进行测量[7]。如果测量中存在错误,未来的研究人员将在数年或数十年内不断改进,直到得出坚定的结论,达成所谓的科学共识。

许多现代研究人员利用这两种方法的混合,这取决于他们的具体研究问题。一种常见的方法是,在研究定义不明确和模棱两可的现象时,采用定性方法,然后进行定量研究,以验证定性研究中确定的趋势。例如,在研究电脑游戏时,研究人员可能首先对玩家在玩竞争性第一人称射击游戏时如何感受压力进行定性研究。在汇编了这项研究的结果之后,研究人员接下来可能会创建一个量表,用数字量化压力,并测试压力(用数字表示)是否可以用来预测预期结果。另一种常见的方法是在最初研究现象时先采用定量方法,随后采用定性方法提供额外的背景。例如,研究人员可能首先进行一项定量研究,评估暴力电子游戏对攻击行为的影响。在确定影响后,研究人员接下来可能进行后续访谈,以确定参与者感知到的攻击行为变化的原因。

这两种方法中的任何一种都可能在特定的研究领域内有效,但方法的选择带来了研究者在可行性和解释方面的各种优势和劣势。定性方法的主要优点是获得的信息丰富。定量方法的主要优势是未来研究人员能够复制实验并得出相似的结果，这是科学方法的关键组成部分，同时能够提高研究过程的客观性。

在考虑定量方法时，面临的最主要问题是如何从数字上获取研究感兴趣的想法和过程。如何最好地将模糊的心理状态和特征表示为数字，称为心理测量学[8]。在深入研究心理测量学时，我们必须首先确定感兴趣的观念。观念可以是玩家或游戏的任何不可测量的特征。例如，玩家对角色扮演游戏的偏好是一种观念，游戏在说服人们改变对无家可归问题的态度方面的有效性也是一种观念。

由于观念是不可测量的，我们必须使观念可操作化，操作的目标是确保测量观念的方式尽可能准确地表示观念，操作化定义是我们试图度量观念的精确、客观的方法。一般来说，我们认为观念会导致操作化定义。换句话说，观念是人的真实属性；操作化只是衡量该观念的一种方式(可能是多种方式中的一种)。观念之间的关系通常被称为理论，而操作化定义之间的关系被称为假设。例如，我们认为增加挫折感会导致参与度降低。因为挫折感和参与度作为观念是不可测量的，所以我们不可能直接测试这个理论。所以，我们必须测试操作化定义之间的关系。例如，我们针对每个观念提供五组调查问题，并查看每组调查问题的平均值之间是否存在关系。如果发现操作化定义之间存在统计关系，那么就可以得出结论，假设检验的结果与理论是一致的，这增加了理论正确的信念。

由此，为定量数据分析开发的所有技术和策略可以概括为解决几个主要问题：

(1) 如何确保操作化定义在每次使用时都度量相同的东西？

(2) 如何确保操作化定义实际表示它们要表示的观念？

(3) 如何检验假设，使其成为理论的合理检验？

经典测试理论(Classical Test Theory, CTT)是解决这三个问题的基础。经典测试理论认为观测分数 X 是由真分数 T 及随机测量误差 E 所组成，即 $X=T+E$。CTT 做出三个主要假设：误差 E 的平均数等于 0；误差 E 与真分数 T 间的相关为 0；误差本身是独立的。当一个或多个假设被违反时，研究人员必须改变他们的方法，使假设不再被违反(例如使用不同的测量或抽样技术),或采用不需要CTT假设的非参数方法。由于CTT的假设能够实现各种强大的定量分析(其中大多数是参数化的),大多数研究人员采用第一种方法。

根据以上这些基本假设,提出了信度和效度的概念。信度等于真分数变异数与实得分数变异数之比,效度等于有效分数变异数与实得分数变异数之比[8]。在此基本理论框架基础上,经典测验理论建立了自己的测验方法体系,推导了包括信度和效度在内的各种指标的计算公式,完善了测验的标准化程序,使整个测验过程建立在较为客观的基础上。

第一个核心问题——如何确保操作定义在每次使用时都度量相同的东西,可以用可靠性,即信度来评估。广义上,可靠性是指测量的一致性。评估包括首先确定基本真实分数的哪些方面应该保持一致,然后确定观察到的分数的哪些方面应该被视为错误。例如,持久的终身心理特征,如一般的认知能力,不应该随着时间的推移而改变。因此,如果对一组人进行两次一般认知能力测量,中间间隔两年,我们预计分数不会有太大变化。如果分数没有变化,我们通常会得出结论,认为该测量是可靠的。如果分数发生了变化,我们通常认为这是不可靠的。

第二个核心问题——如何确保操作化定义实际表示它们要表示的观念,可以用有效性,即效度来评估。可靠性可以在统计上进行测试,因为这仅仅是一个关于操作化定义的问题,但由于我们永远无法直接测量观念,所以测量的有效性是由证据推断支持的,而不是具体的统计测试。有效性证据是随着时间的推移而建立的,随着新证据的增加,我们对该指标的信心也随之增强。与电子游戏研究最相关的主要证据类型有:

(1) 来自测试内容的证据。

(2) 反应过程的证据。

(3) 措施内部结构的证据。

(4) 法理学网络的证据。

在确定测量的可靠性和有效性后,便可以将其作为研究设计的一部分。定量研究设计解决了第三个核心问题:如何检验假设,使其成为理论的合理检验?

研究设计就像一幅蓝图,它是研究一个科学问题的计划。该计划包括如何测量、收集和分析数据。当我们把操作化定义放在一个特定的研究中时,我们把它们称为变量。存在多种类型的研究设计来检验变量,本节剩余部分描述了三大类设计：相关性设计、实验设计和准实验设计。

相关性设计用于回答变量之间关联性的问题。在相关性设计中，一个或多个变量用于预测一个或多个其他变量。当研究人员试图在这样的设计中支持因果关系时，因变量称为预测变量，而结果称为标准或响应变量。有两类相关性设计：在横截面设计中，同时测量所有变量。在纵向设计（也称为重复测量设计）中，预测值和（或）标准的多个测量值随时间进行。在横向和纵向设计中，有三种常见的数据收集策略：自然观察、调查研究和档案研究。在自然观察中，研究人员通过检查行为的自然环境来收集数据。例如，对输掉比赛后的支持行为感兴趣的研究人员可以观察战队的赛后行为。调查研究是研究人类及其行为时最常见的数据收集策略，其优点在于研究人员可以快速、廉价地收集大量数据。档案研究涉及访问以前存储的某种类型的数据。这些数据可以采用公共记录、以前发表的实证研究或其他历史数据的形式。在获得数据之后，可以使用统计学方法进行分析，如分析相关系数、多元回归分析等。更先进的相关设计统计方法包括层次线性模型，用于研究嵌套在较大群体中的人群，以及结构方程模型，用于研究更复杂的变量相互关系等。

相关性分析不能用于描述因果关系，如果想要探究两个因素间的因果关系，可以使用实验研究设计，它有两个主要特点：控制变量和随机分配。

第一个特点是控制变量。为了控制自变量，研究人员必须创建至少两个小组，最简单的实验设计是两组后测设计，第一组为接受操作的实验组，第二组为未接受操作的对照组。控制自变量后测量因变量。因变量是实验的结果，由研究人员观察或测量。

实验的第二个特点是使用随机分配。根据对经典测试理论的了解，收集一个大样本并随机将他们分成两个较小的组，这两个组在所有潜在可测量变量上的得分大致相同。因此，在改变自变量后，两组之间唯一不同的变量应该是自变量导致的变量变化。

同样的，一些统计学方法可用于分析实验数据。常用的有 t 检验和方差分析（ANOVA）。对于只有两组的简单实验，使用独立样本 t 检验比较各组的平均值。当独立样本 t 检验具有统计学显著性时，这意味着如果我们假设实验组之间没有真正的差异，我们在研究中发现的差异极不可能发生。方差分析用于分析两组以上的实验。当一名研究人员仅对三组或更多组进行单一变量实验时，使用单因素方差分析。单向方差分析的输出为 F 检验，表明至少两组均值之间是否存在差异。如果改变两个自变量，则使用双向方差分析。

下面来看一个例子。Erhel 和 Jamet（2013）研究了游戏教学类型和反馈如何影响教育游戏中的学习和动机。为了简单起见，我们在本例中重点介绍了指令类型和学习。研究人员想知道两种不同但常见的指导方式——娱乐方式或学习方式，对学生学习的影响是否不同。娱乐指导侧重于游戏的乐趣方面，而学习指导侧重于游戏的教育方面。Erhel 和 Jamet 创建了两个小组，一个接受娱乐指导，另一个接受学习指导。本科生被随机分配到两组中的一组。这些学生在玩了一个教育游戏后完成了一项知识测量，该游戏涵盖四个与年龄相关的健康问题[7]。

当前研究的例子说明了前面讨论的最简单的实验设计，即两组后测设计。Erhel 和 Jamet（2013）操纵一个自变量（游戏指导）并创建了两个组，说明了实验的第一个特征。研究人员还将参与者随机分配到两组中的一组，以满足实验的第二个特征。在这个例子中，研究没有一个控制组（一个在没有指令的情况下玩游戏的组），所以我们无法得知参与者在没有指导的情况下会如何表现。但实际上，学生们似乎不太可能在没有任何形式的指导的情况下在学校玩教育游戏。作者使用方差分析对数据进行分析，发现接受学习指导的参与者在知识测试中的得分高于接受娱乐指导的参与者。

最后一种类型的设计是准实验设计，当研究人员想要比较各组，但由于逻辑或道德原因无法进行对照实验时，可以使用这种设计。准实验设计与实验设计非常相似，区别在于，准实验设计缺乏对条件的随机分配。

非随机分配可能由于各种原因而发生。一个常见的原因是对完整群体的研究。例如，研究人员可能希望在大学课堂上测试一种新的电子游戏，以确定其对学生学习的影响，将这一群体与没有该电子游戏的另一个班级进行比较。每个班的学生不是随机分配到他们的班上的，而是学生自己选择的。随机分配可能不会发生的另一个原因是，变量可能是不可操控的，因为操纵它是不道德的或不现实的。青少年长期玩暴力游戏对成年后犯罪的影响就是一个主要的例子。为了进行一个真正的实验，研究人员需要随机分配青少年玩暴力游戏或不玩暴力游戏多年，然后在成年后测量他们的犯罪行为。然而，故意操纵一个被认为会导致犯罪率的变量是不道德的。此外，几年中对青少年的行为实行这种控制是不现实的。

准实验设计应满足以下两个特征：(1)存在一个或多个对照组；(2)存在控制变量，否则将因为缺乏必要的控制而无法排除对任何观察到的差异的替代解释。选择控制变量时，预测试变量应与实验后测试的变量相同，并在操作前收集。如果无法进行预测试，则应选择与预测试密切相关的变量(如果已收集预测试)。例如，在一项比较自愿玩学习游戏的学生和选择不玩游戏的学生的研究中，研究人员还可能收集以往游戏经验和学习成绩的测量值作为对照。可以提高准实验设计因果结论可信度的方法是增加额外的对照组。例如，在上面的研究中，研究人员比较了自愿玩学习游戏的学生和选择不玩的学生，研究人员可能会添加第三组根本没有选择玩游戏的学生。但即使有对照组，也很难排除因果关系的所有可能替代方案。如果可行，实验设计优于相关的准实验设计。

以上，我们解决了前述的三个主要问题，为定量数据的获取与分析提供了保障，从而使得定量实验获得科学依托，可以顺利开展。

参考文献

[1] 孙海悦.中国游戏产业规模增速引领全球[N].中国新闻出版广电报，2021-04-13(003).

[2] 华夏.中国网络游戏发展史研究[D].沈阳：辽宁大学，2018.

[3] 何威，曹书乐.从“电子海洛因”到“中国创造”：《人民日报》游戏报道(1981—2017)的话语变迁[J].国际新闻界，2018，40(05)：57-81.

[4] Frans M. An Introduction to Game Studies [M]. London: Sage Publications Ltd, 2008.

[5] Ruster S. An investigation into language complexity of World-of-Warcraft game-external texts arXiv [J]. arXiv, 2015: 10.

[6] Gross V H L. Data processing device for social science information gathering-has plug-in programming module determining questions put to subject: DE2714606-A [P].

[7] Petri L, Staffan B. Game research methods—An overview [M]. ETC Press, 2015.

[8] Cheng M-T, She H-C, Annetta L A. Game immersion experience: its hierarchical structure and impact on game-based science learning [J].

Journal of Computer Assisted Learning，2015，31(3)：232－253.

第二节　游戏测试

1. 游戏测试的重要性

说起游戏测试工程师，在大多数人的眼里可能不是一个正经营生，在人们眼中这可能就和美食家、试睡师、产品体验者是一样的职业，但是其实游戏测试工程师是一个非常严谨，同时需要具备非常多计算机专业知识的职位。可以说游戏测试是保证游戏质量的关键步骤。游戏是由一行行代码构成的，一个代码发生错误可能就会造成游戏运行出现漏洞（bug），导致游戏体验感不佳，游戏玩家流失。

举个例子，比如著名的《魔兽世界》中的“堕落之血事件”。最初它是暴雪娱乐设计的一种会传染游戏角色的虚拟瘟疫技能。但是这个技能的设计初衷，并不想让它具有如此广泛的传播功能，只要中了技能，无论玩家还是宠物都会成为瘟疫的携带者，即使离开副本后也不会消除，同时还会跟着存档。因为 bug 导致虚拟瘟疫意外地大规模传播，使其具备了与现实中流行性疾病的一般共性——传播相似性。虚拟瘟疫，造成游戏内无数玩家的感染，严重影响游戏社区的正常运行。当暴雪娱乐发现这个 bug 时迅速关闭了游戏服务器，进行紧急维修，避免了“堕落之血”更大规模地肆虐。后来，这个 bug 被饶有兴趣的流行病学家用于研究流行性疾病的传播规律。2007 年 3 月，以色列内盖夫本-古里安大学（Ben-Gurion University of the Negev）流行病学家兰・D. 巴利瑟在《流行病学》杂志发表了一篇文章[1]，描述了“堕落之血瘟疫”与 SARS 和禽流感的相似之处。《魔兽世界》作为家喻户晓的“吸金”游戏，由于没有及时发现这个漏洞，而是当虚拟疫情导致游戏大规模瘫痪，才进行紧急处理，最后“堕落之血”的 bug 对暴雪娱乐造成了不小的损失。

再举一个经典的案例——“千年虫”[2]。“千年虫”其实并不是一种病毒，而是在 20 世纪 90 年代，计算机智能系统中的年份只使用最后两位数来表示，当系统进行跨世纪的日期计算时，系统出现错误结果，引发各种系统功能紊乱直至系统崩溃。当从 1999 年跨入 2000 年时，由于系统无法识别 1900 和

2000年的区别，导致全球范围内大面积的“虫祸”。从计算机系统、数据库软件、商用软件和应用系统等，到与计算机和自动控制有关的电话程控交换机、银行自动取款机、保安系统、工厂自动化系统等，乃至使用了嵌入式芯片技术的大量的电子电器、机械设备和控制系统，等等，都受到“千年虫”的攻击，全球不少地方电力供应中断，海陆空交通、金融和政府服务亦大受影响，损失超过5 000亿美元。

游戏测试工程师相当于游戏疫情的“吹哨人”，需要有敏锐的观察力，能及时发现隐秘的游戏漏洞并及时反馈，避免游戏因为设计或者代码的缺陷导致游戏大规模瘫痪、用户体验不佳、游戏玩家流失、营业额暴跌等情况的发生。

2. 游戏团队的构成

一个科普游戏的专业制作团队需要包含项目制作人、策划组、美术组、程序组以及测试组。

项目制作人是项目的第一负责人，负责把控整个游戏项目的进度、成本、风险评估等环节。

策划组是研发团队中游戏逻辑设计人员，负责游戏的核心设计，包括核心玩法、剧情发展转折、数值成长、关卡设计、奖励反馈模式等。

美术组是游戏内人物、场景、UI、动画和原画的设计人员，负责游戏的美术呈现，比如在游戏内中见到的各种人物场景设计、特效、按钮、建筑和动画等。

程序组是游戏中的代码实现人员，负责把策划组设计的游戏逻辑及美术设计等通过编码实现游戏的可玩性。针对游戏类型和具体要求，结合自身游戏开发经验及各项技术进行游戏引擎、程序语言开发、逻辑构建、风险评估及解决方案设计等。其中常见的程序包括前端程序及后端程序。前端程序实现游戏客户端的展现与逻辑。后端程序实现服务器的逻辑，数据验证等。

测试组是游戏制作的质量把控人员，负责游戏发布前各个模块的测试，并将测试中发现的游戏漏洞及时反馈给游戏开发人员，进行修改，修改完成以后再进行测试和评估，直到问题被解决。测试任务由项目制作人进行任务分配和进度管理。一款游戏只有通过不断地测试才能不断修复其中存在的bug，最终才能面向广大玩家[3]。

3. 游戏研发的基本流程

（1）制作人制订项目总体目标及规划，设定游戏的主要主题类型及方案，进行项目立项、成本估计等。

（2）策划组设计游戏主要玩法及逻辑构建，将项目目标拆解成细致的需求，并将需求细化，撰写策划书，进行任务分配。

（3）根据制作人及策划组的要求，程序组和美术组负责运用代码及美术资源将游戏设计变现，美术组进行游戏外观设计，程序组负责游戏代码构建，制作出的成果交由测试组对项目的各个方面进行质量评估，发现缺陷并及时反馈和纠正，不断重复，不断迭代。

（4）当项目完成了基本的开发阶段，接下来需要去寻找合适的渠道发放游戏“DEMO”。DEMO 是英文“demonstration”的缩写，意为“示范”“展示”“样稿”之意。游戏 DEMO 是指游戏还没有制作完成，游戏厂商先放出的试玩版。试玩版并不是完整的游戏，只包含了游戏当中的一小部分，主要目的是让玩家对游戏进行初步的体验，在购买游戏之前对游戏有一个评估和反馈，并给予游戏厂商对游戏的市场价值有一个初步的评估，并通过玩家反馈进一步优化游戏。

（5）寻找合适的市场渠道，进行上市，游戏上市后需要正常维护，还需要根据不同的上市平台进行版本移植，比如在不同的网站进行发布，还有游戏需要兼容不同的操作系统、不同的游戏设备、浏览器等，并不断进行版本测试，不断迭代更新。

4. 游戏测试的主要内容

游戏测试本质上是一种软件测试。主要包括功能测试、性能测试、压力测试、兼容测试、安全测试、接口测试、日志测试、弱网测试、GM 工具测试以及 SDK 测试这 10 个方面的工作内容[4]。

（1）功能测试：是游戏测试中最常见的模式，主要用于验证游戏当中的各种功能是否符合需求设计，主要测试方法是黑盒测试。黑盒测试就是在测试中将程序当作一个不能打开的盒子，在完全不知道程序内部结构及特性的情况下，在程序接口进行测试，它只检查程序功能是否按照需求规定正常使用，能否适当地接受和输入输出正确的信息。当然也有白盒测试，即全面了解游戏内部逻辑结构后对所有逻辑路径进行测试。功能测试主要集中于测试游戏功能的正确性，及游戏外部功能，而不考虑游戏底层的结构及代码错误。主要从游戏界面着手开始进行测试，尽量模拟用户可能出现的操作，寻找用户在游戏过程当中可能遇到的问题。测试方法包括等价类划分法、边界值分析法、错误推测法、因果图法、判定表驱动法、正交实验设计法、场景法等[5]。

(2) 性能测试：是通过自动化的测试工具模拟各种正常、异常的状态，对游戏系统的各种软件、硬件的性能进行测试。包括客户端、网络、服务器端性能测试。比如客户端性能测试包括对客户端 CPU 使用率、内存占用率、网络流量使用情况、耗电量、帧率(FPS)等进行测试。目的是验证游戏是否能够达到用户提出的性能指标，以及游戏运行的稳定性及可靠性，同时发现游戏中存在的性能瓶颈，进行系统优化。

(3) 压力测试：是检验游戏客户端性能的一项测试，是强制其在极限的情况下运行，观察其运行情况，及时发现性能缺陷。通常会通过检测同一时间客户端可以同时上线的用户最大数量，评估运行效率。利用包括检测服务器 CPU 使用率、内存占用率、系统吞吐量(TPS)、事务响应时间、事务成功率等指标对客户端能承受的压力性能进行评估[6]。

(4) 兼容测试：是指对游戏设计的程序与硬件软件之间的兼容性的测试。验证游戏是否能在不同的操作系统平台的不同版本正常运行，游戏前后版本之间是否能互相兼容，数据是否可以共享等，包括机型适配、操作系统、屏幕分辨率、游戏版本兼容测试。主要目的是使游戏能够服务更加广大的玩家，扩大市场。

(5) 安全测试：是验证游戏的安全等级，识别潜在的安全缺陷的过程。主要目的是寻找游戏自身程序设计中存在的缺陷及安全隐患、系统漏洞，并验证程序对非法侵入的防范能力。包括内存修改测试、客户端加密测试、客户端反编译测试、网络安全测试等。安全测试在保护用户隐私、预防外部攻击、保证信息安全及游戏安全性方面起到了关键的作用。

(6) 接口测试：是测试游戏系统组件间接口的一种测试，包括系统内部与外部接口，系统内部各个接口之间数据交换、传递、控制管理的过程，以及系统间数据交接的相互逻辑依赖关系的测试。包括接口数据测试及接口安全测试。主要目的是检查接口间数据传输、识别、输出的正确性，以及对各种异常情况的容错处理的完整性和合理性进行评估，保证游戏系统的正确性及稳定性。

（7）日志测试：即保留来自游戏客户端及服务器的游戏测试日志，并进行质量监控，记录测试过程中所发生的事件，通过测试日志寻找系统错误发生的过程及根源，同时通过系统日志可以对用户的详细操作行为进行分析和评估。

（8）弱网测试：顾名思义，是通过检测游戏在较差的网络条件下的运行情况，测试不同网络情况下游戏的运行情况及稳定性。包括弱网功能测试、无网状态测试、网络切换测试等。网络是游戏的主要运行平台，由于目前网络条件在不同地区、不同设备的差异性，不同网络环境下的运行稳定性测试也决定着游戏的受众面广度。

（9）GM 工具测试：GM 是"Game Master"——游戏管理员的缩写。GM 的功能是处理游戏玩家所遇到的问题，是游戏公司与玩家沟通的桥梁，是问题解决人员，虚拟世界的警察，具有游戏管理最高权限，可以禁言、封闭账号、修改账号注册资料、监督玩家行为、维护游戏秩序、发现游戏问题，主要为了维护游戏的正常运作。GM 工具一般是运营人员及客服人员使用的，用于规范玩家活动，进行数据分析等。GM 工具的测试主要是针对 GM 工具的功能测试及数据处理读取测试等[7]。

（10）SDK 测试：SDK 是"Software Development Kit"——软件开发工具包的缩写。一般是一些软件工程师为特定的软件包、软件框架、硬件平台、操作系统等建立应用软件时的开发工具集合，广义上指辅助开发某一类软件的相关文档、范例和工具的集合。一般是由游戏渠道提供的，集成了用户登录、充值通道、社区功能、社交分享功能、数据后台统计功能的一个功能模块，这个功能模块游戏厂商必须要植入到自己的游戏里，接入 SDK 后游戏厂商和渠道都要对 SDK 包进行测试，测试通过才能上线。主要包括用户数据测试，充值、消费测试，与各个渠道对接的测试[8]。

5. 移动游戏测试的基本流程

（1）功能会议的召开：策划人员在完成对功能的详细设计之后召集游戏团队的人员，对游戏设计进行分工及讨论。游戏测试人员在功能会议上需要了解游戏功能需求的内容，提出可能存在的风险点，思考功能测试的重点和难点，提出游戏可以进行优化的地方，并提出讨论。

（2）书写测试用例：游戏测试用例是对一项特定的游戏项目进行测试任务的描述，以体现测试方案、方法、技术和策略，是将游戏测试的行为活动做一个科学化的组织归纳，目的是能够将软件测试行为转化为可管理的模式。

（3）冒烟测试：是游戏开发过程中针对游戏版本包的快速基本功能验证策略，是对软件基本功能进行确认验证的手段，是在详细测试之前进行的预测试。主要目的是快速验证软件基本功能是否有缺陷，快速发现明显的 bug，确保主要逻辑流程畅通，明确功能开展状态。

（4）详细测试：即对游戏的每个逻辑分支、资源、配置等进行细致的评估及测试，并且在测试过程中尽量模仿玩家的每一种可能的操作及异常情况的应对。

（5）回归测试：是在详细测试之后，程序员修改了旧代码之后，对修复调整后的内容的各个逻辑分支再次进行详细测试，确认修改没有引入新的错误或者导致其他代码产生错误，是游戏生命周期的一个重要组成部分，可以大幅降低系统测试及维护升级的成本[9]。

（6）Checklist 检查：在测试过程中测试人员会有一张（Checklist）来帮助测试人员梳理需要做什么，该怎么做，其中包含了游戏测试的各个内容及功能的主要逻辑点，在以上测试环节结束以后测试人员需要进行（Checklist）检查，确保测试的各个方面均已通过，这样游戏才能够上市，迎接玩家审判。

6. 漏洞（bug）

游戏测试员和游戏漏洞相爱相杀，游戏测试员的主要任务就是剿灭游戏中存在的漏洞，并提交给游戏开发人员。漏洞（bug）一词来自计算机软件工程第一夫人、杰出的计算机科学家，同时也是美国海军将军的格蕾丝·穆雷·赫柏（Grace Murray Hopper）。有一次格蕾丝使用的 Mark Ⅱ计算机突然出现了故障。当时整个团队对这台计算机翻来覆去地检查都没有发现问题。而格蕾丝心细如毛，发现原来是继电器里面有一只死蛾子，造成了设备的短路。她们记录“This is the first actual bug found”。于是 bug 这个词后来成为计算机领域里的一个习惯说法。那如何界定游戏当中的 bug 呢？界定标准首先是游戏设计与需求设计不符或者违背常识。主要分为 8 类，包括功能错误、代码错误、配置错误、设计缺陷、安装部署、专项测试、界面错误和建议类型[10][11]。

处理 bug 的过程就是其生命周期，包括发现 bug，提交给开发人员进行修复，测试人员进行测试验证，通过测试后关闭 bug，游戏上线前进行回归测试，如果测试不通过则继续指派给开发人员进行修复。

按照优先级和严重程度对 bug 进行了划分。按严重程度分为致命级、严重级、一般级、轻微级、建议级 5 个等级。按优先级划分紧急、高级、中级、低级及无关紧要。通常情况下优先级与严重等级相对应，但有时严重级别高，优先级不一定高，一些严重级别低的，优先级高的，反而要优先处理。游戏测试人员在发现 bug 以后需要对游戏进行评估、跟踪及推动，及时进行验证。在进行 bug 修复后验证是需要评估修复后对其他功能的影响，以及功能的前端和后端展现的正确性。

参考文献

[1] BALICER R D. Modeling infectious diseases dissemination through online role-playing games [J]. Epidemiology, 2007, 18(2): 260 - 1.

[2] 程序员小灰. 漫画：什么是“千年虫”问题? [ER/OL]. [2020 - 11 - 16]. https://blog.csdn.net/bjweimengshu/article/details/109733346.

[3] 慕课网. 游戏测试入门[ER/OL]. [2016 - 12 - 22]. https://www.imooc.com/video/15567.

[4] Charles P. S, Robert B, Tim L. 游戏测试精通[M]. 周学毛，译. 北京：清华大学出版社，2007.

[5] RON P. 软件测试：第 2 版[M]. 张小松，王珏，曹跃，等，译. 北京：机械工业出版社，2006.

[6] Cem K, Jack F, Hung Q N. 计算机软件测试[M]. 王峰，陈杰，喻琳，译. 北京：机械工业出版社，2004.

[7] 朱少民. 全程软件测试(第 2 版)[J]. 中国科技信息，2014(7)：132 - 132.

[8] 朱少民. 软件测试方法和技术[M]. 北京：清华大学出版社，2010.

[9] 段念. 软件性能测试过程详解与案例剖析(第二版)[M]. 北京：清华大学出版社，2012.

[10] 萌笑天. 游戏中常见的 Bug 也有你不知道的秘密[ER/OL]. [2020 - 10 -

30]. https://blog.csdn.net/qq_38679705/article/details/108031140.
[11] 博客园.编译器与 Debug 的传奇：Grace Murray Hopper 小传[ER/OL].[2019-08-14]. https://www.cnblogs.com/fundebug/p/grace-murray-hopper-and-compiler-and-bug.html.

第三节 科普效果测试

作为科技和文化融合发展的重点行业之一，游戏行业成为文化输出的排头兵。当今游戏产业已经拥有足够的规模，亟须进一步拓展游戏业务领域。科普游戏无论从内容还是教育意义上都具有一定的优势，也符合我国网络游戏未来主推绿色游戏的发展趋势。

科普游戏要尽量还原科学探索、科学发现的真实过程，让玩家沉浸在游戏中得到尽量“真实”的体验。可以说，科普游戏的最大优势在于沉浸感(Immersion)，可帮助玩家快速构建对科普场景的认知。沉浸感是实现科普效果的重要途径。沉浸感源于 Mihalyi Csikszent mihalyi 提出的心流理论(Flow Theory，有时也称沉浸理论)，心流(Flow)是一种在活动中因意识投入情境而进入到忽视其他知觉的愉悦状态。研究表明，心流的产生，可通过调整游戏情境中的挑战与能力以影响用户心理状态偏离焦虑与厌倦区，靠近心流区所激发。玩家通过移动端的设备体验具有娱乐性的科普游戏，一方面能提升玩家的体验感，另一方面游戏内的场景更具沉浸感，科普教育效果随之增强[1][2]。

由于科普游戏所涉及的范围很广，因而对科普游戏的科普效果评估具有复杂性和高难度性。国外许多国家都十分重视对科普效果的评估，开展了诸多科普评估活动，评估方式主要以网络调查、问卷调查、访谈及观察法等为主。效果评估的主要指标包括社会效益、对用户产生的态度、行为层面变化等。但是对科普游戏的科普效果进行评估时，需要建立全方位、系统的测试评估体系。

现阶段，国内外对科普游戏效果的评估更多地建立在玩家访问量、传播范围、科学素养提升等方面。总体而言，科普游戏效果评估起步较晚，尚处于探索阶段。对于国内而言，对科普游戏效果的评估正在受到更多地关注与重视。

1. 科普效果评估的定义

科普效果的研究是科普研究当中的重要组成部分。在科普游戏创作过程当中,对游戏的科普效果进行评估是必需的步骤。只有知道设计出来的游戏科普力度如何,什么样的游戏设计及展现形式能够更好地发挥科普宣传的作用及效果,才能不断优化科普游戏的设计及制作,创作出优秀的科普游戏。但是目前关于科普效果评估的研究并不多。目前的研究主要局限于从传播的角度研究科技传播的效果及影响因素,主要通过问卷及访谈形式进行评估,当然也有少数的研究采用实验的方式进行评估。但是目前对于科普效果如何进行评估,怎样确定评估对象,评估内容是什么等都存在较大的争议。

科普效果是指科普过程中对人产生作用而达到的某种结果。因为科普是一个复杂的过程,涉及多个方面及不同人群,其效果的表现形式也是各种各样的,包括直接效果和间接效果,局部个体效果和整体效果,单方面效果及综合效果。因此在考察科普效果的时候需要从各个方面进行评估和衡量,并且主要以考察系统功能改善为主。这是依据社会度量尤其是软度量的基本原理,根据科普功能和效果的表现特点,设计相应的指标,采用社会科学研究或调查中的一些基本方法,对科普效果的各个指标进行系统的数据采集、分析和计算,以衡量各种科普行为的具体效果的过程。

科普的直接效果是指可在作用对象的素养和技能提高方面的效果表现。科普的直接作用对象是人,是广大公众。因此科普所表现的效果主要是指科普所具有的功能能够使人们获得某种技能,或者增长人们的知识、见识,提高人们的科学素养水平,能够用科学的思维观察世界、思考问题,避免被欺诈[3][4]。

2. 科普效果评估的目的

(1) 增强企业科普责任感。

通过科普效果的评估,能及时了解游戏科普效果,总结科普成果,增强研发人员的成就感、责任感,提高研发科普游戏的积极性。

(2) 加强对科普游戏的管理,提高科普游戏质量。

通过对科普游戏效果的评估可以及时了解科普游戏在策划、设计、开发、运营中存在的问题，有效地对科普游戏进行测试评估，改进科普游戏中存在的漏洞，从而提高科普质量，达到预期的科普效果。

(3) 推动科研资源的科普化，形成可复制、可借鉴的经验。

通过对游戏科普效果的评估，可以将好的经验、好的模式、好的方法形成常态化的方式，推动更多的科研资源的科普化[4]。

3. 科普效果评估的方式

为有效评估科普游戏的科普效果，在科普游戏研发完成后，在一定范围内，对科普游戏效果进行测试与评估。采用数据分析法和问卷调查法两种方式采集研究相关的数据，对科普游戏的科普效果进行定性与定量分析[4][5]。

(1) 数据分析法

数据分析法是指使用适当的统计分析方法(如聚类分析、相关性分析等)对收集来的大量数据进行分析，从中提取有用的信息和形成结论。数据分析法是通过具备强大的数据采集能力的运营服务平台，打通全端数据源，生成可视化报表，构建用户画像，全方位分析产品效果。

数据分析的优势在于能够最大化地开发数据的价值，发挥数据的作用，精准计算出准确的信息，便于实时分析产品运营的状态[6]。

(2) 问卷调查法

问卷调查法是指调查者根据一定的目的和要求，采用预先拟定好的问卷，向被调查者了解情况，征询意见的一种方法。问卷调查法通过电子问卷(网上问卷平台及邮箱)和纸质问卷(现场填写及邮寄)两种方式开展，面向科普领域的专家、学者及科普游戏的受众群体进行发放，调查范围主要是针对某一款科普游戏的科普效果。

问卷调查法的优势主要有：①在匿名填写问卷的情况下，便于获得真实的材料，使得收集到的数据较为客观真实。②收集的数据便于进行定性分析，设计者可通过对问卷内容的设计得到最直观的一手资料。③节约时间、人力和经费。短时间内可以对大量的对象进行调查，不需要太多的调查员，且可以进行跨区域的调查，不受地理条件的限制。

问卷调查保证了调查内容的全覆盖和调查对象多样化，这种方法既保证了数据的可靠性，又保证了结果的客观性，对了解科普游戏的科普效果具有重要参考价值[7]。

4. 科普效果评估指标体系

在搭建科普游戏效果评估的指标体系前，我们介绍一款非常火爆的科普游戏。了解过后，相信大家会对如何评估科普游戏的科普效果有一定的认识。

我们以《进化：物种起源》这款科普游戏探析科普效果[8]。《进化：物种起源》是一款于2010年在俄罗斯以及德国纽伦堡斩获多项大奖的著名科普游戏。游戏设计师Dmitry Knore是一位莫斯科大学生物学博士。Knore热衷于科普生物学知识，因此设计出《进化：物种起源》这款游戏用于帮助他的学生理解进化论。游戏以模拟自然生态过程为起点：地球上栖息着千差万别的生命形态。游戏内生动诠释了这些生命形态之间的差别源于生存之战，每个物种都有自己与众不同的生存方式，最后深刻地揭示了自然生存法则——物竞天择，适者生存。玩家进入到游戏中搭建的自然模拟环境，就会逐渐掌握有关进化的动态进程和与进化论相关的概念和词汇。这是《进化：物种起源》这款游戏中最富有科普意义及科普效果的部分，既体现了科普游戏的科学性，又具有教育功能。而其趣味性在于将进化的主要概念与内涵以生物形状与卡牌技能恰当地呈现给游戏参与者，并通过精炼的游戏语言将进化论的内涵变得十分清晰，这让玩家得以更多地了解进化论，培养浓厚的兴趣。明快的节奏、特色的美工、趣味的玩法使得这款设计精巧的科普游戏快速征服欧洲。

如何能直接反映科普游戏的科普效果，首要问题是如何激发人们的好奇心并享受游戏的乐趣，并通过游戏的设计展示科学研究的过程、科学原理等。

接下来，从研究的视角出发，具体制定科普效果评估的指标体系。

（1）定量指标。

定量指标主要是衡量一款科普游戏的用户规模、用户黏性、用户参与程度、用户活跃程度、用户流失率与留存率等。对于定量指标的分析运用数据分析法来进行，可以直接获得关于科普游戏上线后的实时数据，对其效果进行有效的评估[9][10][11]。

① 生命周期(Life Time)

玩家从第一次登录游戏到最后一次登录游戏之间的时间为整体，求平均值。

② N日留存

日新登录用户在第 N 日(不含首次登录当天)登录的用户数占新登录用户比例。其中,N = 1 代表次日留存,N = 3 代表 3 次留存,日登录用户在第 3 天(不含首次登录当天)登录的用户数占新登录用户的比例,N = 7 代表 7 日留存。

③ 每日登录游戏的用户数(DAU)、每周登录游戏的用户数(WAU)、每月登录游戏的用户数(MAU)

每日、每周、每月登录游戏的用户数,一般为自然周与自然月。反映用户整体规模及用户黏性,一般都按照自然周与自然月进行统计。

④ 日平均在线时长

活跃用户平均每日在线时长;总在线时长/总在线人数。

(2) 定性指标。

定性指标体系的建立是衡量一款科普游戏的科普效果的重要途径。在分析用户基本要求的基础上,提出了 6 项评估科普效果的定性指标。这些关键指标分别是科学性、教育性、趣味性、交互性。定性指标主要是通过问卷调查法来进行信息的采集。

① 科学性

科学性是科普的灵魂。科普游戏在传播科学理念、科学知识、科学原理、科学技术时必须准确、正确。要准确地普及科学知识,还要弘扬科学精神、传播科学思想、倡导科学方法。其衡量标准有以下几点:一是知识准确、真实。不管是已经成为共识的普遍规律,还是尚待进一步验证的各种假说,都要言之有据、实事求是。二是思维严密、清晰。科学研究的思维过程一般是“提出问题—分析问题—解决问题”。三是态度严谨、认真。

② 教育性

教育性的衡量标准在于玩家通过体验科普游戏之后,对其科学素养提升方面,或者是否对游戏内传播的科学知识记忆深刻,以及对其态度和行为的转变等方面,都可以作为一项指标来评估科普游戏的教育性[12][13]。

③ 趣味性

游戏作为人们主动参与而获得快感的娱乐方式,具有较强的趣味性、娱乐性和互动性,对用户富有吸引力。科普采用游戏的方式,正是吸收游戏的特性,在娱乐过程中潜移默化地发挥科普功能。区别于传统科普形式,科普游戏因其娱乐性和趣味性而更容易为受众(特别是青少年)所接受。因此,趣味性也是衡量一款科普游戏的重要指标。科学知识难以普及的主要原因在于其知识的枯燥及专业性的学术用语。科普游戏通过寓教于乐的形式，提升玩家体验感、参与度和好感度，使玩家从“被灌输”性、被动性吸收科学知识，转变为主动性、期待性探索。

④ 交互性

交互性可以衡量一款科普游戏的玩法、场景等内容是否具有强烈的沉浸感[14]。在科普游戏研发过程中通过虚拟现实技术、3D游戏引擎技术[15]等，可以营造出沉浸式的游戏场景，将抽象、晦涩难懂的知识以更生动、直观、全面的方式呈现，用沉浸式体验增强科普受众的代入感。虚拟现实技术产生的可视化效果，能大大增强受众对于抽象概念和不可预见现象的感知，为其提供多感官的刺激。科普游戏的交互性对于科普效果的提升是非常关键的。

参考文献

[1] 张光斌，宋睿玲，王小明. 科普游戏导论：游戏赋能科学教育[M]. 北京：电子工业出版社. 2021.

[2] 简・麦格尼格尔. 游戏改变世界(经典版)[M]. 北京：北京联合出版公司. 2016.

[3] 任福君，张志敏，翟立原. 科普活动概论[M]. 北京：中国科学技术出版社，2013.

[4] 中国科普研究所《中国科普效果研究》课题组. 科普效果评估理论和方法[M]. 社会科学文献出版社，2003.

[5] 郑念. 科普效果评估研究案例[M]. 北京：中国科学技术出版社，2005.

[6] 刘波，任珂，王海波. 科研院所科普效果评价指标与方法探讨——以中国气象科学研究院为例[J]. 科协论坛. 2018(2)：6－9.

[7] 王宇良，戚敏. 科普调查问卷及其设计技巧的探析[J]. 科普研究. 2010(5)：37－42.

[8] 雷中行.《进化》：藏在游戏中的科普[N]. 中国科学报，2014－09－12(015).

[9] 赵阳. 教育游戏评价指标体系研究[D]. 郑州：河南大学.

[10] 刘文辉，王艺亭，赵敏，等. 教育游戏评价指标的设计与开发[J]. 开放教育研究，2017(2).

[11] 黄倩,王蔚.层次分析法在电子游戏教育性评价中的应用研究——以内省型电子游戏为例[J].中国远程教育,2010(019):18-21.

[12] 周颖,江绍祥,张大林.网络游戏评价模型及指标权重研究[J].中国电化教育,2015(05).

[13] 张志敏,任福君.科普活动作为一种社会教育资源的价值探讨——基于科普活动效果评估案例的分析[J].科技导报,2012,30(Z1):98-102.

[14] 徐丽娜.《道地茶坊》科普游戏交互界面的应用测试报告[J].电子制作,2013(20):222.

[15] 冯啟荣,刘萤.基于 Unity3D 引擎的科普交互游戏设计与实现[J].信息与电脑(理论版),2021,33(02):114-116.

第七章 健康科普游戏的国内外实践

第一节 健康科普游戏的国内实践

1. 健康科普国内发展现状

2021年是“十四五”规划的开局之年，也是我国卫生健康事业迈入新时代、开启高质量发展的起步之年。随着社会的不断发展进步，大众对生命健康的重视程度迅速攀升。而由此引出的，是养生背后的坚持与矛盾：不想改变自己个性化生活方式却又害怕付出健康的代价。

有趣有料的健康科普成为连接医学专业知识和社会大众的重要桥梁。我国健康科普产业正乘着时代之风扬帆起航，健康科普已成为社会热点。《“健康中国2030”规划纲要》中提出：要把握健康领域发展规律，坚持预防为主、防治结合、中西医并重，转变服务模式，构建整合型医疗卫生服务体系[1]。健康科普正是预防的主阵地，可见健康科普教育迫在眉睫。

随着互联网结构的不断优化，健康科普教育的形式已发生改变，微博、公众号、网络游戏等新式流量工具逐渐取代单向传播形式，以其交互性和个性化引领健康科普新风尚[2]。健康科普的载体转型不仅铺开了健康科普知识传播半径，更将健康技能和健康理念融入其中，有效增长了大众健康认知水平和健康管理能力，社会整体公众健康素养得到提升，为全民健康埋下坚实的基石。

2. 健康科普游戏概念与特点

根据2015年版《健康科普信息生成与传播技术指南（试行）》，为健康科普信息作出界定：健康科普信息是指以健康领域的科学技术知识、科学观念、科学方法、科学技能为主要内容，以公众易于理解、接受、参与的方式呈现和传播的信息，通过普及这些信息帮助公众形成健康观念，采取健康行为，掌握健康技能，提高健康素养，从而维护和促进自身健康[3]。

而健康科普游戏的定义并没有被官方明确，只有刘玉花等在《科普网游及其产业发展研究》中提出科普游戏的分支——科普网游的概念，本章承袭既往研究，将健康科普游戏分为广义和狭义两大类[4]。

广义的健康科普游戏是指具有一定科普功能，能够向参与游戏的用户以科学知识为依据，以科学思想为锚点，以科学方法为工具，在科学精神指导下进行健康宣教的游戏。目前市面上的许多游戏虽然未被赋予“健康科普游戏”名义，但游戏交互过程具有科普同质性，某些具备人体健康知识背景的教育性质小游戏，虽从游戏本身亲和性出发，然而不难挖掘出其健康性和教育性。我们需要明确，符合上述描述的小游戏固然具有一定的科普功能，由于游戏设计并非以科普为目的，仅仅属于广义健康科普游戏，但健康科普游戏可以融合其成功特性，以此深入推进健康科普游戏发展。

狭义的健康科普游戏则是指以科普为目的、以游戏为内容传输介质，用户可以在游戏过程中获得健康科普知识、健康理念、健康生活方式等信息。本章所指健康科普游戏主要是狭义的健康科普游戏，它具有以下特点与优势：

(1) 借健康科普为杖

健康科普游戏内含科学性、知识性及教育性。一般游戏常因其导致的负面效果和娱乐属性难为人接受，更被部分家长、老师指摘其弊。健康科普知识的填充洗去了游戏的“浮躁”“诱惑”等不良标签，以科普的亲和性扩大可普及对象范围，让那些认为青少年深受不良网络游戏毒害而带有偏见的声音自动变小，或许将成为游戏产业的新春天。

(2) 以游戏形式为索

游戏本身的娱乐和趣味性是用户流量的吸引力之一，较强的交互性更能加强用户黏性，同时经传播具有较大流动性，扩大客端群体。健康科普游戏因此具有吸引力强和科普性高的双重属性，在娱乐的过程中潜移默化地发挥科普功能。健康科普游戏也因其多领域融合特性，从普通游戏产业中脱颖而出，完美贴合国家“开展科学技术普及，应当采取公众易于理解、接受、参与的方式”的要求，成为未来发展的新星。

基于以上发展趋势与特点，结合健康科普和科普游戏的现状，健康科普游戏将在科普领域发挥重要作用，成为提高公共健康素养的重要手段，同时也将成为未来游戏产业的新支柱。

3. 健康科普游戏国内实践意义

（1）学习教育价值

健康，是自古以来一切人类所达成成就的基石，也是人类所孜孜探寻的最大追求。早在 1953 年，世界卫生组织就提出“健康就是人类最大的财富”，呼吁全世界行动起来，让关爱人体健康不再是口号，成为人们日常落实的实际行动。而目前公认的最为有效的方法之一就是：开展人体健康科普知识活动[5]。以此为背景并结合前言，本章认为当下初步开发的健康科普游戏，正是把有关健康的科普知识和游戏相融合，让科普受众在日常休闲娱乐的同时，对人体健康知识有一个雏形概念，随着游戏的体验而步步深入健康科普的知识殿堂。在无意识的状态下汲取知识，在游戏中成长，在游戏中学习，无形中植入健康教育理念，培养人体健康意识，贯彻健康科普教育的科学性和娱乐性的有机统一属性，轻松养成健康生活方式。

（2）提高宣教效果

随着研发技术的提升，游戏给玩家带来的感官体验度远非平面宣教所能比拟，能够通过动态视角和拟真逻辑设定，以最直观的方式向受众传递健康科普知识，在未来甚至可以利用体感技术、虚拟现实技术等技术集成，虚拟营造的现实氛围将改变传统的第二视角，打破主端与用户端之间的第四道墙，让体验者得以亲身领悟到健康科普的效果；同时无视设施条件有限或涉及环境风险高的无奈，无限制模拟临床手术、营养室配比等特殊环境，不仅可带领公众体会到科学的魅力，甚至满足专业教育和职业培训的需求。

宣教的最终目的正是要摆脱规劝的初级手段，使受教对象自主自发地搜寻科普信息，以达到授人以渔的理想目标。健康科普游戏放弃“谆谆教诲”，从俯首变为平视，科普视角的转变所带来的不仅是科普对象的主动性，更是自愿性，新形势下，脱离传统模型的科学普及与游戏开始形成共鸣。

游戏的自由性由此也可见一斑，“自由是不受束缚的行动，一方面指行动不受他人的指派和命令，没有各种任务式的规定，同时又指内心不受利益牵制，是内外双重意义上的无强制”。非功利性的游戏不以寻求实际利益为投放切入点，因此用户仅仅是为了追逐兴趣和审美愉悦，而非为了空洞承诺和利益诱导参与健康科普过程，可以说，远离了功利的科普形式，更贴近当代青年所谓的“佛系”思想。

玩家可以在游戏体验中逐渐触碰到健康科普的核心知识和理念，从游戏到生活，养成逐渐留意健康科学信息的科学习惯，甚至提升玩家的科学素养。健康科普借助游戏的愉悦感所带来的主动性和自愿性，不仅培养了玩家的自觉行为意识，更引导公众学会自我健康管理[6]。《“健康中国2030”规划纲要》中提出，到2030年要实现“主要健康危险因素得到有效控制，全民健康素养大幅提高，健康生活方式得到全面普及”的目标，健康科普游戏正是提高全民健康素养、普及健康生活方式和控制主要健康危险因素的支柱途径。

(3) 增强生命意识

遵循健康发展的规律，开展人体健康教育，引导公众关注生命、珍爱生命、欣赏生命，以提高公众健康素养作为健康科普的内核。这不仅仅是当下健康科普教育的意义所在，更是民族的呼唤和时代的初心[7]。

随着社会的不断前进，人们的生活步调不由自主地加速，各种有形无形的压力激增，远在传统科普对象范围之外的高级知识分子和中青年群体，不约而同地持有一种认识误区：青壮年正是精力充沛、大展宏图的好时期，应该把宝贵的光阴都用在事业上，“老骥伏枥”的概念已经深入人心，可视的财富和地位已然埋没珍惜健康的观念，殊不知健康才是真正的瑰宝。

“许多人不是死于疾病，而是死于无知。”因此，健康科普行动刻不容缓，而健康科普游戏紧紧围绕生命教育的主线，创设一种环境，让人们脱离繁重的压力和思绪，换个角度思考生命价值，懂得健康生活的重要性，从而加深对生命的理解，培养珍爱生命的意识。

4. 健康科普游戏国内实践现状

(1) 实践现状

国家卫生健康委2019年7月制定《健康中国行动(2019—2030年)》已经明确提出：以2022年和2030年为两大节点，全国居民健康素养水平分别不低于22%和30%，健康素养的提高是全民健康增强的先决条件，应当根据不同对象特点，有针对性地加强与促进健康科普教育，让全民普遍具备健康知识、行为和技能，进而内化为健康素质和能力，甚至成为健康科普宣传主体，描绘“健康素养人人高，健康科普争相告”的科普蓝图。

中国于2007年正式启动健康素养调研和普及工作，原国家卫生和计划生育委员会于2014年发布了《促进全民健康素养行动计划(2014—2020年)》，由此明确健康素养的预期目标、具体工作内容和主要规划：2020年，全国人口的健康素养水平将提高至20%，东部较发达地区的健康素养水平将提高至24%。2015年度的《中国公民健康素养——基本知识和技能》也指出健康素养、健康生活方式和行为的核心概念、基本知识和理念，以及目前城乡居民应具备的基本技能，以达到提高我国公民健康素养水平的最终目的。

《“健康中国2030”规划纲要》则进一步深化改革，推进健康中国建设，提出具体期望：到2030年，全民主要健康影响因素将得到有效控制，健康素养水平将显著提升。当下，随着疫情防控的常态化，我们需要进一步开展“健康知识科普行动”。特别是在国家“十四五”规划和2035年的长期目标中，党中央提出全面推进健康中国建设。加强健康教育和健康知识普及，促进人们养成文明健康的生活方式等要求，在实际工作中应以提高健康素养为前提，提高国民健康水平，健康科普推广工作迎来了难得的腾飞机遇。

目前，“健康中国”已进一步升级成为国家级战略，其中“科学健康生活”正被认为是推进和实施全国人民健康生活水平战略的重要组成部分。但是中国城镇居民健康素养的平均值还处于较低水平。健康科普活动是通过医疗卫生科普向社会公众宣传健康领域的一种科学技术知识、科学手段、科学思维和一种科学精神，以培养社会公众的健康素养、学习健康自我治疗为主要目的的一项长期实践性活动。为了健康科学能够更好地推进社会实践，健康科学的研究工作就显得特别重要。

在我国，健康素养的研究和全民健康素养工作开展较晚，居民健康素养整体水平较低[8]。在健康素养理论基础、评估工具以及健康素养与临床实践相结合方面的研究相对滞后。然而，最近的调查研究表明，中国居民的健康素养水平正在稳步快速提高。特别是在新冠肺炎疫情防控期间，各级政府以传染病防控为重点，加大卫生知识普及力度，取得显著成效。2020年最新监测数据显示，上海市居民总体健康素养较上年同比增长3.26%，创历史新高。

从公共卫生的角度来看，全国居民健康素养监测已开展多年，并进入了规范化的轨道。然而，当前中国并没有开展相关疾病的具体健康科普计划，在研究对象方面，对老年人、职业群体、低教育人群、流动人口、留守儿童和体力劳动者等不同特征群体的研究和干预研究也较为罕见，应当抓准重点，打击社会痛点，最大限度提高公民健康素养的整体水平[9]。

随着我国健康素养推广工作的深入，国内对健康素养的研究也日益升温。但我国健康科普研究仍处于植根阶段，等待后来者的灌溉栽培。在当下的健康科普研究中，传播学起到相当积极的影响，颇受研究者重视，而新媒体健康科普产业的迅速增长，也象征着期刊等传统媒体的日渐凋零。因此，如今的健康科普工作研究者，应当从过往研究重点转移到新型科普工具的探索中来。健康科普游戏正是当下值得探讨的新亮点，也是本书探讨的核心。

目前，国外对科普游戏的探索和尝试主要以“寓教于乐”为主，将教育游戏应用于教学和培训，取得了良好的学习效果[10]。在此基础上，国外健康科普经过多年的努力，尝试了一些较好的教育设计和开发的游戏展品，以美国圣何塞市馆为例，结合最新发展技术创新动作游戏元素，实现探索现实环境和实时的组合行动轨迹预测，为后来者提供了探索经验。

随着经济的发展和生活水平的提高，人们越来越重视自身的健康，然而由于生活、工作等限制，传统线下或本身具有压迫感和严肃感的专栏健康科普受到冷落，根据公众对健康科学普及的需求，健康科学信息应遵循科学原则，且满足适用性和经济性，以便于传播。我国自然可以借鉴其中经验，将线下活动突破空间限制转移为线上健康科普游戏研发。

近年来，健康科学游戏因其普及度高、传播速度快、互动性强而成为健康科学的新宠。原创、高质量内容制作的重要性日益突出。内容传播也从单向传播转变为强调联动效应的多传播，强调周边意识，积极打破传播边界，开辟传播渠道，提高内容到达率，让人们真正了解健康科学，发挥提高公共卫生素养的作用。因此，涵盖多个领域的健康科普游戏产业更应当承担起引领健康科学规范传播的责任。

(2) 实践问题

健康科普教育是一项社会性质行动，不是个人或组织所能完成的，需要全社会的支持。健康科普系统更需要强有力的组织领导，争取全社会的支持，在实践中不断完善系统设计，建立健康科普游戏产业链，加强社会各界各方面的科学普及黏性[11]。

① 作品多重娱轻教

据《2019 年中国互联网发展统计报告》显示，截至 2019 年 6 月，我国互联网用户达 8.54 亿，其中线上游戏用户近 5 亿，占全国网民总数的一半以上。不难发现，线上游戏已经成为娱乐生态系统中的一个重要亮点。与此同时，网络游戏也因内容性质难突破、广告产业的肆意插足和不良信息对未成年人的诱导等问题而备受家长、老师的诟病。为了充分探索游戏的积极价值，健康科普游戏已经成为游戏行业的热潮，实现教育和娱乐有机结合，通过媒体传播的特点和无边界的沟通属性进一步提高公众科普推广的影响力度，尤其是对于青少年用户而言，游戏本身极大的用户黏度将引导他们进入科普知识的海洋。然而，健康科普游戏作为一个新兴的产业，其实践成果与理论书籍仍然相距甚远，尤其是在产业现状和未来发展趋势等宏观层面的问题上，为促进科普与游戏产业的融合发展，构建新的科普生态系统，我们仍缺乏一定的理论支持和实践成果[12]。

随着教育游戏与优秀教育资源的日益融合，国内教育界开始与游戏界一起参与此项开发。华南师范大学未来教育中心、奥卓尔软件有限公司和仙德虚拟教学研究中心共同成立了“奥县游戏化学习研究中心”，这是国内第一支图书游戏化教学团队。公司旗下开发的教育游戏秉承“快乐学习、健康成长”的理念，先后推出教师版、家庭版、校园版三大游戏化教学平台。尚俊杰紧跟其后，组织了 VISOLE 教育游戏书项目，旨在开发沉浸式的学习环境体验；由中国教育技术协会和南京师范大学联合主办的首届全国教育游戏图书基地工作会议就教育游戏资源开发、教育游戏实践研究、教育游戏技术研究、教育游戏理论研究、游戏引擎及手机游戏制作报告五个课题作了交流，以奠基科学、教育两界合作发展的基础。目前，我国的科普教育游戏的发展虽然已经初步呈现出组织规模，原创性却无法与国际科普教育游戏发展相媲美，多数教育游戏的设计理念建立在借鉴基础之上，成功的健康科普教育类游戏并不多见，但我们也需要秉持信心，将健康科普游戏朝着多样化发展，建立属于国内的健康科普游戏体系。

② 属性差异难消弭

科普教育与电子游戏的娱乐性将成为它们之间冲突的焦点，也将成为科普游戏设计的难点[13]。这种冲突通常源于游戏开发者和科学家之间缺乏沟通和理解。在当下流行的科普游戏设计中存在以下两种“误解”。

第一是健康信息的普及只是游戏的附加或装饰，缺乏实际意义。例如，国内某儿童科普游戏，仅仅升级为以现实事件为背景的“打怪兽”，任务胜利后弹出科普知识的文本框，本身游戏逻辑设计实际并未将健康科普作为整体框架，游离于游戏任务之外，因此无法使玩家主动关注科普文本，由此使健康科普沦落为一种噱头，仅仅将其作为吸引流量的表面工具。

第二是将科学置于游戏之上。例如，有些学者认为，科普游戏的主要目的是传播科学知识，这一观点也得到了游戏开发者的广泛认同。科普游戏既然是电子游戏的一种，就必须遵循游戏固有的娱乐属性，科普游戏不能取代娱乐的首要功能，仅仅具有科普性的游戏无法满足健康科普游戏的定义和实际需求。

(3) 原因分析

① 有关部门重视少

尽管近年来线上游戏产业发展迅速，但其作为媒体的新形态并没有得到广泛认可和重视。虽然政府提到利用游戏促进科普，但缺乏具体的鼓励政策和措施；文化创意产业发展部长级联席会议上仍无法看到科技协会和其他科普机构代表的身影；科普领域文化创意产业扶持政策迟迟未落实；政府资助的游戏产业也缺乏对健康科普游戏的关注。科普机构在进行科普形式的创新时，只注重网络科普和科普动漫的推广，缺乏对于健康科普游戏的重视。政府和相关部门对健康科学游戏重视不够，导致指导、管理和支持不足。

科普游戏的亲和力桎梏颇多，主要是因为目前我国科普游戏的制作主体是个人和小团体，必然在科学性上仍留有一定漏洞，同时存在资金和技术的局限性。游戏开发巨头保守观望，对健康科普游戏热情不足，直接导致其发展断层。作为一个未被深度探索的游戏领域，流行健康科普游戏的概念和设计经验仍然缺乏，政府应发挥其推动者的作用，提供相应的资金或政策支持，鼓励游戏开发者在科普游戏的设计和开发上大胆尝试，以确保制作出高质量、多元化的健康科普游戏。

随着人们观念的改变，游戏不应当被刻进“诱惑的魔鬼”等固化印象无法翻身，政府作为一种中介力量，应该积极评价健康科普游戏，积极搭建科普游戏开发者与教育部门之间的合作桥梁。

② 策划开发人才稀少

传统观念和现代发展的冲突在游戏职业选择上产生极大影响，部分人眼中游戏从业者并不算一份值得称道的好工作。背负着环境和家庭压力，许多仅凭热情和喜爱闯进游戏产业的开发者难以成功，因此绝大多数就业者避免选择游戏作为未来的发展方向。其次，我国游戏产业起步较晚，整体发展仍然相对滞后，目前我国开设专门游戏专业的院校并不多，据统计，相关专业性人才不足 3 000 人。近年来，游戏产业的加速发展，造成了人才结构性严重不足，使我国游戏行业人才缺口越来越大。

究其原因，随着我国线上游戏的迅速发展，已从粗质发展逐渐走向了精品打磨的高端路径，企业招聘人才岗位需求更加具体，但是由于目前我国各高校还缺少和游戏行业就业相对口的细分化专业，缺少游戏行业人才输送渠道，造成了如今游戏人才的巨大缺口。

我国游戏产业本身的发展能力和人才储备不足。专业技术和科学人才纵然可以通过职业机构、高校和产业龙头企业进行合纵培养，但在项目策划和内容脚本方面仍缺乏创造性人才，尤其是缺乏能够参与优质健康科普游戏创作的人才，所以难以组建一支能够参与健康科普游戏规划的多学科合作团队。因此，即使如今的游戏公司对健康科普游戏感兴趣，也难有开发团队打造出足以改变健康科普游戏领域现状的巨作。

③ 相关合作沟通缺失

健康科普游戏对内容的科学性和准确性有着极高标准，而一般的游戏开发者并不具备相应的素质，必须在科学家、科普作家等跨专业学者的支持帮助下，完成高水准的选题策划和内容脚本创作。

由于行业属性差距，游戏企业与科普机构之间缺乏合作与交流。因此，游戏企业在策划和开发游戏时很难获得科普人才和资源的合作支持，科普机构在创作科普作品时也缺乏游戏企业专业人员的支持，直接造成当今健康科普游戏的开发创作难度大、水平低的普遍现状。

④ 理论方法支持缺乏

早在 2004 年，我国健康科学实践已对教育类游戏进行初步探索，健康科普教育游戏成为发展中的热点话题，但该领域的理论大多是关于游戏如何与传统学校教育相结合。目前关于游戏与健康科学知识有效整合的理论和方法仍处于搁置状态，健康科普游戏设计的发展规律可以参考过往的科普交互模式，但由于科普教育有其自身的特点，如何把握科普游戏中的教育性和游戏性，是未来健康科普游戏需要关注的重点。

5. 健康科普游戏国内发展需求分析

（1）社会公众教育需求

目前，健康科普教育类游戏的意义是重视网络游戏教育和加强健康科普推广的双开路模式，既体现了社会公共健康教育的需求，也无形间推动网络娱乐和科普的一体化，创建了满足大众娱乐和教育需求的新道路。

① 构筑公共健康素养

21 世纪以来，公众正面临着一个知识爆炸、信息浪潮的时代，对新的科学理论、科学方法和科学思想无一不产生强烈需求。在这个时代，每个人都需要普及科学，下文将以此为背景分析人体健康科普在生命价值和社会参与水平方面的需求。

给予科学可视化的、诗意的、形象化的大改造，并自然引入公众生活是科普传播者的第一要务。在选取科普内容时，设计者应该注意尽量考虑对公众价值观的引导，当今的时代大发展及其多边文化的成型对于公众的价值观产生严重影响，甚至为其形成打下烙印，在青少年和儿童的科普中应当倍加重视，他们是社会和时代未来的秉灯者。

科学技术推崇事实判断，而不刻意关注背后的价值导向，在设计者的约束下方能抛弃利益至上的不良风气，在这样的传播背景下，教育者的动机和目的对于受众而言自然可以起到一定积极作用，甚至带来正向反馈；从被科普群体本身出发，摆脱了典型的“技术型教育”，接受科普教育作为学校正规教育的补充，在未来价值观、健康理念的形成过程中起到不可磨灭的影响。因此设计师在进行科普作品设计的同时，不能仅仅是展示人体健康科普知识，在设计时更注重受教者价值判断的培养，使参与者的价值观始终朝着理性、正确、健康的方向发展。

健康科普游戏的基本核心从以下四个方面着手：科学技术知识、科学方法、科学思想、科学精神。社会公众为基本面向对象，通过有效手段和途径，以达到公众的健康素养显著提高的根本目的。公众的科普客体身份是明确的，而科技信息的传播者则包含了科学共同体、政府、工业机构、媒介组织和社会组织等多种主体，这促成了科普形式的多元化。无论哪种形式的科普，本质都是把科学共同体内的私有信息转化为社会共享信息，实现科学信息的传递和扩散，促进科学技术的创新利用和社会的进步。这种自上而下的社会化传播过程就是广义上的科学教育过程。

科普的最终目标是培养具有科学素养的人，虽然出于经济或政治利益考虑，一些科学信息依然属于个人或封闭团体的私有信息，但从长远看，科学信息最终都会实现向共有信息的转化。

② 增强病患群体素养

以恶性肿瘤患者为例，近年来我国恶性肿瘤呈现出发病年龄偏小、发病率偏高的趋势，对恶性肿瘤防治知识的需求日益增加[14]。然而，目前我国大多数癌症预防的理念和方法主要是通过讲座、广告、书籍等材料来推广，而科普游戏存在着“作品少、兴趣低、受众小”等问题，目前国内外还没有关于癌症预防科普游戏研发的报道。传播学认为受众是传播的对象，是具有主观能动性的个体；信息是否能被受众积极接受和认可，从而影响受众的观点，是传播成功的关键。

(2) 健康科普游戏受众需求

根据健康科普传播原则，应依据目标受众特点，选择合适的传播形式。传播形式应服从健康科普信息的内容，并能达到预期的健康传播目标。同时需要满足可及性原则：健康科普信息能够发布或传递到目标受众可接触到的地方(如公告栏、电视、广播、社交与人际网络等)；可通过不同渠道形成反复多次的传播和使用，并在一定时间内保持一致性。

传播学视角下的研究表明，科普传播的形式和产品形式由传播者导向向受众导向创新，以适应受众的需求和特点已成为必然趋势。癌症患者的家人希望“角色扮演游戏能够在治疗前或患者病情稳定并处于康复阶段时导入护理过程，既分散患者痛苦，也能通过仿真模拟提高患者的自护系统”。

游戏已经成为肿瘤科住院患者及其家属的主要娱乐方式之一。肿瘤患者及其家属对肿瘤预防游戏的开发寄予厚望，希望通过寓教于乐的方式获取健康教育信息。基于受众心理的调查和访谈有助于了解受众对癌症防治科普游戏的需求，有助于研究者确定健康科普游戏的研发策略。

(3) 科普形式新潮需求

随着现代传播技术的发展，网络成为重要的信息传播渠道，人们对新媒介的大量接触增加了科普形式创新的需求，借助报刊、广播、电视等传统媒介进行科普已不能适应人们特别是未成年人的媒介接触习惯。据统计，目前我国未成年人是网络使用者中最庞大的群体，占上网总人数的60%以上。以网络为媒介进行科学技术普及方便快捷、易于更新。近年来,网络科普越来越引起人们的重视,网络科普的发展对科普形式创新提出了更高的要求,"开发网络科普的新技术和新形式,开辟具有实时、动态、交互等特点的网络科普新途径,开发一批内容健康、形式活泼的科普教育、游戏软件"也已经纳入《全民科学素质行动计划纲要》,网络游戏以其良好的交互性、较高的趣味性与娱乐性成为当前科普形式创新的新方向。

网络游戏的最大特点在于其互动性、参与性强,用户可以通过互联网实现游戏中的交流与合作,并在这一过程中获得尊重、归属感以及自我实现,能进行独立思考、探索和团队合作,有助于提高用户的能力和素质。同时多数网络游戏具有挑战性和竞争性,可以让参与者在过程中得到成就感,从而培养其自信心和能力。科普借助网络游戏这一形式增加了公众的参与兴趣。与传统媒介相比,网络游戏的趣味性和娱乐性更强,同时也更加符合当代青少年的媒介接触习惯。

(4) 理念转型创新需求

国内流行的观点认为,科学普及历经传统科教、公众理解科学、有反思的科学传播三个阶段。传统的科普理念暗含公众无知和科学至上的假设,科学普及是科学家到公众的居高临下式单向知识流动过程。随着当代社会民主化进程推进,以及科技发展带来的社会风险与不确定性所引发公众对科学的信任危机,传统科普理念和方式变得不再适用。科普工作者开始反思,将科普转型着眼于公民意识,强调了公众在科学普及中的主动性、参与性,用"受众驱动""需求牵引"代替"传播者驱动",力图构建一个民主、平等的科学传播模式。科学普及过程中"受众本位"的理念扭转也要求科普方式和手段变化。随着我国对科普产业化的逐步重视,要求部分科普业务要通过市场途径,以公众需求为指向,提供多样的科普服务和产品,调动公众的科学兴趣。而随着电子游戏的发展,其一些特征适应了科学普及的需要,顺理成章成为科普的中意载体。

文化创意产业发展中,电子游戏产业的发展十分迅速,游戏用户群体持续快速增长。其中,青少年是电子游戏的主要用户构成,电子游戏逐渐成为公众尤其是青少年重要的休闲方式。而我国的"全民科学素质行动计划"中把提高未成年人的科学素质作为科学普及的重点,因而电子游戏的受众群体与科普的目标人群是相契合的。

需要看到的是，线上游戏问世以来，受到大众尤其是青少年的欢迎，其娱乐的天然属性是青少年群体与游戏的强力黏合剂。然而，近年来，由于一些游戏内容单调同质化，受无限制植入的低趣味广告和设计者难以平衡的逻辑设计以及部分游戏内错误三观建设影响，常常夹带负面内容，低俗、色情、暴力、赌博、迷信等不良文化和内容的有害信息，被社会大众控诉其严重影响未成年人的身心健康，甚至导致青少年犯罪、自杀等社会问题，引起了多层次群体的反游戏情绪。游戏产业单一的欲望化追求、同质化倾向、“暴力色情搞怪”原型设计思维定式同样给游戏产业提出健康、绿色理念乃至更高社会责任担当的现实问题。科普成为游戏产业融合的目标，其主要原因还在它们之间存在内在与外在的亲和性与亲和度。游戏本身就是建立在科技基础上的产物，科学探索在一定程度上也是人类“游戏”的过程，科学成果是科学家好奇、探究、层层过关、不断收获的结果。所以，科学普及与游戏的亲和性甚至同构性成为两者融合与合作开发的重要基础。

6. 展望

国内健康科普游戏实践尚处于雏鹰试飞的起步阶段，无论是理论研究还是具体实践，无一不具有良好探索前景和前进留白。既往以自发和探讨为主要目的的研究，大多没有足够深入的观点来指导健康科普游戏的开发实践工作。我们需要大胆相信，健康科普游戏将是科普教育的新分支和新起点，将游戏的传播速度快、信息含量大、互动性强的基础特性与科普联结起来，是未来科普教育的强适用性工具。这些假设的实现需要健康科普游戏日趋深入的研究作为推动力，无论理论领域还是实践领域的深挖掘乃至突破，都将推动健康科普游戏的优质化发展，打造一个科普新天地：突破传播边界，提升内容到达率，帮助公众形成健康观念，采取健康行为，掌握健康技能，让健康科普具有可及性，从而真正提高公众健康素养。

社会热点事件是指在社会中引起广泛关注、参与讨论、激起民众情绪、引发强烈反响的事件。往往具有公众关注度高、信息量大、传播途径复杂、健康科普效果良好等特点，因此，应及时针对社会热点事件展开健康科普，剖析热点事件的起因，讨论传播途径和模式。

健康科普游戏模式应当在传统媒体基础上增加即时性，通过游戏深入挖掘热点内涵，结合健康科普相关知识推广，使公众关注热点的同时了解相关的健康科普，不能做无心的旁观群众，而是以同胞的身份进行深刻地内省，从事件中吸取教训以应对未来风险。这正是健康科普教育的意义，指导社会热点事件相关的健康科普开展，使健康科普在社会热点事件演化的各个阶段发挥更大的影响。

目前健康科普研究领域对象主要集中在老人和儿童等传统研究群体，然而我国健康科普研究无法真正作为专业知识进入医学职业领域，只因为其涉及疾病不够精准，对于受众研究不够透彻。相关群体如病患、家属和医务人员无法及时获取所需科普讯息，以粗质科普来应对细质需求，不仅误人子弟，更会降低公众对于健康科普的信心。

为了增强专业可信度，让特殊疾病的患者家属在最短时间内获得自身需要的健康科普知识，需要深入重点疾病的科普研究，号召领域内专业人士的共同参与，在健康科普领域推行精准健康科普的概念：根据个人特征和所患疾病制订科普方案，使受众得到最适合其个体的特色科普。

参考文献

[1] 中国共产党中央委员会，中华人民共和国国务院."健康中国2030"规划纲要[J].中国实用乡村医生杂志，2017，024(007)：1-12.

[2] 王超，武骁飞，张静.医疗类新媒体健康科普传播中的群体间互动研究[J].传媒，2019(5)：94-96.

[3] 国家卫生计生委办公厅.健康科普信息生成与传播指南(试行)[J].健康管理与促进，2015，2(5)：3.

[4] 刘玉花，费广正，姜珂.科普网游及其产业发展研究[J].科普研究，2011，6(06)：34-38.

[5] 赵瑞.科技馆人体健康科普游戏设计方案研究[D].南京：南京师范大学，2011.

[6] 李家卿，李倩，曹玉洁等.大学生健康科普活动的参与及需求状况分析[J].卫生职业教育，2021，39(14)：118-121.

[7] 玖九.健康科普职责不能丢[J].中国卫生人才，2018(02)：33-39.

[8] 吴一波，邢云惠，刘喆，等.我国20年健康科普研究的文献分析[J].科普研究，2017，12(3)：39-45.

[9] 岳增勇，丛金芝.健康科普传播存在的问题及对策[J].青年记者，2019

(11)：12－13.
[10] 杜文馨.科学知识在虚拟世界中的传播——科普与电子游戏的关联探究[J].中文科技期刊数据库(全文版)自然科学：00256－00257.
[11] 王傅，汤中军，韩克嘉，等.非医学类高等职业院校学生健康科普教育的思考[J].价值工程，2013，32(32)：258－263.
[12] 朱莹，顾洁燕.国内科普游戏产业现状及发展策略研究[J].科普研究，2021，16(02)：100－106，112.
[13] 周荣庭，方可人.关于科普游戏的思考——探寻科学普及与电子游戏的融合[J].科普研究，2013，8(06)：60－66.
[14] 杨慧，张润洁，宋丹莹，等.基于受众心理的肿瘤防治科普游戏的研发期望研究[J].护理研究，2017(35)：4539－4541.

第二节 健康科普游戏的国外实践

健康游戏是一个令人兴奋的科学探究领域，也是一种有效的疾病干预措施。在国外，健康科普游戏正以前人难以想象的方式，凭借如今先进的技术，来为我们促进和评估健康并带来福祉。许多健康游戏建立在玩家已经熟悉的平台上(例如个人电脑、网络浏览器、游戏机和智能手机)，易于访问和使用[1]。

1. 国外健康游戏的开发

在全球范围内，健康游戏的数量明显升高。我们确定了1983至2016年间在23个国家和地区发布的1 743款健康游戏，其“人口统计数据”来自9个国际数据库。健康游戏的产量从1983年开始逐渐增加，1999年突然激增。虽然之后出现波动，但2004至2013年间，健康游戏的产量约占健康游戏的70%，此后发布数量出现“下降”[2]。

在1983至2016年间，美国创造了1171款健康游戏(67.18%)，明显超过了亚军法国创造的324款游戏(18.59%)，德国创造了49款健康游戏(2.81%)，英国创造了48款健康游戏(2.75%)，加拿大创造了44款健康游戏(2.52%)，日本创造了35款健康游戏(2.01%)，瑞典创造了24款健康游戏。

其他 16 个国家包括中国创造了共 48 款健康游戏(2.75%)[2]。我国与发达国家相比,健康科普游戏的开发明显偏少。

从美国来看,近几十年来,健康游戏作为严肃游戏的重要组成部分,无论是游戏本身还是游戏技术都呈现出飞跃式增长。接触和使用健康游戏对于普通居民非常简单。目前,美国 67%的家庭拥有用于玩电子游戏的设备,91%的儿童在家里玩游戏,87%的家庭拥有游戏机。所有主要的游戏机和手机游戏公司都提供可用于健康目的的游戏,例如视频游戏。

2. 各国对健康游戏的研究

健康游戏也被认为是一种强大的技术,可以改善并促进专业人员的学习和技能发展。随着健康游戏呈指数级增长,记录该领域的增长规模、确定设计模式以及解决未来健康游戏开发的潜在设计问题至关重要。然而,关于健康游戏的学术文献是有限的。许多关于游戏事实的基本问题还没有得到充分探讨,例如:有多少健康游戏?它们是在哪里制造的?它们是什么类型的游戏?他们解决了哪些健康问题?游戏是为谁设计的?玩一场健康游戏需要多长时间?他们需要多少钱?有抱负的健康游戏开发者应该关注哪些持续存在的可用性问题?很少有出版物从宏观上研究这些游戏来回答这些问题或只描述了针对特定健康问题设计的游戏结果的综合,基本问题的描述仍然缺失[3]。

在健康游戏的发展中,美国位居全球首位。大多数关于健康游戏的出版物来自美国的中心、研究所(40.2%),其次是加拿大(9.4%)和以色列(6.7%)。如果按地理区域分类,北美(49.6%)和欧洲(14.7%)产生了大部分出版物。不仅如此,美国国内已经发起了多个致力于发展健康游戏的会议,并在多学科领域发表了大量学术文章、书籍和期刊。而健康游戏出版物发表量的高峰出现在 2008 年(16.8%)和 2009 年(20.1%),随后在 2010 年略有下降(9.4%)。2008 年和 2009 年健康游戏出版物的突然激增可归因于健康游戏研究专项资金的可用性(即罗伯特·伍德·约翰逊基金会资金)、商业化游戏技术的进步(例如 Nintendo Wii®)以及建立健康游戏研究网络(例如,健康游戏会议)[3]。

通过健康游戏的出版物来看,目前健康游戏研究的发展趋势是:关注年轻男性人口统计数据,研究参与者数量相对较少,对照试验数量增加,干预期短,用户与游戏互动的持续时间和频率短,运动和康复占主导地位,游戏缺乏基本的理论框架,并专注于身体活动和营养等临床背景。这些情况明显是不利于健康游戏的发展研究的。尽管大多数审查的研究包括年轻参与者,但考虑到游戏在所有人群中的渗透、人口老龄化以及游戏康复的进步,健康游戏研究的年龄分布可能很快就会发生变化。除此之外,只有少数健康游戏试验包括大规模试验。而且,用户招募缺乏明确的纳入和排除标准。如何通过精心设计的纳入和排除标准招募更多参与者进行试验对于健康游戏研究社区来说,是今后健康游戏试验所需要重点考虑的问题。从试验方法来看,在大多数出版物中研究人员使用的是受控实验,受控实验可以提供有效的统计方法来衡量健康游戏对用户的净影响。然而,他们中的大多数都缺少焦点小组等准备性实验。另一方面,焦点小组、案例研究和前后研究,如果没有进行对照实验(大约 50%的出版物),则无法提供必要的证据来证明健康游戏在改变健康结果。建议健康游戏研究使用试点研究(例如,焦点小组、案例研究)为更大规模的对照研究奠定基础。此外,大多数研究是在实验室环境中进行的(>70%),降低了该领域成果的实用性和普遍性。最后,这些研究的相对较短的干预期(大约 1.25 个月)和较短的用户—游戏交互时间(不到 100 分钟)极大地限制了这些研究产生显著影响。在处理慢性病时,健康游戏研究需要更长的干预期以及更长时间和更频繁的用户—游戏互动。由于缺乏健康游戏对慢性病的长期影响的可能性证据,缺乏基线或随访期使得低效应量问题更加严重。因此,未来健康科普游戏可能会扩大人口统计范围以包括女性和老年人,增加对照试验的参与者数量,延长干预期和用户与游戏互动的持续时间,以及扩大健康游戏在新临床环境中的应用[3]。

3. 国外健康游戏的技术

大部分健康游戏发布于多平台。在统计的数据中,共有 1 279 款游戏(72.38%)是可以跨平台玩的网页浏览器游戏。其次是包括 251(14.41%)款游戏的 Windows 电脑游戏,接下来是 128(7.34%)款掌上游戏机游戏、127(7.29%)款 Mac OS 游戏和 70(4.01%)款移动设备游戏。当代电视游戏机构成游戏占 4.72%,其中 34 款(1.96%)是 Nintendo Wii®。29 款(1.67%)是 Sony PlayStation®;19 款(1.09%)是 Microsoft Xbox®。在其余游戏中,23 款(1.28%)是早期游戏机(例如 Atari),5 款(0.23%)是 Arcade 游戏(投币式娱乐机）。在调查的所有健康游戏研究中，59.7%使用商业游戏，而42.3%开发非商业游戏。45.6%的游戏中，键盘和鼠标是主要触觉界面，而其余游戏(54.4%)使用健康游戏和其他用户交互方式(例如运动检测)[3]。

根据游戏行业的自然变化趋势来看，健康游戏技术平台也在不断发生变化。虽然定制的电脑游戏提供了很大的灵活性，可以根据给定的临床环境(例如跟踪特定的身体运动或某些行为因素)进行定制，但游戏技术的进步和获得它们的较低成本已经引领了健康游戏研究社区随着时间的推移，采用更多现成的商业游戏。然而，由于可定制性有限，商业游戏的改编可能会对此类干预的重要性产生负面影响[2][3]。

4. 国外健康游戏的分类和主题

许多研究人员通过理论框架研究了健康领域健康游戏的现状。最突出的健康游戏框架是 Sawyer 和 Smith 的分类法，它先按领域(个人、专业实践、研究/学术界或以公共卫生为重点)，然后按健康活动(预防、治疗、评估)对游戏进行分类。马德等人则根据玩家、游戏和治疗以及它们之间的关系进行分类。这些框架提供了重要的结构见解，例如帮助确定健康游戏是否有未开发潜力的领域，但它们并没有扩展到特定游戏功能的级别。相反，关于游戏功能更具体的游戏框架并没有解决在游戏中体现健康理论的挑战[4]。

健康游戏是旨在影响一个人健康的游戏。目前，至少有五种不同类型的健康游戏。理解前四种游戏类型需要五个组成部分，包括设计(融入游戏的改变程序)、目标行为决定因素(即行为理论通常指定的对行为的影响，如自我效能和态度)、目标行为(蔬菜摄入、吸烟)、有针对性的健康前兆(手术前放松或减少焦虑)和有针对性的健康方面(肥胖、肺癌风险、术后恢复时间)。有些游戏的设计主要是为了增加与健康相关的知识，有些游戏旨在通过改变行为决定因素来改变与健康相关的行为，有些游戏通过将行为(例如身体活动)融入游戏设计以推进游戏玩法。第五类包括培训卫生专业人员提供护理的游戏[1]。

在针对健康游戏的调查统计中，超过 84%的游戏是为健康的大众设计的，这反映了健康游戏在预防保健中的作用。这可以从游戏涵盖的主要健康主题中进一步推导出来，其中大部分(例如健康教育、营养和身体活动、药物滥用、糖尿病)侧重于可以通过行为改变来预防或控制的非传染性疾病。虽然一些认知训练游戏的效果可能仍有争议，但更重要的是关注游戏的力量，以在更广泛的范围内促使玩家在现实世界中的行为发生真正的变化。游戏可以为普通人群的健康促进提供重要的潜在机会。同样令人兴奋的是，几乎10%的健康游戏主题都涉及医疗保健提供者的培训和教育。这些为学生以及那些已经在努力提高技能和知识的人提供了额外的机会。或许未来的游戏开发会针对更多的健康话题和疾病[2]。

按照健康活动，健康游戏可以分为以下主要类型：教育游戏（例如告知用户有关疾病的信息）、行为游戏（例如提高对药物的依从性）、认知游戏（如记忆训练）、运动游戏（如加强体育锻炼）、康复游戏（如上肢康复）、混合游戏（即其他游戏的混合）。而根据健康游戏的相关出版物来看，康复（29.5%）、锻炼（27.5%）、行为（27.5%）和教育（24.1%）类别中明显多于混合（12.0%）和认知（3.3%）类型。近年来，与行为游戏相比，运动和康复游戏激增，原因可能有以下3点：(1)触觉技术的新进步，使用户能够通过移动某些身体部位（例如Nintendo Wii、Microsoft Kinect）来与游戏进行交互；(2)测量运动和康复游戏的客观结果的准确方法（例如能量消耗）；(3)目标人群中潜在条件的增长（例如儿童久坐不动的生活方式）。然而，与行为游戏相比，运动、康复游戏往往缺乏行为改变的理论框架来确保此类干预的长期效果。后者需要在不久的将来在运动、康复健康游戏研究人员和行为教育研究人员之间进行更多的合作研究[3]。

目前，健康游戏正在开发和测试用于广泛的疾病（用于预防和治疗）和健康问题。已发表关于医疗状况（例如人类免疫缺陷病毒感染、囊性纤维化、疼痛管理、帕金森病、肥胖症）、精神状况（例如创伤后应激障碍、焦虑、抑郁、自闭症谱系障碍）、康复（例如烧伤、中风、创伤性脑损伤）、与健康相关的社会问题（例如暴力、欺凌、种族偏见）、公共卫生（例如通过运动游戏增加身体活动、饮食改变、性健康）、员工健康、企业健康、医务人员人际交往能力培训、医学教育、儿科癌症患者和幸存者[1]等内容的游戏。

吸引大多数健康游戏研究的显著临床、健康领域包括身体活动（27.1%）、营养（10.3%）、中风（9.7%）、平衡（5.8%）、脑瘫康复（5.2%）和纾解疼痛（5.2%）。最具代表性的健康游戏的主题则是认知训练，也就是旨在提高认知能力的游戏，如工作记忆和心理旋转（37.41%）。其次是间接健康教育，或解决与疾病间接相关问题的教育游戏，如垃圾管理和理解空气质量指数(13.33%)。其他极具代表性的健康主题包括医疗保健提供(9.98%),其中包括旨在教育专业医疗保健提供者的游戏,例如手术模拟器或医患沟通培训,以及健康教育(9.92%),例如为公众提供有关健康问题的信息,例如血型或 DNA[3]。

5. 国外健康游戏的情况简介

国外绝大多数健康游戏是免费的且开发资金大多是通过研究经费支持。根据 Amy Shirong Lu 等人获得 1683(96.56%)个游戏的零售信息,五场比赛中几乎有四场(1379,79.12%)是免费的。其余 304 款游戏的价格差异很大(从 0.99 美元到 153623 美元),其中超过 60%的游戏在 30 美元以下。价格昂贵的健康游戏大多数都是针对医疗保健提供者的。健康游戏的免费与旨在用于健康的游戏的亲社会性质相呼应。其中大部分健康游戏是基于网络的浏览器游戏,支持多种设备,如计算机和智能手机。这表明健康游戏正变得越来越便宜,并且越来越容易被大众接受(鉴于价格合理的个人计算机和手持移动设备的市场不断增长)。然而,我们不能假设这些亲社会的创意活动本质上是无偿的,因为大约 36%的游戏是由政府或非营利组织资助的。目前尚不清楚这种定价模式是否会限制营利性组织(包括独立和商业游戏开发商)的其余游戏(64%)的开发和增长规模[2]。

在游戏人物方面,大多数游戏包含了一些类型的可玩角色。在这些游戏中,431 个(27.75%)游戏有一个角色,11.40%的健康游戏包含一个以上角色。对于超过一个角色的游戏,每场游戏随机选择一个角色。在具有可玩角色的游戏中,大约三分之二的游戏(402 款游戏,66.12%)以人类或类人角色为特色,三分之一的游戏以非人类或类人角色为特色。就出现次数最多的角色而言,白种人角色和动物是人类和非人类角色中最普遍的类型。在角色性别方面,近半数的角色没有性别信息或可自定义性别类别。在其余游戏中,男性角色多于女性角色。在角色年龄方面,除 214 款游戏(35.20%)无法识别年龄信息或可自定义角色年龄外,247 款游戏(40.63%)是 18—65 岁成人角色,141 款游戏(23.19%)以 18 岁以下的儿童为特色,只有极少数游戏(6 场,0.99%)以 65 岁以上的老年人为特色。在角色健康方面,超过 90%的游戏(563 场)的角色在整个游戏中都是健康的,41 场(6.74%)的角色是不健康的或从患者开始的,少数特色角色一开始很健康,但随着时间的推移,他们的健康状况恶化。人形人物的高度流行暗示了人物设计的同质化。健康游戏中角色的多样性仍然是一个问题：白人、男性和成年人的比例过高，只有 7%的游戏是为患者设计的。作为一个努力领域的健康游戏应该更多地包容患者和少数群体，因为这些群体同样（如果不是更多）需要游戏来提高他们的生活质量[2]。

在游戏时间方面，完成健康游戏所需的时间范围较大。2 000 多款健康游戏中，1 229 款游戏（14.75%）没有指定结局可以连续“玩”，比如一些需要玩家输入每日饮食摄入量的应用游戏，而剩下的 1 324 款游戏（85.25%）可以在 1 分钟到 80 小时的时间范围内完成。在声音存在方面，最流行的声音类型是音效，或由玩家输入产生的声音（454 场比赛，29.23%）。人声并不常见，只有 446 款游戏（28.72%）提供了某种类型的人声。其余 284 场比赛（18.29%）“静音”。这些流行的健康游戏规范（四分之三的游戏可以在一个小时内完成，其中近 60%只停留在提高意识和知识传递的水平；只有相对 28%的游戏配备了人声，18%的游戏完全静音；超过 50%的游戏是益智游戏或简单的休闲互动应用程序，而不是让玩家参与持续时间更长的活动或构建更复杂的技术）提出了一个关于其影响的关键问题：健康游戏是否应该超越这些限制，促使玩家发生更重大的变化，从而为资金和商业化开辟新的机会[2]。

在其他方面，比如游戏视角方面，除了少数游戏使用网页浏览和第一人称视角外，大部分游戏采用第三人称视角。在类型方面，共有 916 款游戏（58.98%），是类似于超级马里奥兄弟游戏的 2D 平面侧视图。在游戏设定方面，大多数游戏在地球上“发生”，其中房间（295 场比赛，19%）是游戏设置最受欢迎的地方。略多于三分之一的游戏（553 款游戏，35.61%）没有指定设置，例如背景为空白。在叙事方面，大约五分之一的游戏将叙事情节作为设计的一部分。在玩家人数方面，超过 90%的游戏只为一位用户设计。在游戏设计中加入更多社交元素可能有助于以有意义的方式连接更多玩家（例如患有相同疾病的患者与共同的敌人作战）[2]。

6. 国外健康游戏的特点与需求

在国外，开发一个成功的健康科普游戏一般有以下要求：首先，游戏必须具有吸引力，以鼓励游戏，使玩家朝着期望的健康和学习成果迈进；了解成功的游戏机制对于这项工作很重要。此外，不同的游戏机制可以通过不同的方式(例如鼓励或限制身体运动)鼓励或阻碍预期的健康结果,理解这种关系至关重要。此外,许多游戏机制,例如多人游戏机制,在健康游戏的背景下根本没有得到很好地理解,这意味着有希望的领域经常被忽视[4]。

而要做到让健康游戏有吸引力,健康游戏需要有以下特点:

(1) 交互性:玩家有机会发起行动并接收有关其行动的评估信息。

(2) 反馈:玩家收到的关于他们的游戏行为效果的即时信息。

(3) 代理或控制:玩家管理游戏玩法方面的能力,例如使用控制机制和影响故事情节。

(4) 身份:玩家通过化身成为游戏角色和(或)与游戏角色形成关系和联系的机会。

(5) 沉浸感:玩家在游戏中的存在感、交通感或融入感[1]。

然而,随着技术的进步,虽然可定制的控制方案、定制、指令和输入可预测性等可用性标准可能会随着时间的推移而改进,但健康游戏设计者似乎越来越不愿意让玩家跳过不可玩的内容,例如精心制作的过场动画(即视频游戏中非交互式的序列),用户也无法按照自己的节奏参与游戏[2]。尽管一些研究人员认为加入故事(过场动画)后扩展了游戏玩法并使健康游戏可能更有趣,但游戏行业对将传统叙事(如电影)能否顺利与视频游戏交互性相结合存在分歧,认为过场动画会破坏游戏体验。而且建议可以利用配套故事(如漫画)替代过场动画,这样既可以叙事又不会影响游戏体验。

7. 国外健康游戏的影响与结果

在国外,健康游戏影响可以分为三个级别。第一个,Awareness/Knowledge,指的是教玩家某个健康话题的游戏,例如了解血型或学习人体解剖学。第二级的游戏旨在通过改变人们对某个健康问题的行为意图或态度来尝试改善他们的行为,例如鼓励每天刷牙两次或饭前洗手。第三级的游戏需要实际的行为来玩游戏,例如通过 Wii 控制台积极游戏或学习瑜伽呼吸技巧以减轻压力和焦虑[2]。

在国外,已经发现一些健康游戏可以鼓励和改善健康的生活方式并增加癌症患者和糖尿病患者的疾病知识。游戏还对老年人的心理、身体和社会健康产生了积极影响。然而,许多健康游戏尚未被证明有效,需要更多和更高质量的临床试验来进一步了解不同游戏对健康结果的影响。理想情况下,健康游戏的临床研究不应该仅仅显示的是一个特定的游戏是有效的，但也应有助于研究人员了解为什么这是有效的。如果没有对基础游戏功能的基本了解，就无法做到这一点[4]。

例如，Exergames需要身体活动来推进游戏进程。面对全球性的肥胖流行，人们对运动游戏产生了浓厚的兴趣。38款舞蹈游戏从街机开始，并发展到客厅，演变为同时使用上身传感器和下身垫，捕捉手臂摆动和花哨的步法。在实验室进行的运动游戏的能量消耗高于久坐游戏。至少有五项研究表明运动游戏会影响身体指数和体重。将运动游戏整合到更标准的儿科肥胖计划中还包含除降低体重指数之外的其他好处：增加中度至剧烈的体力活动，以及减少屏幕时间和苏打水摄入量；6—11岁儿童与家庭固定周期相关的游戏的能量消耗高于不玩游戏的儿童；因为这不会导致更高的疲劳度，所以他们能够保持更长时间。健康游戏还可以为学校提供宝贵的锻炼机会。由于学校在社会经济地位和种族背景方面的影响广泛，儿童和青少年大部分时间都在学校坐着。"移动课堂"是一款带有学校课程的活跃视频游戏，减少了久坐不动。积极的游戏还可能会提高体育教育的兴趣和能力[1]。

8. 国外健康游戏的测评

就健康游戏的效果而言，健康游戏是十分有效的，但它们作为卫生保健预防、治疗或培训的一种方式，会由于缺乏卫生保健专业人员对基本概念的理解，甚至不信任而受到阻碍。在医生和患者考虑使用健康的游戏作为解决医疗保健相关问题的有用解决方案之前，重要的是他们要了解游戏正在解决什么问题，并且提出的有效性主张确实是值得信赖的。许多临床医生目前在判断严重游戏的安全性或有效性方面的还原量不足。关于个人游戏的信息通常很难在无序的应用程序商店和网站中找到。关于健康游戏的有效性和有效性的研究仍然很少见。在医疗保健中应用电子游戏的想法甚至可能会对某些临床医生或患者感到不满。此外，数据安全的威胁加剧了对医疗保健电子应用的不信任。这些问题威胁着健康游戏在整个医疗保健过程中的实际应用，随后限制了对最终可能被证明有益的智能解决方案的投资[5]。

因此，在针对健康游戏的研究中，需要科学严谨的研究来了解健康游戏是否以及如何影响预期的健康结果或产生不利影响。优先研究议程如下：

(1) 使用客观的结果测量，(在可能的情况下)进行充分有力的随机临床试验，为健康游戏效力和有效性建立更强大的经验基础。

(2) 进行充分有力的随机临床试验，以测试有关游戏设计和行为改变特征的假设，包括参与式设计，这些假设有助于改变行为决定因素、行为和健康结果(例如，健康游戏的乐趣是什么，以及它与预期结果的变化是否有关)。

(3) 研究最适合整个童年不同发展阶段的游戏设计和行为改变程序。

(4) 调查对特定文化的健康的需求以及最大限度地提高健康效力和有效性的文化剪裁或目标方面。

(5) 确定最适合不同环境(例如学校、健身中心、疗养院)的最佳游戏设计和行为改变程序，以及如何利用环境实现改变(例如合作与自我竞争或其他)。

(6) 利用相关技术(在游戏设计和行为改变方面)的最新进展，以最大限度地提高效率和效果。

(7) 确定对有效游戏的神经反应概况，以最大限度地降低游戏开发成本，使得对神经概况的影响成为结果的最接近标志，结果游戏很可能会导致所需的变化。

(8) 开发游戏以增强心理健康和认知结果，以及这些游戏设计和行为改变程序如何与次要健康结果相关(例如，增强记忆导致增强的养生法依从性，减少抑郁导致增强饮食和身体活动)。

(9) 确定表明游戏外结果的游戏内衡量标准，以及最有可能发生这种情况的背景。

(10) 识别(或在经验上明显矛盾)来自健康的不利结果，尤其是健康可能对娱乐游戏的不利结果(例如媒体成瘾、暴力、性放纵、侵犯隐私机密等)。

然而，在国外，针对健康游戏测评的困难包括以下几个方面：

(1) 测试健康功效的主要困难之一是“黄金标准”干预设计——安慰剂对照双盲研究——不是一种选择。行为研究的参与者总是知道他们的培训内容，因此，根据定义，他们不能被蒙蔽(尽管他们可能不知道干预的目的)。必须注意尽量减少混淆的影响，并最大限度地提高可复制结果的可能性。这意味着使用适当的对照组(其中“适当的”可能有很大差异，具体取决于研究的目标是显示功效还是确定可能的机制)，确保有足够的时间完成任务(作为仅持续干预后的无效结果，几个小时的信息量不大)，使用适当的训练间隔(即分布式而不是集中练习)，并尽可能对感兴趣的结构采取多种单独的措施(例如如果一个人对有氧健身感兴趣，则采取最大程度的措施，O_2 摄取量、静息心率、恢复心率等)。

(2) 有效的游戏设计研究必须解决健康游戏中的故事如何吸引儿童、调节这种影响的机制、哪些(组合)功能使游戏适合发展,以及哪些功能促进游戏转移到现实生活中的行为。

(3) 这些程序融入不同年龄段的创新媒体中。不同类型的故事和游戏在不同的时间对不同的人感兴趣。了解哪些故事和游戏特征对特定类型的人有吸引力有助于定制游戏设计和行为改变程序,以最大限度地提高效率。

(4) 因为参与式设计程序(迄今为止使用的)在增加行为改变方面无效,研究必须解决形成性研究的最佳作用,包括谁应该参与,以及提高游戏有效性的参与类型,游戏研究中的可行性研究,游戏干预可行性的定义(即游戏何时被认为可行)、可行性研究所需的样本量(即统计功效计算不合适时),以及是否通过干预后访谈来评估干预是否满足用户需求和建议增强是重要的、必要的或有帮助的。必须解决与实时数据收集相关的隐私、机密性和个人风险(例如记录非法活动)问题。

(5) 在国际范围内,健康游戏可能包括玩家限制,例如语言障碍和文化。当孩子们在 Xavi-X®(加利福尼亚州圣地亚哥)J-MAT 上玩特定的运动游戏时,运动强度和能量消耗增加了,这些游戏实际上让他们在中国香港的街道上穿梭。这场比赛以名人成龙为化身,从而为孩子们建立了文化联系。具有文化特性和语言翻译的游戏可以鼓励儿童参与更积极的游戏。未来的研究需要评估健康游戏中语言和文化特异性的影响,以及玩家愿望和设计元素有效性的跨国差异。

(6) 涉及上下文的更引人入胜的叙述,针对上下文元素的复杂反馈可能会将健康游戏提升到更可持续的水平,以吸引大众[1]。

9. 国外(美国)健康游戏指南的制定

为儿童、家长、教育工作者、临床医生、政策制定者和技术人员制定指南。

首先,在健康游戏的应用方面,美国儿科学会指南指出儿童屏幕媒体曝光不应超过每天 2 小时的总屏幕时间。然而,这个 2 小时的限制并不区分有益和无益的屏幕媒体使用。2 小时限制的部分考虑是对缺乏身体活动的关注。在游戏过程中增加身体活动但不增加卡路里摄入量的运动游戏可能可以接受更长的时间间隔,尤其是在不安全社区的儿童中,否则他们可能不被允许在外面进行身体活动。另一个迫使2小时限制的问题是因访问社交媒体而接触色情短信、欺凌或其他令人厌恶的结果。使用具有证明健康益处的健康游戏似乎不是问题。据我们所知,还没有关于健康游戏过度使用的报告,但这在科学文献中尚未得到探讨。在某些时候,制订一个"处方计划"(由健康保险支付并由美国医疗保健专业团体协调)来开发特定的游戏或游戏套件以实现给定的目标(因发育年龄、游戏偏好等而异)可能会有所帮助(假设给定的预防或治疗训练效果的剂量已经证明)[1]。

在健康游戏的开发方面,为健康游戏建立关于力学和开发程序的指南将是有价值的。尽管国外已经提出了严肃游戏设计的框架,但由于目前对有效健康游戏设计的原则知之甚少,因此提供满足影响健康的严肃目的同时提供激励吸引力的游戏的指南似乎为时过早。然而,为了有效,严肃游戏必须有趣,而且比目前许多严肃游戏更有趣。专注于学习、评估或行为改变不应减损玩家的乐趣。乐趣并不容易实现,不应由设计师的专业知识假设或从呈现给用户的简单问题中推断出来。对于不同的利益相关者来说,推荐的做法是:(1)以跨学科的团队合作进行游戏开发,从概念到市场;(2)整合和应用来自设计和开发、健康交流、游戏、社交网络和行为科学的理论和模型,以指导开发、评估和传播;(3)参加与中间和最终用户的形成性评估,以确保游戏的可用性、可取性和可行性;(4)通过建立有效性来进行严格的评估,以提高游戏的可信度;(5)关注规模和传播。游戏开发者也应该注意发展的适宜性、文化差异和文化敏感性问题。根据医疗保健的格言"不伤害",健康游戏的设计师应该避免加入暴力,因为有证据表明媒体中的暴力会增加受众的暴力风险[1]。

在游戏开发的资金方面,健康游戏在市场上有几个结构性优势(例如,个人玩游戏可能是因为对游戏玩法的结果感兴趣,而不是出于玩游戏本身的愿望;某些健康游戏的受众是被俘虏的,如医疗或学校环境等),因此在预算方面不一定需要与某些娱乐视频游戏在同一领域竞争(差距可能会达到数千万美元)。对于教育游戏,不需要高产值,因为具有高度逼真视觉效果的游戏并不胜过简单的文字游戏或卡通类游戏。然而,制作有效且引人注目的健康游戏仍然需要一定水平的预算,以确保有效的力学和动力学、艺术和声音等[1]。

迄今为止,美国的健康开发和研究主要由政府(例如美国国立卫生研究院)或基金会(例如罗伯特·伍德·约翰逊基金会)资助。健康保险业资助了健康游戏的开发,但文献中很少出现对这些游戏的研究。资金不足的部分原因是人们认为电子游戏的不利影响、记录有效性的复杂临床试验数量不足、“巧克力包裹的西兰花”问题——这是开发真正令人愉快的健康游戏的挑战[1]。

部分问题与业务有关。大型成功的娱乐视频游戏开发公司已经探索了教育游戏领域,但健康游戏并没有像娱乐游戏那样在财务上取得成功。因此,投入健康游戏的资源少于创建高质量参与体验所需的资源。我们尚未达到行业或医疗保健行业认为健康游戏可行的临界点(拐点)。到目前为止,在健康环境之外播放的健康游戏没有报销。卫生行业批准的用于预防或治疗的“游戏药物”处方将是一个受欢迎的补充,可能有助于降低医疗保健成本。从业者可以使用有效的健康游戏来促进和增强行为改变。证明有效的健康游戏可以以相对较低的成本广泛分布,从而扩大影响范围和潜在的公共卫生影响[1]。

参考文献

[1] Baranowski T, Blumberg F, Buday R, et al. Games for Health for Children-Current Status and Needed Research [J/OL]. Games Health, 2016 Feb, 5(1): 1 - 12. DOI: 10.1089/g4h.2015.0026. Epub 2015 Aug 11. PMID: 26262772; PMCID: PMC4770851.

[2] Lu A S, Kharrazi H. A State-of-the-Art Systematic Content Analysis of Games for Health [J/OL]. Games Health, 2018 Feb, 7(1): 1 - 15. DOI: 10.1089/g4h.2017.0095. Epub 2018 Jan 2. PMID: 29293368; PMCID: PMC5797326.

[3] Kharrazi H, Lu A S, Gharghabi F, et al. A Scoping Review of Health Game Research: Past, Present, and Future [J/OL]. Games Health, 2012,1(2): 153 - 164. DOI: 10.1089/g4h.2012.0011.

[4] Kelley C, Wilcox L, Ng W, et al. Design Features in Games for Health: Disciplinary and Interdisciplinary Expert Perspectives [J/OL]. DIS (Des Interact Syst Conf). 2017: 69 - 81. DOI: 10.1145/3064663.3064721. PMID: 28868523; PMCID: PMC5581190.

[5] Graafland M, Dankbaar M, Mert A, et al. How to Systematically

Assess Serious Games Applied to Health Care [J/OL]. JMIR Serious Games, 2014,2(2): e11. https://games.jmir.org/2014/2/e11. DOI: 10.2196/games.3825.

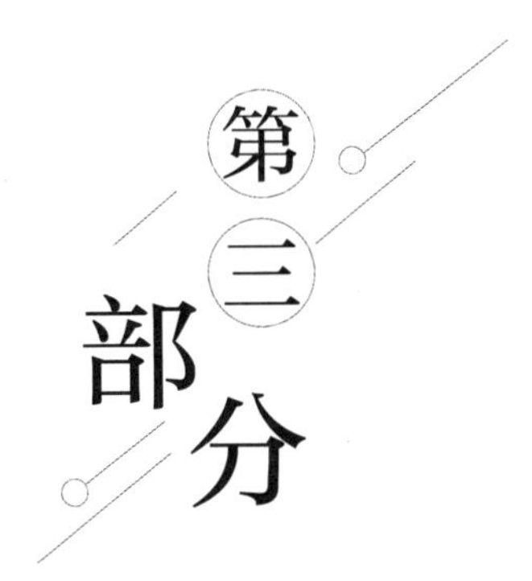

从治理到引导

——健康科普游戏推动绿色网络游戏生态

第八章

我国网络游戏产业

第一节　我国网络游戏的发展

网络游戏又称“在线游戏”“网游”，是指用互联网作为传输媒介，以游戏的运营商服务器作为处理器，为人们提供娱乐、交流的文娱产品。在这样一个网络的虚拟游戏世界中，人们往往会得到快乐以及放松。

20 年前，尼古拉·尼葛洛庞帝在《数字化生存》中，对数字化时代就有了这样的预言：“我们无法否定数字化时代的存在，也无法阻止数字化时代的前进，就像我们无法对抗大自然的力量一样。”互联网就如同他所说的那样，引领着时代的洪流大步向前推进。人们在互联网这个虚拟的世界之中游戏、学习、工作，释放着自己的天性。而网络游戏正是在这个虚拟的世界中诞生了。当时的人们一定不会想到那个塑料小盒子“小霸王”会摇身一变，成为现在风靡于男女老少之间炫酷多样的游戏了。

随着我国科学技术的不断发展，互联网技术的兴起推动了经济的快速发展，同时，网络游戏也发展得越来越快，并且逐渐成为一个拥有庞大市场的产业。如今，随着网络建设水平的不断提高，人们的娱乐活动也从传统的游戏转为网络游戏，网络游戏的类型也越来越丰富，从网络联机游戏，到各种手机游戏等，自主创新型网络游戏的市场一片繁荣，中国网络游戏的时代早已经拉开了帷幕。

世界上的第一个网络游戏起源于欧美。1962 年，第一个网络游戏诞生了，它是瑞克·布莱姆写的一个软件，可以让两个用户远程连接到游戏，称为《太空战争》。让我们把视线转向中国。

1. 客户端游戏(端游)

(1) 发展阶段(1996—1999年):

在中国,网络游戏的起源则可追溯到1995年。在这一年的9月,中国台湾推出了一款文字网络游戏(MUD)《东方故事2》。随后,游戏中的四位玩家参考金庸先生的小说,并用《侠客行》作为游戏的名字。1995年11月,游戏策划书被贴在了当时全球唯一的中文站点ACT(alt Chinese text)上,引起了留学生们的广泛关注。不可否认的是,《侠客行》的发行给予了中国网络游戏极大的推动,也获得了极大的成功。但是随后的时间里,《侠客行》的一个服务器被玩家攻击,由于所有文件的公开,类似的网络武侠游戏随即遍地开花。而《侠客行》的开发公司内部却在1997年因为管理不当,陷入了纷争,导致了最后的衰败,这款游戏自此消失在了历史的尘埃之中。

说到《侠客行》就不得不说另一款简单的图形游戏《笑傲江湖之精忠报国》了。这款MUD游戏起源于1995年的电话音频游戏服务的《笑傲江湖》,经过对原游戏模版升级改造进入互联网领域,组建起"笑傲江湖游戏网"并推出了这款MUD游戏。游戏背景是在明朝中后期,倭寇屡次骚扰我国东南沿海边境,著名抗倭将领戚继光率领戚家军与倭寇展开了英勇的反侵略斗争,同时,也组织联合了民间的力量共同抗敌。所有的玩家则是游戏中某一个门派刚刚下山的弟子,作为民间组织的一员,积极抗敌,报效祖国。

沿着时间轴,我们来到了1996年,"飞雪连天射白鹿,笑书神侠倚碧鸳"。河洛工作室开发了一款中国武侠RPG游戏,叫作《金庸群侠传》。这款游戏由金庸笔下的十四部武侠小说改编而成,玩家可以与部分金庸的小说人物共同冒险。并且游戏中大部分的人物、武功、物品及剧情发展都十分忠于金庸原著。游戏的剧情是开放的,游戏地图也是开放的。在游戏中玩家可邀至多5位非主角控制的人物(NPC)参加队伍,而且在游戏中如果行善做好事多,则玩家的品德属性值高,这样一些人物才愿意与你为伍。

(2) 黄金阶段(2000—2004年):

2000年7月,华彩公司在中国发行了第一款角色扮演类游戏《万王之王》,这一游戏也是第一款真正意义上的中国网络图形MUD游戏,也是第一款由中国自主开发的3D网络游戏。2000年也因此被称为中国网络游戏的元年。《万王之王》以一个遥远的世界为背景,传说这是一个在火中诞生的世界，每过一千年就要经历一次火焰的考验，只有“万王之王”才能带领这个世界的生物在烈火之中获得重生，使这个世界的生命繁衍下去。在网络和电脑都还不发达的年代，《万王之王》仅用了一个月便达到万人同时在线，中国游戏第一个真正意义上的万人同时在线。中国的网络游戏市场的大门也随之被打开。《万王之王》凭借着高质量、精制作的优势，借助一定资本的支持，成为游戏中的王者，诱导了更多的游戏制作公司进军网络市场，推动了网络游戏的商业模式的形成，通过“客户端免费，通过服务收费”的商业模式净化了充斥着盗版游戏的游戏市场，使得网络游戏的版权意识日益增强。《万王之王》也获得了商业上的巨大成功。然而，随着韩国网游大举进入中国市场，《万王之王》的缺点被无限放大，如粗糙的画质和很多让刚接触电脑的玩家无法适应的操作。《万王之王》的起点还是太低了，延续了太多文字 MUD 的特点，使得它在面对完全按照图文化网游特点开发的游戏时全面溃败。

2001 年 1 月，北京华义代理《石器时代》上线，这是日系网游第一次进入中国。这时，欧日韩“三足鼎立”的网游环境正式形成了。《石器时代》是一款由日本 JSS 公司开发（后转入华义国际）的 2DMMORPG 网络游戏，于 1999 年发行。这款游戏最初在中国由华义国际代理，也是中国早期网络游戏的代表。游戏的背景，就如同它的名字一样，发生在石器时代。在那个时代，有很多肉眼看不见的小精灵，藏匿在各种道具、武器、防具之中，它们可以给予游戏中的人物以力量，并且也可以治疗游戏中任务的疾病。此外，在游戏中，每个玩家还会配备宠物，游戏中也会出现恐龙等动物，若玩家收集齐所有种类的恐龙，还可以通过相机功能做成一个恐龙图鉴大全。《石器时代》曾经达到万人空巷的火爆地步，堪称中国网络游戏的鼻祖，在中国运营了长达 8 年的时间。但是，最终在 2008 年的时候由于版权的问题，选择了停服，后来版权持有商 Digipark 授权胜思网络（中国大陆）和陶朱科技（中国台湾）全权代理，《石器时代》又重新得以开服。2016 年 4 月 8 日，最终胜思网络正式停运《石器时代》。随即，属于《石器时代》的时代就此落幕。

在《石器时代》上线之后，2001 年 3 月，《千年》上线。《千年》是一款由 Actoz 开发的武侠类网络游戏，由城镇组成。但是，《千年》在后期转由北极冰代理以后，由于运营不善和原代码泄露导致私服泛滥以及代理公司人事调整，现在已经关闭了。2001 年 7 月，《龙族》上线。《龙族》是 2001 年由韩国 eSofNet 公司与三星电子共同开发推出的一款 MMORPG 网络游戏。它以韩国作家李荣道所撰写的奇幻小说《龙族》为背景制作。随后，2001 年 9 月，《红月》(RedMoon)上线。《红月》是一款由韩国 ShiLi Network Co. Ltd. 开发的 2D 网络游戏。它改编自韩国漫画家黄美娜 action SF 漫画《红月》。《千年》《龙族》《红月》，这三款游戏都来自于韩国，并且拥有相同的游戏模式——练级和自由 PK，因此被合称为“千年龙族红月，远古三神兽”。

同年 7 月，中国也有一款游戏上线了，名为《金庸群侠传》。《金庸群侠传》是一款由中华网龙开发、龙图智库代理的网络游戏。它以金庸小说为背景，是一款半即时制 2D 网络游戏。游戏中玩家将扮演一名武林人士，通过学习不同的武学，加入各式各样的门派来体验江湖。“桃花岛、少林寺、武当派、峨眉派、灵鹫宫、古墓派、血刀门、全真教、华山派、恒山派、星宿派、丐帮、明教、大理段氏、昆仑派、逍遥派”这些门派全出自于金庸先生的小说，玩家可自行选择门派，真正进入金庸先生的武侠小说之中，在大理、西夏、京城、扬州等各个城市之间的各大门派的传功师下学习武功，提升自己的武学，真正成为一位梦想中的武林高手。该游戏原创性做得非常好，经济系统、武学系统、聊天系统等都有值得称道之处。《金庸群侠传》对武侠世界的刻画上十分成功，从最初的拜师学艺到后来在江湖的摸爬滚打，都能让人感到自己已是个武林中人。它也成功地从韩国网络游戏手中抢回了部分市场，成为 2001 年成功的原创网络游戏。在那个被日韩游戏完全霸占的国内市场中，《金庸群侠传》为国产游戏挽回了颜面。

在 2001 年末，有一个不出名的小公司测试了一款新的韩国网络游戏。然而没有人想到，就是这款看上去不起眼的游戏，在几个月之后，谱写了网络游戏历史上的一个传奇。正如这款游戏创造的传奇，它的名字就叫作《传奇》。2001 年 9 月，《传奇》公测三个职业“战牧法”的组合，至此开始《传奇》成为中国网游史上影响最深的网游。到了 2002 年的夏天，《传奇》的用户量超过了 50 万，成为当时规模最大的网络游戏。但是由于 2003 年时盛大拖欠了韩方分成费，导致了 Actoz 和 Wemade 单方面中止了盛大对《传奇》的运营权，中韩第一次网络游戏运营纠纷就此开始。Actoz 和 Wemade 与光通娱乐正式合作，新一代《传奇》作品《传奇 3》进入运营筹备阶段。直到 2003 年 7 月 28 日，盛大开发的《传奇世界》开始测试，测试期间在线人数峰值高达 30 万。整个《传奇世界》构建了一个完整的虚拟社会体系，每一个玩家都能在游戏中体会不一样的人生。师徒、夫妻、行会等社会关系，使玩家有效地参与了攻城略地、行会战斗、文明发展、个体交往等虚拟社会活动。2003 年 10 月 9 日，Wemade 正式提出诉讼，控告盛大《传奇世界》侵权，北京第一中级人民法院正式受理此案。最终此案以庭外和解，并且盛大收购 Actoz 结束。这也是“私服”这一说法的缘起。

2001 年 12 月，《大话西游 online》上线，这是款由网易公司自主研发运营的大型精品 RPG 网络游戏。《大话西游 OnlineⅡ》（现更名为《大话西游 2 经典版》），是网易公司自主研发运营的大型精品 RPG 网络游戏，2002 年 8 月正式推出。2014 年 7 月 23 日，《大话西游 2》推出《大话西游 2 免费版》，并且在移动设备上延伸和扩展了《大话西游 2 口袋版》，经典版口袋版于 2014 年 6 月正式上市，2017 年 6 月 2 日全新《大话西游 2 口袋版》全平台开放性测试，和端游无缝互联。相比于之前学武学艺的游戏，《大话西游 2》更侧重于感情的交流，更偏向于聊天交友，甚至还在游戏中开发了具有特色的聊天系统和各种交流频道，方便了玩家在游戏中的沟通交流。

2002 年 1 月，在这一个月中，由网星代理的《魔力宝贝》开始封闭测试，在游戏市场上全面取代了《石器时代》。《魔力宝贝》的游戏背景是一个剑与魔法的时代，玩家作为剧情的主角，从无职业的游民开始到选择自己喜欢的职业，穿梭于过去、现在以及未来的时空中，并亲身参与了所有重大的历史事件。同时，该游戏还结合了各种的任务系统将剧情穿插在任务主线中，玩家可以体会到完全不一样的游戏乐趣，是网络游戏任务系统的巅峰之作。

2002 年 6 月，《精灵》上线，在那个 2D 游戏称霸的年代，这一款 3D 游戏让玩家们体验到了新的世界。7 月，深海游戏带来了《仙侠情缘》。这款游戏以女娲救世为背景，展现了充满浓郁华夏风的奇幻画卷。这一时期，明星代言也逐渐出现在了网络游戏圈中。

2004 年 4 月，《泡泡堂》上线了。《泡泡堂》是由韩国游戏公司 Nexon 开发的一款休闲游戏（Casual Game），游戏讲述了在哈巴森林的一个村落的村民们利用神奇的水泡来打猎和采集宝石，故事由为拯救村民和夺回被海盗抢去的宝石而展开。游戏中有 8 个基本的游戏角色，还有 2 个隐藏的角色，这些角色都是偏卡通的类型，力推免费的模式，适合各个年龄阶段的人。《泡泡堂》的操作方法十分简单，只要使用上下左右控制方向，再加上一个空格键放置水泡，CTRL 键使用特殊道具，6 个按键就可以进行游戏。直到现在，它仍旧受到人们的欢迎。

2004年6月,《天堂2》登场。《天堂2》是由韩国NC SOFT公司研发的3DMMORPG系列网游。《天堂2》中有精灵、兽族、人类等多种族与职业,还有血盟、攻城战、任务、转职、坐骑。这款游戏的画面可以称得上当时最好的制作之一。但有趣的是,《天堂2》在中国台湾地区获得了空前的成功,但在中国大陆却很少有人玩;反观《传奇》,在中国大陆,可谓是"传奇"般的存在,但是进入中国台湾地区以后,却无人问津。

2004年7月,《冒险岛》出现了。《冒险岛Online》是由韩国WIZET和NEXON制作开发的一款2D横版卷轴网络游戏,游戏的背景是在被"黑暗力量"吞噬后的混沌世界,在这个世界中,玩家可以在5种职业中选择自己的职业并且加入7个游戏阵营与"黑暗力量"斗争。这款游戏是免费的,但最终由于外挂而逐渐从人们的视野之中消失。

同年8月,第一款星际题材的FPS网络游戏出现了,它就是《星际online》。游戏以未来太空作为背景。玩家可以从地球共和国(简称为TR)、新联盟(简称为NC)和瓦努主权国(简称为VS)这三个国家之中选择一个,通过个人技术和团队合作获取战争的胜利。

(3) 发展与分化阶段(2005—2006年):

2005年,世界级的游戏大作《魔兽世界》(World of Warcraft)出现了,它将MMORPG的发展推向巅峰。《魔兽世界》是由著名游戏公司暴雪娱乐所制作的第一款网络游戏,属于大型多人在线角色扮演游戏。该游戏以即时战略游戏《魔兽争霸》的剧情为历史背景,依托魔兽争霸的历史事件和英雄人物。2003年《魔兽争霸Ⅲ:冰封王座》发售之后,暴雪娱乐正式宣布了《魔兽世界》的开发计划。《魔兽世界》在2004年于北美公开测试,同年11月23日开始在美国、新西兰、加拿大、澳大利亚与墨西哥发行。到了2008年底,全球的《魔兽世界》付费用户已经超过1 150万人。2008年4月,《魔兽世界》在MMORPG市场占有率达62%。到了2014年1月,全世界创建的账号总数已超过1亿,人物角色达到5亿。共有244个国家和地区的人在玩《魔兽世界》,包括南极、巴哈马、圣诞岛,以及托克劳群岛。《魔兽世界》在国内刚刚上线的时候就吸引了大批的玩家。与以往的游戏不同,《魔兽世界》堪称大制作,它有着丰富的游戏背景,复杂庞大的游戏地图,还有多样的故事情节。游戏中共有12个角色:战士、德鲁伊、猎人、法师、圣骑士、牧师、潜行者、萨满祭司、术士、死亡骑士、武僧、恶魔猎手。所有的角色都有自己的类型、状态栏、可用的护甲、武器、专精、可选择的种族。如此之多的角色是以往的游戏之中很少甚至不曾出现的。不仅如此，该游戏还包括人类、狼人、高等精灵、侏儒、矮人、暗夜精灵、上层精灵、德莱尼、破碎者、熊猫人、光柱德莱尼、虚空精灵、机械侏儒、熊怪、兽人、牛头人、暗矛巨魔、人类亡灵等多种种族，包括各种部落、联盟，还有领袖、正营、军队与组织等。不同的国家、不同的种族都有着自己的文化、历史，让这虚拟的世界描绘得就如同现实中的世界一般。并且每一个场景、故事情节都有着一个庞大的体系去支撑，每一个在这个虚拟世界的人物都有着自己的故事，这无疑给那个时候的人们带去了极大的惊喜和吸引力。并且，《魔兽世界》还十分注重游戏中的各种人物、故事、场景的细节，每个场景中的音乐也都是经过了精心的制作。在 2003 至 2013 年间，《魔兽世界》得奖无数。2012 年，在线游戏开发者大会的评委会称赞《魔兽世界》时，说道："《魔兽世界》不仅极大地推动了网游产业的发展，同时在运营近八年的时间内依然广受欢迎，至今仍有来自全球各地的用户在积极加入。即将推出的新资料片有望创造游戏的新纪录，使得这一品牌越发显著地成为当代流行文化的一个重要标志。"确实，《魔兽世界》的出现和引进极大程度地推动了中国网络游戏的发展，也为玩家们开了一扇网络游戏的大门。2009 年 6 月 7 日，《魔兽世界》在中国的运营商变更为网易，也宣告着九城时代渐渐落下帷幕。

《征途》在 2005 年 11 月上线。它是中国网络游戏的里程碑。《征途》是巨人网络第一款自主研发的网络游戏，以中国武侠文化为基础，融合 PK 战争、休闲竞技、恋爱养成等众多游戏内容。它以皇城衰败，传国玉玺失踪，皇位悬空，天下大乱为背景，有十国争斗的设定还有八大职业供玩家选择。此外，《征途》还首次植入了自动寻路的功能，给玩家带来了惊喜。

同年 11 月，《街头篮球》上线，以街头篮球斗牛为主题，可支持 6 名玩家联机竞技。随后，《劲舞团》《跑跑卡丁车》分别出现，拉拢了大量"90 后"玩家。

2006 年后，客户端游戏的发展进入了瓶颈期，而网页游戏慢慢崛起。中国网络游戏开始越来越商业化。

自 1995 年到 2006 年这 11 年间，网络游戏是"有情怀，有追求，有热爱"的。但这段时间内，大制作较少，游戏类型也较于固化，容易引起玩家的审美疲劳。端游的耗时较长，也导致其他类型的网络游戏分离了端游的玩家。

2. 网页游戏(页游)

(1) 萌芽阶段(2007 年):

2007 年,页游进入了萌芽的阶段。这一年中,青少年网络游戏防沉迷系统也正式投入使用。盛大网络开发了在线联机对战网页游戏《纵横天下》。该游戏以三国为游戏背景,玩家可通过城市建设、军队训练,让自己决胜沙场。《猫游记》则是由北京千橡网景科技发展有限公司开发的第一款网页游戏。玩家可成为这一游戏世界中的战士或者魔法师,不仅可以打怪升级,交友聊天,还可以看最新的资讯,写博客。

(2) 探索阶段(2008 年):

2008 年,页游已经从萌芽阶段变为了探索阶段。在《热血三国》中,游戏以三国策略为基石,玩家可以创建自己的君主,通过任务和活动获得材料建造自己的主城。《热血三国》是以棋盘方格为设计,并且采用 2.5D 的大视野地图,让玩家能够在游戏的界面中看到无边界障碍的世界。此外,该游戏率先以 FLASH 技术融合网页游戏,还原了三国中古色古香的东汉建筑和雅致的三国风情,是国产网页游戏的代表作之一。此外,从《热血三国》开始,联运模式正式确立了。

(3) 黄金阶段(2009 年):

2009 年开始,FLASH 技术已经开始被大规模地应用。页游进入了黄金阶段,各种类型的网络游戏应运而生。Q 版回合制《天书奇谈》《乐土》;ARPG《战斧》《仙域》;休闲类《弹弹堂》《商业大亨》,卡牌类,赛车类等,各种类型的游戏遍地开花。

(4) SLG 巅峰(2010 年):

2010 年进入了 SLG 巅峰的时代。《烽火战国》以战国争霸为背景强调玩家之间的合作、对抗。此外,游戏中的建筑物制作得很精细。但是,由于各个国家之间的建筑模式都是相同的,所以不能通过建筑样式分辨出国家,静态的图片看久了也会略显生硬。《傲视天地》是上海锐战网络科技有限公司研发的一款战争策略类网页游戏,以三国题材为背景,玩家通过地图通关模式进行排兵布阵,训练军队,争夺天下。但是这款游戏的 VIP 系统花费较多,未成年玩家不宜使用。《七雄争霸》是腾讯游戏运营的战争策略类网页游戏。以战国时代七雄并起的世界为背景。该游戏有 PK 和养成系统,融合了 SNS

互动玩法，并且配以角色养成、多样任务等，也有即时任务和回合制任务两种形式。此外，《七雄争霸》也提升了 FLASH 技术，让游戏更加具有表现力。

（5）ARPG 逆袭（2011 年）：

2011 年，ARPG 逆袭，奠定了行业的地位，FLASH 技术也越来越成熟，各大中小厂商进军页游。《傲剑》是由北京天神互动科技有限公司制作的一款 ARPG 武侠无端网页游戏，以南宋作为游戏的故事背景，使玩家们沉浸在南宋末年的武林世界中。此外，游戏中有少林派、全真教、古墓派、桃花岛等门派可供玩家选择。《盛世三国》是以三国为题材背景的大型 2D 写实类 MMORPG 游戏。《盛世三国》将网页版和客户端进行了互通，这样玩家就可以选择不同的方式参加游戏，游戏也不会对玩家进行挑选，可以让不同需求的玩家都参与进来，是一款适合群体玩家入驻发展的游戏。《英雄远征》则是一款由广州捷游软件有限公司制作的即时战斗网页游戏，以秦、楚、汉为背景，有昆仑、唐门、逍遥等门派供玩家选择，去平定三国的乱世局面。《英雄远征》在传统的玩法基础上，用细腻的表现手法，在装备、宠物和坐骑的实效上，大大改善了传统页游给人的印象，并且打破了页游的单调性，拉近了页游和端游之间的鸿沟。

（6）成熟阶段（2012 年）：

到了 2012 年，页游进入了成熟的阶段并且以 MMO 的传奇类页游为主。网络游戏也变得越来越资本化。

相比较于端游，在页游“统治”的时代中，产品都比较简单便捷、门槛较低，但是它的限制也相应地越来越多。随着游戏逐渐地资本化，付费的内容也越来越多。页游的时代是一个承前启后的时代，它在形式上有突破，但是在品质上仍有限制。页游的发展非常迅速，仅仅用了 5 年的时间就完成了规模化，实力也完全可以匹敌存在了十几年的端游，分流了大批的端游玩家。页游的低成本、高盈利、高认知度、高曝光度都将网络游戏推向了更大的市场。

3. 手机游戏（手游）

（1）尝试时期（2011 年）：

2011 年起，智能手机逐渐普及，3G 网络也出现了，这给手机游戏（手游）的发展提供了机会。随着人们生活压力的不断加大，生活的节奏越来越快，急需在碎片化的时间中找到解压的方式。因此，手游开始受到了大家的青睐，开始以迅雷不及掩耳之势发展起来。

2011 年是手游的尝试时期，《捕鱼达人》《神仙道》《世界 OL》都是第一批手游的代表作。2012 年，手游进入了觉醒时代。这一年智能手机普及开来，出货量也进一步增加，带来了大批的手游用户，开发商和服务提供者(SP)纷纷转型。这一年，《秦美人》《三国来了》《雄霸天地》《龙之力量》上线了。

(2) 黄金时期(2012—2017 年)：

2012 至 2017 年，手游逐渐发展成熟，进入了黄金时代。这一阶段，出现了各种类型的手游。如卡牌游戏《我叫 MT》，ARPG 类的《王者之剑》《时空猎人》，还有休闲的单机游戏，SLG 类游戏等。并且，腾讯微信游戏也登上了历史的舞台。在这一时期，市场的竞争格局已经形成。此外，国家新闻出版广电总局也出台了新的政策，严核严查，引发了“出海热”。

这个时期，中国网络游戏已经呈现出了一种多元化的发展模式，手游已然崛起，开始了一种由端游、页游、手游三种形式并存的时代。网络直播行业越来越火爆，各种直播平台，如斗鱼、虎牙等都设有游戏直播平台版块。用户在直播间内的弹幕互动，给主播赠送礼物等，不仅仅养活了网络直播行业的一群人，更是对网络游戏的推广起到了巨大的作用。

当然，随着直播平台等的推广，网络游戏也存在着同质化的问题。以腾讯为首的巨型游戏公司有了“一家独大”的趋势，其他游戏公司逐渐没有了生存的空间。说到这里，就不得不提到《王者荣耀》《绝地求生：大逃杀》和《英雄联盟》。

《王者荣耀》从 2015 年发布至今，人们对它的热情不减反增。《王者荣耀》是由腾讯游戏天美工作室群开发并运行的一款运营在 Android、IOS、NS 平台上的 MOBA 类国产手游，以竞技对抗战为主，玩家可通过游戏进行 1VS1、3VS3、5VS5 等多种方式的 PVP 对战。另外，游戏中还设有冒险模式、PVE 的闯关模式、在满足条件后还可以参加游戏的排位赛等，属于推塔类型的游戏。值得一提的是，由于《王者荣耀》过于火爆，为了不让青少年沉迷于此，2018 年 9 月 15 日，“《王者荣耀》健康系统”启动升级，接入公安权威数据平台，对于所有新用户进行最严格的实名校验。2018 年 10 月 25 日，腾讯再次升级“《王者荣耀》健康系统”，正式启动《王者荣耀》全部用户的强制公安实名校验，未通过校验的游戏账号将禁止登录。同时，为杜绝未成年人利用其他帐号登录的问题，一个未成年人实名信息仅允许用于微信和 QQ 平台各一个游戏账号的校验。此外，为了防止未成年人因没有正确的消费观念，过度“氪金”，2021 年 8 月 4 日，《王者荣耀》发布健康系统升级公告，禁止未满 12 周岁用户充值，12 至 16 周岁用户单次充值上限 50 元人民币，每月充值上限 200 元人民币。

《英雄联盟》则是 2009 年美国拳头游戏开发的 MOBA 竞技网游。为了推动全球电子竞技的发展，《英雄联盟》每年都会举办“季中冠军赛”“全球总决赛”“ALL Star 全明星赛”三大世界级赛事。除此之外，英雄联盟还于 2018 年加入雅加达亚运会。《绝地求生：大逃杀》于 2017 年 3 月发布，是由韩国 Krafton 工作室开发的一款战术竞技型射击类沙盒游戏。这款游戏除了获得 G-STAR 最高奖项总统奖以及其他五项大奖之外，还打破了 7 项吉尼斯纪录。

除此之外，由于《恋与制作人》《奇迹暖暖》《旅行青蛙》等游戏的出现也让网络游戏中出现了大批的女性玩家。由此，各种养成类的网络游戏也开始进军游戏市场。

从 1995 年至今，中国网络游戏已发生了质的飞跃。中国网络游戏市场早已欣欣向荣。随着 5G 时代的到来以及人们的生活压力越来越大，越来越多的人选择将自己的碎片化时间花在网络游戏上。网络游戏，尤其是手游，将一直成为游戏行业的经济增长点。此外，为了防止“网络游戏沉迷”，政府也采取了一定的措施进行调控，这也标志着我国的网络游戏行业已经进入了政府参与调控的新阶段。当然，中国网络游戏还是存在着某些问题，比如一家独大、抄袭的现象依旧存在。在未来，网络游戏的重点也应放在游戏对社会的教育影响意义上，而不是一味地追求娱乐。

第二节　我国网络游戏的问题

21 世纪，随着社会的进步，国民受教育程度和文化水平逐步提升，人们对精神生活的追求和品位也在日渐提升。在众多精神食粮中，网络游戏因其游戏性、群体性、自由性、真实性、竞争性等自身特性脱颖而出，成为上至耄耋老人，下至垂髫孩童茶余饭后娱乐消遣的不二之选。网络游戏在我国的发展时间虽然不长，但其已经成功跃过充满许多不确定因素的第一阶段，迈入稳定发展的第二阶段。2020 年，我国游戏市场实际销售收入 2 786.87 亿元，比 2019 年增加了 478.1 亿元，同比增长 20.71%，保持较高速度增长。2021 年第一季度，游戏厂商推出元旦、春节等假期推广活动，用户的消费愿望增强，我国游戏产业实际销售收入实现阶段性增长，多款游戏产品取得了比较好的成绩[1]。由此可见，随着我国网络游戏产业的不断发展，网络游戏的用户规模日益扩大，我国的网络游戏产业正在由小树苗逐步成长为一棵枝繁叶茂的参天大树。

世界总是繁荣与危机并存，机遇与危害共生，网络游戏市场也是如此。近几年有关网络游戏的负面消息和新闻可谓层出不穷，因为沉迷于网络游戏而导致中途辍学、倾家荡产的事件屡见不鲜，甚至于有人将网络游戏称之为“荼毒心灵的精神鸦片”，人们对网络游戏利与弊的争论声音也是此起彼伏，难以消散……究竟是什么导致了这些社会现象和争论的产生？在网络游戏行业欣欣向荣、蓬勃发展的表象背后，又潜藏着哪些看不见的问题呢？导致这些问题的原因又是什么？……本节将对这些疑问进行详细描述和一一解答。

网络游戏因其自身的自由性、竞争性、社交性等特性，吸引了越来越多的人投入、参与于此，让喜爱它的人对它欲罢不能。热爱网络游戏或者对网络游戏跃跃欲试的你曾否想过，当你兴致勃勃地打开一款网络游戏，做好打开新世界大门的准备时，这款游戏至少经过了前期游戏开发、开发后的封测、内测、公测、国家监管部门层层审核把关等多重极其复杂的步骤，一路过关斩将获得上市批准后才能来到广大玩家的面前。一款网络游戏从开发到审核，从审核到上市，从上市到中期的宣传营销，这成套的模式背后付出的人力物力是非常大的，而在这其中哪一个环节出了问题，小到对玩家体验、网络游戏风评等产生影响，大者甚至会影响到整个社会风气，使整个网络游戏产业链涉及的人员和游戏玩家蒙受危害和损失。个别网络游戏在某些环节出现的问题如果没有得到及时整治，经过时间和数量上的不断累加就会变成整个网络游戏产业的问题，最后就会成为阻碍我国网络游戏发展的定时炸弹。所以趁现在我国网络游戏产业还没有偏离轨道走向错误道路时，我们要做的就是从网络游戏各个环节出发，寻找每个环节存在的问题，然后对其精准狙击，及时止损，使网络游戏多多产生积极正面的社会效应，让其真正起到丰富人们精神生活的作用。

一款网络游戏从开发到上市需要经过多重复杂步骤，笔者将从游戏开发、游戏内容设置、游戏运营模式、政府监管等四个方面，深挖现今我国网络游戏存在的几点共性问题。

1. 游戏开发

万事开头难。游戏开发作为整个网络游戏产业链的第一个环节，其重要性不言自明。游戏开发环节不仅能决定网络游戏的质量，还可以很大程度上影响网络游戏日后的大众接受度和社会风评。在十几年前我国网络游戏刚起步不久，网络游戏开发体系还不够完备的情况下，国外游戏开发商瞄准了中国网络游戏这一潜力巨大的市场，开始利用其自身的技术、体系、经验优势，在我国网络游戏界开疆拓土，以极快的速度、较高的质量开辟出一片"中国网游市场新天地"。而若干年后的今天，在国内游戏开发者们的不懈努力之下，国产网络游戏产品在市场上的份额占比已经远远超过国外网游产品，国产网游的未来一片光明。国产网游的崛起，市场运营在其中起了相当之大的作用，但更大程度上应取决于国内原创网络游戏的发展，而这些原创网络游戏的开发也离不开强大的游戏引擎和具有创新精神、前沿思维的游戏设计者们以及一个开放、包容的游戏开发环境。

在网络游戏开发方面，国产网游的进步值得赞扬和肯定，但其在高歌猛进的同时，质疑的声音也是纷至沓来。不得不承认，国产网游在其并不怎么顺利的发展过程中，也将自身的缺陷和问题暴露无遗。

首先，是国产游戏产品研发创新思想薄弱。创新是一切进步的基本要义，没有创新，产品就会失去灵魂。一段时间，冒牌、山寨网游产品大行其道，充斥在各种软件下载界面上，冒充正牌游戏诱导消费者进行下载安装。但很快，"山寨游戏"看似光鲜亮丽的外壳就被识破，露出来的只有毫无内涵可言的空皮囊。"山寨"网游产品带给用户的新鲜感只是一时的，随着时间的流逝，"山寨"游戏会因"后劲不足"导致用户流失，最终无声地沉没在时间的大海之中。所以由此看来，网络游戏想要做大做强、出人头地的前提是其必须拥有一个好的创意，当这个创意出现时，网络游戏产品将会被赋予新的生命，网络游戏企业也会因此而获得翻天覆地的改变，甚至会引领网络游戏产业的一次革新。

其次，是国产游戏研发技术水平薄弱。打铁还需自身硬，没有过硬的真本领，有再好的创意也只是纸上谈兵，正应了那句“巧妇难为无米之炊”。技术是企业赖以生存的生命源泉，只有技术才能让想法变为现实，让灵感变为实际。对于网络游戏开发来说，技术就像是一座大山，当你跨越重重险阻到达了顶峰，处处是美丽的风景，但如果一旦遇上了卡脖子的难题且无法突破时，攀登者只能被迫滞留原地，停滞不前。如果在一款已经发布了的游戏中出现了技术上的差错（我们俗称的“bug”），这种 bug 导致的不仅仅是用户对游戏满意度的下降，还会导致私服、外挂等现象产生。当然，如果网络游戏企业自身技术过硬的话，这些问题将会迎刃而解，所以这也正反映出技术型人才在网络游戏企业当中占据的重要地位，他们的存在为网络游戏企业增添了一份切实的安全屏障，为网络游戏从开发到运营全流程保驾护航。但事实是我国网游研发行业离职率很高，研发人才离职的一个重要原因是薪资问题，这也从侧面反映出社会对研发行业的重要性认识还不够。怎样吸引并且留住技术型、研发型人才，也是我们今后应该好好思考决策的问题。总之，想要房子建得好，地基必须打得牢；想要产品能出彩，技术必须跟上来，技术者，乃竞争之根本也！

再者，是国内网络游戏行业整体问题，其中第一是行业内部无序的人才竞争，导致一些还处在发展初期、实力和资金没有那么雄厚的小企业走投无路，大企业之间不良竞争加剧。据调查，网络游戏行业人才流动率已经远远高于当今社会的传统行业，虽没有准确的数据统计，但从整个行业比较浮躁的现状来看的确如此。导致这一现象产生的原因有很多，网络游戏行业人才储备量低、人才培训体系不完善、大型企业的高薪诱惑等，都会使人才流动率大幅提升。不过，人才的流动也未必是件坏事，至少这能够让更多的人实现和发挥自己的价值。仅 2020 年上半年，网络游戏行业就已经有十余个团队跳槽事件，它们大都发生在一些上市公司或准上市公司。这些网游人才跳槽并非单纯为了自身利益，有些跳槽的员工是因为在原有企业失去了动力和方向，想换一个更有利于自身进步的环境来推动自己成长。网游人才的匮乏以及频繁挖角，令许多中小型网游企业已经感觉到危机，它们除了利用情感、企业文化以及相对不错的福利来挽留人才之外，也开辟了一些新的路径。例如，暴雨娱乐在多次被竞争对手挖角之后无奈之下另辟蹊径，自己办起了网游人才培训班。虽然实属是无奈之举，但在某种程度上这个举动也缓解了竞争对手挖角带来的压力。但是，这种培训班仅仅培训了游戏生产线上最底层的环节，对于游戏至关重要的策划、程序、主美等，不可能量化培训[2]。因此，要对付恶性的人才竞争，提高行业整体水平，加强行业自律自省，加快完善奖惩机制才是真正的关键所在。

随着网络游戏开发在近几年的普及，现如今的网游开发除了公司企业之外，还有一部分独立作者，但在这种行业无序竞争背景之下，独立作者的生存也是举步维艰。游戏开发的初期还是比较困难的，想做一个好的游戏，就需要有更多吸引玩家的内容，需要塑造游戏内的世界观，最好还有让人耳目一新的玩法，类似于音乐、美术、视觉效果、游戏里各种玩法设置等，如果把这些交给一个拥有几百人的大公司来做，一经分工那自然是轻轻松松的事情，但如果是一个独立作者，将这些任务压在很小的作者团体甚至是一个人身上，同时也会受到资金不足的限制因素等，事情就会变得难上加难。有的独立游戏开发者做出了好游戏的开发版，比如之前大火的《黑神话：悟空》，宣传 CG 一经发布，就受到广大玩家的欢迎。但谁能想到没过几天就有消息爆出，腾讯等几家游戏大厂开出很高的薪资挖走了该游戏的几名设计师，这样一来这款游戏是否就此被迫中止，最后是否还能交上一份令人满意的答卷还处于未知状态。看来，独立工作者在做出好游戏之后的人员维持还是一个亟待攻克的难关，毕竟，谁能保证团队上下每个都是衣食无忧的人，都能够心无旁骛地一心投入在自己的游戏梦想中呢？

跳槽的人不应该被责备，无论是大公司大企业的员工还是独立创作者，每个人都有说不清的苦衷，每个人也都有追求向往的生活的权利，面对行业无序的人才竞争，网络游戏产业的管理者们需要想清楚的是，公司需要储备人才是正确的，但储备人才的初衷应是让人才做出好的游戏产品，做出能够真正服务于这个社会、能够真正被大众所喜爱的、有社会责任和家国情怀的游戏产品，而不是一味地为了人才而抢人才。凡事只有不忘本心，才能走得更高、更远。

再者是国内网络游戏行业整体缺乏创新意识，缺乏自主创新网游产品的能力，产品长期单调乏味。拿技术含量最高和系统最复杂的 MMORPG 类产品举例来说，其先期大多引进韩国产品，后期也引进了少数欧美网游精品，而这些大片级作品都在中国市场上获得了比较喜人的口碑。2002 年韩国整套网游产品代码的意外泄露后，客观上为国内网游公司提供了对 MMORPG 类产品模仿的条件。而对欧美产品的模仿就没有那么幸运了，由于没有全套可供模仿的源代码,加之与国外公司的各方面实力差距较大,国外对产品核心技术实施了严密的封锁,所以即使是在简单地模仿方面,国内网游公司都表现得有心无力。

总结来说,我国网络游戏产业在游戏开发方面主要面临的问题有产品研发缺少创新、研发技术水平薄弱、网游行业人才竞争较为无序等,这几个方面虽然看似平行,实则环环相扣:技术是创新的基础;人才必须同时拥有良好的技术和创新的思维;创新、技术、人才同时拥有的企业才能做出好的网络游戏产品……游戏开发作为网络游戏产业链的首要环节,游戏开发商们一定要负起责任来,切实履行好自身应尽的义务,为网游的后续程序打好基础、做好表率,做有良知、有远见、有智慧的开发商。

2. 游戏内容设置

目前国内网络游戏主要分为休闲网络游戏(传统棋牌类如《蜘蛛纸牌》,非棋牌类如《三国杀》),网络对战类游戏(如《王者荣耀》《星际争霸》等),角色扮演类大型网上游戏即 RPG 类(如《大话西游》《传奇》等),功能性网游(《光荣使命》《清廉战士》等)等几大类别的游戏。不同类别的网络游戏在内容设置的风格和思路上拥有较大差别,其出现的问题也各不相同,但有几个问题是当今市面上绝大多数游戏共同存在的,我们称之为我国网络游戏的共性问题。

其一,国产网络游戏产品中存在淫秽、色情、赌博、暴力、迷信、非法交易敛财以及危害国家安全等违法和不健康内容。相信大家都有过类似的体验:出于好奇点开一个游戏界面,首先跳出来的不是游戏本身,而是跳跃闪烁着的黄赌毒信息,想关却怎么也关不掉。对于有分辨能力的成年人来说,看到这种信息就会意识到此款游戏“醉翁之意不在酒”,从而果断退出游戏界面;但对于心智尚未发育成熟、好奇心更强的未成年人来说,这种内容病态的游戏随时都有可能将他们引入歧途,而在目前网络游戏用户中,未成年人群体占比已经有相当体量。据近期腾讯首度公布的未成年游戏消费数据显示,2020 年第四季度中,18 岁以下未成年人在腾讯中国网络游戏流水的占比为 6.0%,其中 16 岁以下未成年人的流水占比为 3.2%[3];艾媒咨询(iiMedia Research)调研数据显示,八成受访用户为玩家,其中重度、中度玩家总占比达到了 44.5%,这部分玩家对移动游戏具有较高的热情,并将休闲时间主要用于移动游戏方面。在年龄分布上，以“90 后”“95 后”人群为主，30 岁以下人群占到近五成。这部分年轻用户为移动游戏生态提供了群众基础[4]。国内网络游戏企业应尽快认识到这个问题，青少年群体为网络游戏提供了良好的受众基础，网络游戏企业应为青少年的身心健康负责任，让青少年在价值观形成期通过网络游戏这一媒介形成正确、良好的价值观，毕竟，对青少年负责就是对我们国家的未来负责。

其二，很多游戏对消费者进行诱导消费。网络游戏企业为增加营业利润，在游戏界面出售各种“商品”，再辅以升级头衔、等级的操作，吸引用户为其消费。人民网曾报道一则网游诱导消费的事例，事件中消费者焦先生称：“一次误点下载了一款名为《贪玩蓝月》的网游，看宣传说不用充值、送 VIP、装备回收。但玩了之后发现，不充值游戏根本难以玩下去。”随后焦先生在聚投诉平台投诉该款游戏涉嫌虚假宣传诱导消费[5]。而广大网络游戏企业更是看到了未成年人群体对购买消费基本没有概念这一事实，对未成年人进行诱导消费。目前市面上许多游戏都存在诱导未成年人向其进行充钱消费的现象，例如付费购买皮肤、道具等，这也导致近些年来青少年拿父母手机玩游戏并且在其中进行大额消费的事件屡见不鲜，有的孩子甚至将父母的银行卡透支进行消费，而在恶性消费事件发生后，予以退款的游戏公司并不多。

其三，网络游戏易导致沉迷。网络游戏在通常情况下是多人在联网的情况下共同操作完成的，每一款网络游戏有其特殊的场景和规则，玩家在遵守规则的情况下也可以自由发挥进行互动。现在市场上大多数游戏以“攻击、战斗、竞争”为主，玩家可以在特定的游戏环境中身临其境，在打斗的过程中受感官刺激体会到强烈的游戏快感[6]。网络游戏因其自身的特性，极易导致用户沉迷其中，无法自拔。而对于未成年人群体来说，他们更容易沉迷于网络游戏。2018 年 6 月公布的《未成年人涉网刑事案件大数据分析报告》显示，在未成年犯中，“沉迷网络”的占 85%。对于自控力不强的未成年人群体来说，他们此时正处于学业的上升期，网络游戏只能作为调节学习生活的帮手，如果周围人没能及时制止，未成年人自己也未能把持住的话，后果将是十分严重的。为了改善这种状况，一些负责任的网络游戏公司已经开始做出行动。比如，腾讯旗下的《王者荣耀》游戏加大了针对未成年人的防沉迷力度，任何人一旦进入游戏都要通过身份证验证、人脸识别等方法来判定你是否为未成年人，如果鉴定为未成年人，则要严格限制你的游戏时间。虽然此举颇有争议，但笔者认为这是目前能够想到的比较好的一种方法，并且已经收效初显。

其四，有些游戏对历史观进行扭曲。在目前市面上的有些游戏中，游戏角色的名字会以历史人物命名，但这些历史人物在游戏中扮演的角色却与真实历史中大相径庭。比如在《王者荣耀》中，扁鹊这个游戏角色的背景故事讲述的是一个怀抱救世热情、醉心医术研究的青年医生变成了一个冷酷无情的非法怪医；对于廉颇这个英雄角色，背景故事写的是廉颇征战沙场，与钟无艳由旗鼓相当的对手变成强力盟友。《王者荣耀》后来认识到此举可能会引起一部分人对历史人物的误解，随后在游戏界面增加了“查看历史上的 TA”。扁鹊在“查看历史上的 TA”中被介绍为：扁鹊一生四处行医，救人无数，最终却遇刺于小人之手；廉颇在“查看历史上的 TA”中介绍的是廉颇负荆请罪的故事。但实际上，虽然《王者荣耀》的更新版本做了诸多改动，但是之前的许多人物形象已经烙在了不少用户的心里。在青少年玩家中，真正使用“查看历史上的 TA”功能的可谓少之又少，因为在他们看来，知道历史上的 TA 对他们赢得游戏没有丝毫帮助。不仅如此，诸如《悠游三国》《三国群英传》等关于三国题材的游戏都有不同程度歪曲历史的现象。比如，在一款名为《反三国志》的游戏里，小乔会是诸葛亮的梦中情人，并和诸葛亮发生一段婚外恋。除了三国题材，其他一些历史人物、历史事件也遭歪曲。在一款名为《大话战国》的网游中，有一项任务设置是荆轲舍身刺杀吕不韦，而不是“荆轲刺秦王”[7]。修改历史事件、扭曲历史人物的这种做法，对接受过良好历史教育的成年人来说尚可，但对于历史观尚未完全建立的未成年人来说，可能会对其今后的历史观、世界观产生不良的影响。

其五，大部分国产网络游戏对游戏内涵挖掘不够深入。游戏内容有很多种分类，每一种类型都对应着不同的游戏玩法。比如 RPG 游戏注定是需要边做主线任务边推动剧情的发展，并在游戏的进程中将自己代入其中，才能获得这类游戏最完整的体验；rogue like 和 rogue lite 类型的游戏就注定是要一次一次地重新闯关，内容也大多是击杀怪物，闯关，最后打倒 boss 的剧情；卡牌类游戏大多与回合制挂钩，要充分运用谋略，打出合适的卡击败敌人，运气也占其中的一小部分；体育类游戏，尤其是 2k 系列一类的从现实世界中获取信息的体育游戏则是更多把重心放在尽量还原现实中的形象，让体育迷们能在游戏中操控自己喜欢的角色，体验一把赢得冠军的成就感。需要注意的是，游戏内容和操作手感、美术风格相辅相成，像《真三国无双》一类的割草游戏如果不配上炫目的特效和爽快的手感，想必也不会像现在这样受到玩家的欢迎。而国产网络游戏在对游戏内涵、游戏精神的挖掘上还存在很多不足，导致用户体验鲜少可以像一些国外游戏一样达到极致。

在网络游戏产业飞速发展的现在，我国的网络游戏产业早已过了以量取胜的年代，迎来的是以质取胜、以用户体验为主、传递正能量的新时代。在这个过程中游戏开发商要静下心来踏踏实实做好游戏内容的创意以及细节优化，社会要给予游戏开发者们开放包容、安静和谐的工作环境，我们自身要做到游戏自觉和游戏自律，家长和老师们要做好对未成年人体验网络游戏的时间、质量把控……只有社会上下齐心协力，我们的网络游戏内容才能日渐取得突破，趋于完善，才能更好地服务于我们自己，造福社会。

3. 游戏运营模式

我国目前市场上的网络游戏，运营商的宣传推广模式较为单调，主要都是一些软文形式的传播，以及平面海报的张贴。宣传推广的时间段也非常局限，往往只在游戏的公测阶段和运营阶段对游戏进行宣传。在前期的游戏研发和内测阶段，游戏运营商基本上都是闭门造车。玩家每次接触的新游戏都是以“横空出世”的方式出现。运营商们的促销渠道也十分不完善，他们的宣传推广渠道仅仅局限于网络，甚至只有较少数运营商会在游戏的终端对游戏进行宣传。而电视广告和线下活动宣传也极少涉及。

随着网络游戏市场竞争的日益激烈，越来越多的企业加入到网络游戏的开发与运营中，网络游戏市场日趋饱和，早期的收费模式已经无法为网络游戏运营商创造更多的收入。于是“免费”就成了网络游戏运营商的价格策略与宣传重点。虽说是“免费”，其实只不过是游戏时间不收费而已，在免费网络游戏里面，不管你在线多久，都不用支付任何费用，你可以不花一分钱进行游戏。但是如果你想玩得比别人好，比别人升级快，比别人攻击力强，那就不得不花钱购买网络运营商的增值服务。免费模式在中国游戏市场引发了一系列的困境，其实，免费网游之所以能取得长足的发展，其根本是方便吸引更多玩家加入，也就是把不是玩家的潜在玩家变成玩家，而不是借免费之名大力销售消费道具。站在这种“回归本位”的思想上看，不卖道具的确是非常重要的一步，因为如果继续卖道具，那么因为玩家对于官方卖道具这种行为的厌恶，免费模式根本起不到吸引玩家加入的作用。不卖道具虽然势在必行，但是实行起来也是困难重重。玩家潜意识的转换，新盈利点的寻找，都是一条漫长而艰辛的道路。

中国网络游戏产业在成长的十年间，玩家已经产生了巨大的变化，目前网络游戏玩家呈现成人化的趋势，这不仅仅是年龄的成人化，也包括玩家的学历、收入、消费能力以及消费观念的成人化。受众的变化，促使了网络游戏营销手段的改变，以往网络游戏的营销方式仅限于单一的线上宣传，如今网络游戏采用线上线下相结合的营销方式，并且越来越重视用户的体验。网络游戏的线下营销针对户外、报纸、杂志、电视等媒介的投放，越来越多的线下活动也做得风生水起。线上线下的结合是近年网络游戏营销的一大特色，并且越做越好。近几年流行的还有跨界合作营销，也为某些游戏企业带来了较高的人气。例如，《王者荣耀》与魅可推出限量版口红，制作独一无二的彩妆，以专业和个性的审美融合色彩与艺术。《王者荣耀》与阿迪达斯 neo 推出球鞋，打造专属王者风范。《王者荣耀》与周生生推出以游戏元素为设计灵感的珠宝，深得消费者青睐。这些跨界合作，不仅让《王者荣耀》的名气得到提升，还使各大联名品牌的效益得到增长。但是渠道营销的问题就在于，网络游戏的运营商往往在乎的是营销渠道能为企业带来多少利润，而往往忽视营销渠道本身的维护与管理，致使渠道混乱，反而降低了渠道为本公司带来的利润和效益。

网络游戏运营绝不仅是把游戏推销出去即可，这其中蕴藏着太多的智慧。怎样打造游戏品牌、怎样提高游戏的大众接受度和喜爱度、怎样持续维护品牌质量……中国网络游戏运营之路前景一片大好，且看各位企业军师怎样把握机遇，开创新纪元。

4. 政府监管

尽管我国现今对网络游戏的监管还存在很多问题，但无法否认的是，政府监管对保证整个网络游戏行业规范化运行确确实实起了相当大的作用。经过 20 多年的发展，我国的网络游戏行业日渐成熟，从最开始经历的混乱无序、恶意竞争到现在的行业规范化水平日渐提高，正是因为有了政府监管的存在，网络游戏市场才未偏离轨道。目前我国网络游戏行业存在的主要问题是监管立法存在诸多弊病。比如有的游戏为了获取大量用户数量，可以让一个用户同时开设多个账号，有很多人因此开展一些不良交易，但监管部门对此并无立法管控，就只能任由这种现象传播扩散。

网络游戏的监管主体缺少法律体认，其合法性受到质疑；网络游戏的监管活动缺少对网络游戏法律属性的厘清，因此存在监管交叉和重叠的监管困境。在立法层面，存在立法位阶较低、缺乏系统性、立法主体过多、立法重管理而轻权利保障、立法水平较低缺乏适用性等主要问题；在监管机制层面，受缺乏相应的法律规制、监管主体权责分配不明确、缺乏主体间的权力制衡、监管手段单一等不良因素的影响，导致了我国网络游戏政府监管存在干预程度过宽、行政权力异化、网络游戏产业发展成本过高等主要问题；在行业自律层面，我国既有的经济环境和监管意识导致了我国网络游戏行业自治组织发展不平衡、法律地位较低和行业自治组织导向性不足等问题[8]。

“加强网络游戏监管迫在眉睫！”全国人大代表、安徽省农科院副院长赵皖平曾在全国两会之前建议尽快开展相关立法调查和研究，对网络游戏的规范管理出台专门法律。“网络游戏应按照孩子的年龄和认知水平分设等级，比如 18 岁以下或 14 岁以下，以法律措施强化游戏运营商的社会责任。”赵皖平副院长如是说道[9]。

中国网络游戏产业除了在传统的产业链上存在以上几点问题以外，还应思考的是如何将真正的、真实的中国文化与国产网游相结合，打造属于我们国人自己的文化 IP。游戏巨子陈天桥先生的话很有道理：“中国的文化并不是不能和网络游戏相结合，而是双方的结合点不对。对于传统文化的把握应该是内涵而不是形式。这种结合的难度在于，网络游戏不同于电影等预先设置好情节，然后诱导读者往自己设想的方面发展，网络游戏必须是由消费者按照自己的想法去实现娱乐，自由是网络游戏的灵魂，如果我们在设计文化表现时束缚了这种自由，那么网络游戏将丧失意义，寻求网络游戏和中国文化的最佳结合点是中国网络游戏产业共同面临的问题。”

中国网络游戏产业近几年冲劲十足，势头向好，在国内外市场上均占有一席之地。根据伽马数据统计，2009—2018 年中国自主研发网络游戏海外市场实际销售逐年增长。在可喜可贺的数字背后，是无数从事网络游戏相关人员的辛苦付出和默默坚守，将我国的弱势领域慢慢做大做强，渐渐变成可与网络游戏强国势均力敌的网游大国。

游戏是一种有魅力的艺术形式，它给广大互联网用户带来了巨大吸引力和影响力，这就要求我们发展好、利用好、管理好游戏，使游戏成为具有积极社会效用的文化力量。存在问题是好事，说明我们还有非常大的进步空间。也在此希望网络游戏企业能够正视自身的问题和不足，不骄不躁，善于反省，积极改进，给社会一个清明和谐的网络游戏环境，给网络游戏爱好者们一个纯粹的精神家园，无愧于那些一直以来为网络游戏正名的人所付出的心血。

参考文献

[1] 2021年中国游戏产业发展现状与市场规模分析. http://www.qianzhan.com.
[2] 国内网络游戏开发技术现状和趋势. http://www.cnblogs.com.
[3] 腾讯首度公布未成年游戏消费数据：游戏流水占比6%. http://www.guancha.cn.
[4] 2020年中国移动游戏行业用户画像及行为洞察. http://www.iimedia.cn.
[5] 虚假宣传诱导消费，付费网络游戏乱象几何. http://www.people.com.cn.
[6] 大学生沉迷网络游戏的原因分析与对策研究. http://www.docin.com.
[7] 王者荣耀角色设定歪曲历史遭质疑，还有多少游戏修改历史. http://www.xinhuanet.com.
[8] 孟琦. 我国网络游戏市场监管模式的法律研究[D]. 成都：西南财经大学，2011.
[9] 加快网络游戏监管立法. http://www.people.com.cn.

第三节　网络游戏的展望

1. 从《乌鸦·乌鸦·叫》说起

1995年，中国第一本游戏杂志《电子游戏软件》（原名《Game集中营》）第4期刊登了一篇文章，文章名为《乌鸦·乌鸦·叫》，作者署名“本刊评论员”[1][2]。

文章篇幅不大，却以极其犀利的笔锋将矛头指向了中国游戏产业“死水一潭”背后的罪魁祸首：社会大众视电子游戏如洪水猛兽，盗版市场大行其道，游戏产业人才不足乃至“前无古人，后无来者”。在文章的最后，作者直言“振兴中国游戏业的回天良药，我们开不出”；痛呼“中国游戏业的‘光明’前途，我们看不到”。

1995 年，海外电子游戏市场蓬勃发展、竞争激烈。任天堂已经在雅达利冲击的废墟上充分站稳了脚跟，其《精灵宝可梦》第一代作品《红/绿》在这一年完成开发，只待卡带生产完毕即可投入市场；而索尼的 Playstation（我们现在所熟知的 PS 系列的第一款主机）亦已进入市场，当时没有人预料到，两年后在其上发行的《最终幻想 7》将彻底改变索尼在世界游戏行业的地位，一如《超级马里奥》之于任天堂[2]。

然而，彼时在国内，游戏产业仍被野蛮混沌的原始市场牢牢牵住。一方面，第一批有消费能力的“游戏迷”（在当时被称作“闯关族”）已经诞生；另一方面，由于缺少监管，市场恶性竞争导致游戏价格一路放低，最终盗版商“薄利多销”、大获全胜[2]。多数大型厂商对这片未经开拓的土壤仍持隔岸观火的态度（这无可厚非），而社会掀起的反“精神鸦片”热潮无疑更为此火添了一把油。仿冒机和盗版卡带是中国主机游戏的摇篮，但摇篮中播放的却是产业的“安魂曲”，正如《乌鸦》中所说，“其功也不可没，其过也不可掩”。

这篇文章的影响之大，余韵之远，直到如今，业内依然无人不知，无人不晓。一大批游戏玩家和有识之士借此开始了对中国游戏畸形市场的漫长反思之路，其中不乏受到激励而逆流投入原创游戏事业的佼佼者；而这篇文章也一定程度上站到了当时反“精神鸦片”舆论的风口浪尖，加速了社会矛盾的激化。

2000 年 6 月 12 日，《关于开展电子游戏经营场所专项治理的意见》发布，这条后被称作“游戏机禁令”的政策规定，“任何企业、个人不得再从事面向国内的电子游戏设备及其零、附件的生产、销售活动”。中国游戏机市场的大门就此紧闭，这一关就是 13 年，其间造成的损失不可估量。不过从另一个角度来看，“禁令”导致的主机游戏市场的塌缩，一定程度上也成为网络游戏发展起来的契机。

2. 网络游戏：端游、页游和手游

从定义上看，网络游戏特指基于游戏运营商服务器进行管理和运行的游

戏，其传输媒介为互联网。相比于单机游戏，由于网络游戏的终端不在本地，通常对储存空间和配置的要求不高，且可以通过互联网实现远程多人连接。网络游戏又根据是否需要下载客户端，分为端游和页游；而伴随智能手机的普及而兴起的、通过手机软件运行的网络游戏，称为“手游”。

最早的网络游戏可以追溯到 1969 年诞生的双人联机游戏《太空大战》。当时美国伊利诺斯大学开发了一套远程教学系统 PLATO，其强大的运算和储存能力足以支持多台远程终端的联机操作，由此自然而然地成为早期网络游戏的温床。除《太空大战》外，比较流行的游戏还包括《圣者》《帝国》等。早期网络游戏多是免费制作发布的，直到 1984 和 1990 年，一家名为 AUSI 的公司先后推出了包月计费的游戏《阿拉达斯》和计时收费的游戏《龙之门》，才开启了网络游戏开发者对商业化模式的漫长探索[2]。

我国第一个原创网络游戏是《侠客行》，这是一款文字网游（MUD），游戏界面全部以文字和字符组成。当然，MUD 只是当时尚处于萌芽阶段的网络游戏时代的初级产物，其最大的意义是帮助人们意识到了高大上的互联网也可以有“游戏性”。自然而然地，在 MUD 进入中国市场几年后，很快被更生动的图形网络游戏所替代，后者也就是我们现在常见的网游。由于中国整个互联网产业起步较晚，此后的一段时间内，国内网络游戏市场一直为日韩（尤其是韩国）游戏所统治[2]。

2004 年，国家出台了一系列振兴国产网络游戏的政策，态度明确地肯定了网络游戏的意义，自此国产网络游戏也进入了发展的快车道。至 2021 年 2 月，中国互联网络信息中心（CNNIC）发布的第 47 次《中国互联网络发展状况统计报告》显示：截至 2020 年 12 月，我国网络游戏用户规模达到 5.18 亿，占网民整体的 52.4%。同时，中国自主研发游戏在海外市场的收入达到 154.5 亿美元，已经连续多年保持高速增长趋势[3]。

（1）客户端游戏（端游）

客户端游戏，简称“端游”，是最传统的网络游戏形式。我们熟知的《星际争霸》《天堂》《传奇》等网络游戏市场的早期开拓者，几乎都属于端游。端游是相对于网页游戏产生的概念，是独立于电脑游戏和手机游戏的另一种分类，因此在网络游戏逐渐“移动化”的现在，有一种说法叫作“端游已死”，这是不确切的。

(2) 手机游戏(手游)

1976年,布什内尔(电子游戏行业鼻祖,雅达利公司的创始人)拒绝了公司两名前员工史蒂夫·乔布斯和史蒂夫·沃兹的请求。当时两名年轻人声称愿意用其公司1/3的股份换取布什内尔的5万元投资,以开发一个项目——公司的名称是“苹果”,而那个项目就是后来改变世界科技行业格局的“Apple Ⅰ”。布什内尔没有想到,“苹果”不仅在随后掀起的“个人电脑(PC)”潮流中站稳了脚跟,更在时间迈入下一个世纪后不久,开创了智能手机行业的新时代[2]。

早在1994年,第一款手机版《俄罗斯方块》便已经在一款叫作MT-2000的手机上问世,但直到1997年,诺基亚在其6110型手机上首次发布其原创游戏《贪吃蛇》并大获成功后,手游才正式进入全世界玩家的视野。

苹果推出iPhone之前,智能手机市场一直为支持塞班系统的诺基亚所占领,塞班系统时代的手机游戏一直受限于渠道匮乏,除了手机预装,用户通常只能通过移动梦网付费下载想要的游戏,价格多在两元上下。尽管如此,中国手游市场依然堪称“欣欣向荣”,甚至吸引来一批鸡鸣狗盗之徒,通过将成本低下、粗制滥造的游戏冠上诱人的名字欺骗用户付费下载,也能赚得盘满钵满。这种行为当时被称作“骗点”,在今天的游戏市场依然隐约存在相似的骗局[4]。

2007年,第一款iPhone问世,虽然受到世界各地粉丝的热烈追捧,当时业内分析师普遍认为其昂贵且徒有其表,与当时的市场霸主诺基亚、黑莓相比,简直毫无竞争力[5]。次年,苹果发布了iOS系统的软件开发工具包(SDK),允许开发者自由为iPhone开发应用,而随后推出的App Store则彻底推翻了iPhone“华而不实”的形象[2]。到2008年底,App Store的应用数量已经突破了5 000个,而手机游戏市场也借此风扶摇直上,步入了新的时代。

如今,手机游戏已经占据了我国网络游戏市场营收的领先地位,2020年,中国移动游戏市场占游戏市场整体收入比例达到75.24%[6]。智能手机的高渗透性、手游操作的便捷性和低体验门槛,以及手机在“社交性游戏”领域的天然优势,都注定手游市场在未来几年会越来越大,更不用说自电脑游戏时代积累了一定粉丝基础的海量IP可以被手游化,如前些日子回归的手游《摩尔庄园》就多次冲上热搜,收割了一大批网页游戏时代《摩尔庄园》小玩家的情怀。

(3) 网页游戏(页游)

页游,即网页游戏。比起端游,页游的概念出现得更晚,且在网络游戏中一直扮演着一个不上不下的尴尬角色。首先,其优势很突出:用户不需要下载客户端,即开即玩,即关即退,很多页游也由此进化出了收割玩家碎片时间的游戏模式,如后台自动运行、省略登陆流程、简化操作等。但随之而来的劣势也很明显:游戏的生命周期短、付费用户少、易于"借鉴",这样的特点导致页游很难且根本没有必要制成"大作"。

一部分页游制作团队逐渐意识到将页游定位于休闲游戏的重要性,并引入了一个至关重要的概念——社交,曾经风靡一时的《开心农场》《开心餐厅》《抢车位》等游戏,就是在这个概念上诞生的[2]。另有《赛尔号》《摩尔庄园》《洛奇王国》等页游,瞄准8—12岁儿童的课余社交时间,通过学校周边的小卖部或书报亭销售小额点卡获利,也大获成功。当然,这几款页游也难以逃脱"生命周期短"的厄运——这迫使页游行业变得越来越短视和资源导向,具体表现为愈演愈烈的低俗推广、"诱导性"弹窗、色情擦边球、泛滥成风的抄袭、高度同质化的游戏流程等。

由于绝大部分页游用户并不想"花钱",导致一部分页游为了留住少数付费用户而无所不用其极,不惜破坏游戏整体的平衡性也要支持这些用户"炫富",极大地打击了潜在的玩家市场。但在生命周期极短,有时一整款游戏仅靠一两个"富豪"养着的页游市场,潜在的玩家市场实在不算什么,往往到最后,"捞了钱就跑"的人才是真正的赢家。如今在端游和手游市场上,依然能找到页游时代形成的"不良风气"的影子——当然,仅仅将此归咎于页游是不合适的。

2014年以来,我国网页游戏市场持续下降,至2020年市场实际销售收入仅为76.08亿元[7]。端游在等待新的里程碑;页游依然停滞不前,不知其未来是否能打破恶性循环,找到属于它的发展道路。

3. 矛盾丛生

如果说我国早期游戏机市场毁于政策和盗版,那么我们会发现步入网络游戏时代后,整个行业的乱象并未停止。互联网是一座拔地而起的原始社会,虽然在初期不乏伟大的梦想家和无私的建设者投身其中,但更多的人是莫名其妙撞进这个世界,随后在利益的驱使下横冲直撞罢了。即便如今已有相当体量的法律对游戏行业作出约束，也很难根绝那些市场早期形成的不良习惯。

（1）“产业杀手”

① 私服

私服，全称私人服务器，现通常指私人非法架设的网络游戏服务器。一款游戏的服务器程序由于各种意外（代理商倒闭、内部人员贩卖等）被泄露后，经过中间各个环节的修复、更新、改写和转卖，最终会形成一条完整的黑色产业链[8]。对于不想花钱购买正版游戏，或不愿投入太多也想“大杀四方”的玩家而言，选择私服的成本要低得多。

私服通过快餐化一个游戏（如推出更高级的初始装备、省去烦琐的升级时间、提升高阶奖励的掉落概率等）吸引玩家，其运营者的盈利方式主要是以低于官方的价格出售 vip 头衔、珍贵道具或定制装备等。另有一部分玩家选择私服的原因是其对外挂的高容忍度，据说曾也有官方在私服靠贩卖外挂大捞油水，虽然无处求证，但不得不说，出现这样的事情并不奇怪。《传奇》是世界上最早、也是最著名的私服受害者，在中国，当时甚至有相当一部分网吧营业者同时是私服的运营者[2]。

私服的恶劣影响不止局限于游戏产业。由于它本身是违法产物，整条产业链就如同黑暗中的蜈蚣，在每一个环节都逐渐形成了更加深不可测的利益索条：比如一批以帮助私人服务器逃避审查为卖点的供应商；比如“攻击小组”——一种类似互联网佣兵的组织，私服运营者（甚至官方）可以雇佣他们对其他私服发起攻击，攻击操作从 DDOS（分布式拒绝服务攻击，笼统来说就是在多点用大量冗余信息致使服务器暂时瘫痪）到入侵和删除数据库中的玩家信息，不一而足；一些私服甚至会“自导自演”，声称服务器受到攻击，然后用“恢复数据”的借口再捞一笔。更不用说在这条产业链的庇护下进行小偷小摸的人，几乎每个初入行的新人（尤其是不谙世事、渴望“经济独立”的大学生）都不免要交几百几千的“学费”[8]。

② 外挂

外挂，简单来说就是允许用户自己对游戏进行修改的程序。在单机游戏中，类似的服务称为“修改器”，用于改变游戏难度、自动进行重复性操作、改写游戏中物品的数量等，这些功能虽然会在一定程度上影响游戏的平衡性，但对单机游戏来说无伤大雅，它的破坏性直到进入网络游戏时代后才逐渐显现出来。

网络游戏的定义中很重要的一点即为“多人在线”，游戏的平衡性不仅取决于游戏本身，还体现在玩家与玩家间的互动（如合作、对战）和资源分配中，一旦这种平衡被打破，普通用户的流失几乎是必然的。然而，这个简单的道理在外挂刚刚出现的几年里并非那么显而易见，因为使用外挂的玩家通常也是游戏黏着度较高的核心用户。

当时国内巨大的需求市场，很快使外挂发展出了一条极为“聪明”的商业化道路，甚至一度成为尚在起步阶段的网络游戏产业中最赚钱的行当之一[2]。尽管外挂是公认的非法行业，其具体罪名在司法实践中一直未得到统一，在各个时期，罪名从“非法经营罪”“侵犯著作权罪”到“提供侵入、非法控制计算机信息系统程序、工具罪”不等。直到2020年通过的《刑法修正案（十一）》发布，才有了充分的事实证据将外挂定为“侵犯著作权罪”[9][10]。

然而在利益的驱动下，外挂产业链已经发展得惊人成熟、先进，包含作者、分销商、渠道商、代理商等多个环节，而抛头露面、面对法律风险的只是行业中一小部分无关紧要的成分罢了[8]。外挂并非起源于中国，然而其大规模的商业化在世界上却是闻所未闻的[2]。在与外挂的斗争过程中，游戏厂商除了等待问题出现，随后被动地封号和修补漏洞外，几乎没有任何防御措施，受外挂牵连而“死”的优秀游戏不计其数。

2019年，游戏《Apex英雄》的工作室发布一则报告称：他们已经了解到有玩家使用脚本滥发语音和小广告的情况，目前正在研究怎么应对。令人不齿的是，“滥发语音和小广告”正是外挂贩子在游戏中的销售策略，他们会在游戏选人界面通过语音循环播报卖外挂的QQ群，在进游戏之后秒退，极大影响了普通用户的游戏体验[10]。

③ 不正当竞争：“刷榜”和数据造假

只要对各大应用平台的排行榜有所研究，必然会注意到“刷榜”现象的存在。“刷榜”即网络游戏经营者委托中介公司，通过大量雇佣或注册“水军”，以人工或群控软件的方式大幅度提高游戏在排行榜上的位置。“刷榜”在本质上属不正当竞争行为，然而在网络游戏行业，这种行为已经普遍到成为一个公开的秘密。

比较著名的例子是“人人游戏”在App Store上的刷榜行为，其明目张胆地将自己“刷”到了全球下载量第五的位置，并把旗下一款名叫《人人乱世天下》的中文游戏“刷”上了日本区收费排名第二。2012年，苹果强制下架“人人游戏”旗下所有游戏，这个事件给“人人游戏”带来了致命的打击，其员工数量直接从巅峰时期的1600余人，下降到了2016年的68人[2]。然而，苹果的强硬措施并没有起到杀一儆百的效果，反而促使接下来的刷榜行为变得更为隐蔽低调。

除刷榜外，数据造假也是端游、页游、手游市场的一大顽疾。为了在潜在玩家市场中能打出口碑，吸引投资，最常见的做法是“自充值”。运营者将充值费用交给游戏中某些大型游戏公会，后者通过返利、提成等方式让游戏玩家在游戏中消费，最后自充值的费用在扣除公会利润后，会通过应用平台返还给经营者[2]。通过这种方式不仅能大幅提高游戏的流水，还难以被发现。

网络游戏中其他不正当竞争行为还包括流量劫持(即在未经同意的情况下，通过替换安装包、插入跳转链接等方式影响用户的选择)、商业混淆行为(即使用或仿冒其他网络游戏名称、标识或内容，前述移动梦网时代的“骗点”就是其雏形)、虚假宣传、商业贿赂等。虽然以上行为都明确违反了我国的《不正当竞争法》，但由于网络犯罪隐蔽性强、取证困难、行业壁垒强等特点，依旧是我国执法的一大难点。建立完善健全的举报机制、开办网络执法培训、加强网络自查能力，联合业内自治、平台监管和部门执法的三方力量，才能帮助网络游戏市场形成良好的秩序环境[11]。

(2) 网瘾

2018年6月19日，世界卫生组织(WHO)正式将游戏成瘾列入精神疾病范畴。游戏成瘾的症状表现为：无法控制地打游戏(频率、强度、打游戏的时长都要纳入考量)、越来越经常将游戏置于其他生活兴趣之前，即便有负面后果也持续或增加打游戏的时间，相关行为持续12个月以上[12]。

早在WHO的专业定义出现之前，“网瘾”便已经成为一个在“民间”广为流传、谈之色变的名词。2008年，新闻记者刘明银出版了25万字的《战网魔》，同年电视专题片5集《战网瘾》和7集《战网魔》在央视《第一线》栏目播出，此后多档网瘾相关纪录片推出，各大报刊纷纷刊发相应报道。

(3) 不花钱的玩家和不纯粹的游戏

一个产业健康的表现之一，是具有稳定的盈利途径。网络游戏需要盈利，这是毋庸置疑的，但游戏产业围绕“如何盈利”的话题却是争议不断，“吸引消费者”和“诱导消费”间是否存在明确的界限？游戏究竟应不应该以“盈利”作为唯一和最终的目标？游戏中那些明确能带来盈利的设计手段，会对游戏本身、行业生态，乃至玩家群体，造成不可预见的伤害吗？

如果用一句话概括中国游戏产业的沉疴所在，应该是：不花钱的玩家；不纯粹的游戏。中国的主机游戏市场几乎就是发家于“盗版”，更别说在游戏机禁令生效13年中，能够生存下来的只有“盗版”和“水货”。就是这种购买习惯，在网络游戏时代也被一直沿袭下来。很长一段时间内，面对一款付费游戏或付费资料包（DLC），许多玩家会转而投入“破解版”的怀抱，甚至游戏内的付费机制也会被一部分玩家视作欺骗[13]。玩家更愿意花钱的地方，却是整个游戏行业都不愿意看到的：私服和外挂。

很多人想当然的是，游戏的盈利必定与游戏质量挂钩，因此他们无法理解为何市场上还会有层出不穷的劣质游戏。其实原因只有一个：能赚钱。这种情况在页游时代尤其明显。既然大部分玩家不愿意花钱，那么游戏的重心自然从游戏性，变成了刺激少部分“金字塔尖”玩家的消费欲望。围绕这一盈利点，游戏自己即化身为“大型外挂”：降低开发成本；依靠大力推广，保证游戏短时间内的流量；将大部分“0氪”或“少氪”的玩家变为人民币玩家的陪玩。这种做法短视而“有效”，但长远来看，砸的却是整个游戏行业的招牌。在浮躁的大环境下，除了几家拥有稳定渠道和资源的“大厂”，对于大部分还未具规模的游戏开发团队，游戏内容和玩法的创新变得遥不可及，更别提“情怀”了。

在谈及私服和外挂的问题时，“仙剑之父”姚壮宪坦言：“中国那么多技术人才，论实力绝不比别人差，可是却在忙着编写外挂、测试私服，因为正规的厂商无法为他们提供更好的条件和待遇，这是一个恶性循环。”在游戏行业，任何一个问题都不是独立出现的[2]。

4. 网络游戏的衍生行业

（1）网吧

网吧是我国网络游戏发展史中不可缺少的一环。由盛大代理，在中国运营的早期网游《传奇》，最主要的盈利渠道就是网吧充值。网吧也是电子竞技的起源之一。然而，近年来我国的网吧行业一蹶不振，随着个人电脑的普及，这个更像过渡期产品的行业似乎已逐渐步入黄昏。近年，又有一批以休闲或电竞为卖点的网吧陆续出现在城市中，不知网吧行业能否走出重挫，迎来新的黎明。

(2) 电子竞技

2020年12月16日,第38届亚洲奥林匹克理事会全体大会批准电子竞技成为2022年杭州亚运会正式项目,这是继2018年雅加达亚运会电子竞技成为表演项目以来,这个行业的又一次历史性时刻[14]。成为正式项目意味着,出征亚运会的中国电竞代表队将有机会在国家奖牌榜上刻下自己的名字。

"竞技性"是网络游戏的重要组成部分。无论是游戏设计本身即强调竞技的多人联机在线竞技游戏(MOBA)、即时战略游戏(RTS)、第一人称射击游戏(FPS)等,还是相对更强调娱乐休闲性的模拟经营、棋牌甚至音乐类游戏,只要平台或玩家本人在游戏内外引入社交,则必然出现竞技的雏形——"争先"的本能、敌我的概念、公正的规则、公开的比赛、契约精神等。再进一步,则会涌入稳定的第三方即"观战人员",发展出特定的"渠道"即"观战席",并出现将关注度"变现"以扩大规模的需求。而这些,都是我们今天见到的电子竞技产业链必不可少的环节。

由此可见,从网络游戏到电子竞技,一如从球类运动到体育赛事,是事物发展过程中不可避免的衍生产物。事实上早在2003年,国家体育总局便正式批准,将电子竞技列为第99个正式体育竞赛项目,2008年又将其改批为第78号正式体育竞赛项目,电子竞技进入更大的体育舞台,似乎已是必然的趋势。问题只有一个:我们离电子竞技的"黄金时代",究竟还有多远?

电子竞技的历史远比它进入大众视野的时间悠久。世界上有记载的第一场"电子竞技比赛"发生于1972年的斯坦福人工智能实验室;而第一场商业性的电子竞技比赛则在1980年由雅达利组织,不出意外地吸引了大批玩家和主流媒体的目光[2]。

范围缩小到亚洲。1999年,公认的电子竞技大国韩国,建立了第一个专业游戏电视台OngameNet,同年韩国电子竞技协会KeSPA成立,自此一条具有强大稳定性和变现能力的产业链呼之欲出。而那时恰逢大量优质的海外游戏通过代理商进入中国,其中就包括为中国职业电竞环境奠定了基础的《星际争霸》[14]。这些游戏打开了中国网络游戏的市场,同时也点燃了电子竞技的星星之火。

1998年,最早接触《星际争霸》的一批玩家很快形成了中国第一支战队——China Starcraft Association(CSA),其队长kulou. csa也是第一个在韩国 WCGC 世界游戏挑战赛中打进 12 强的中国选手[14]。

随后几年,中国各地如雨后春笋般形成许多支战队,而电竞选手在各项国际赛事中赢得的关注度则让中国电竞行业看到了商业化运作的可能性。

自然而然地,“韩国模式”——即“电竞绑定电视台”,成为我国电竞行业在发展初期的主要借鉴对象。2003 年,中央电视台体育频道(CCTV-5)筹办的游戏栏目《电子竞技世界》正式开播,节目的质量和深度均可圈可点,这个昙花一现的栏目也因此成为圈内圈外许多电竞爱好者的时代记忆。在那时:对外,我们有逐渐走上世界舞台的第一批职业电竞人;对内,我们有尚未开垦的广袤游戏市场和数以亿计的潜在消费者,中国电竞行业的方方面面都在向好发展,我们似乎“比韩国更适应韩国模式”,俨然是一颗冉冉升起的新星。

然而,2004 年 4 月 12 日,广电总局发布的《关于禁止播出电脑网络游戏类节目的通知》却让一切戛然而止。通知发布后,主流媒体的一系列游戏节目,包括 CCTV-5 的《电子竞技世界》、旅游卫视的《游戏东西》等,都被紧急叫停。从这一天起,“韩国模式”变得遥不可及,电子竞技在中国注定了要走上一条曲折得多的道路。

2004 至 2010 年,虽然在一些赞助商的帮助下,电子竞技一直“饥一顿饱一顿”地活着,其间还诞生了许多优秀的电竞选手,如获得了 WCG 世界总决赛两连冠的 WE 俱乐部的 SKY 李晓峰。但总体来说,这个行业并没有得到太多发展。更别提 2008 年金融危机,那是很多行业的至暗时刻,而对于还没有变现模式的电竞行业来说,除了听天由命毫无办法[14]。

直到 2010 年优酷上市,其对游戏频道的大力推广让电竞进入了公众的视野;2011 年,电竞明星和解说开始经营自己的淘宝店,摸索出了一套关注度变现的路径。随后,电子竞技联盟成立,各俱乐部拥有了统一的行业规范,电子竞技才算真正发展起来。

2020 年,中国电子竞技游戏市场实际收入已达 1 365.57 亿元,电竞用户规模达到 4.88 亿人,且保持稳定增长趋势。正如资深电竞人 BBKinG 所说,电子竞技将“带来一场互动娱乐形式的新革命,并且会衍生出一个庞大的娱乐产业格局”[15]。

5. 网络游戏与文化

无论从游戏开发、影视制作还是文学创作的角度来看,我国本土文化是当之无愧的一座宝库：《三国演义》简直是为模拟策略游戏量身定制的IP；《西游记》中师徒四人、白龙马、红孩儿等经典形象，在国内甚至海外都已打下了广泛的粉丝基础；《山海经》《聊斋》等神话志怪故事所描绘的光怪陆离的世界观，无疑具有极大的想象和创作空间……

因此早在单机时代，我国的原创游戏就表现出了鲜明的文化特色，诞生了最早一批具有代表性的“中国风”优秀游戏。除了四大名著，当时，金庸、古龙等人的作品在社会上掀起了武侠小说的狂潮，以自由度高、剧情性强、世界观开放为特征的武侠题材为我国原创游戏增添了浓墨重彩的一笔。尽管画质和内容逐渐显现出落后性，1996年智冠旗下河洛工作室（后脱离智冠成立东方演算）开发的《金庸群侠传》在上市后二十余年间，仍受到一大批忠实玩家的喜爱。在没有官方正统续作的情况下，玩家自己创作的优质同人Mod源源不断，如“半瓶神仙醋”制作的《金庸群侠传2》《金庸群侠传3》，CG和子尹制作的《金庸群侠传X》（后因版权问题从Apple Store下架）等。直到2021年，仍有大量《金庸群侠传》粉丝活跃在各大社交平台，呼唤和期待着更多“精神续作”的诞生[15]。

中国第一款原创文字网络游戏（MUD）是在1993年上线的《东方故事》，1996年，《侠客行》上线，从名字也可以看出，这两款游戏皆具有浓重的东方风格。之后几年，受到《侠客行》的启发，不断有以金庸作品为主题的MUD诞生，如《笑傲江湖之夕阳再现》《笑傲江湖之精忠报国》《金庸群侠传》等，收获了一大批玩家。网易的《大话西游》和《梦幻西游》，也是《西游记》这个IP的优秀的二次创作[2]。

由此可见，“做自己的游戏”可以说是开发者的一种本能，也是网络游戏时代最早的呼声。当然，这背后有很大一部分原因是那个时代开发者和玩家共同的认知局限，“本土特色”反倒是最易于上手、最有号召力、最流行的东西，正如小米创始人雷军所说：“厂商要向玩家说清楚‘沙巴克城’是什么要下许多工夫，而你要说华山论剑，多数国人都知道这代表着武功和正义。”

而随着中国游戏厂商逐渐将视线投向海外市场，网络游戏也不再拘泥于内容上的“本土特色”，但带有文化烙印的游戏在国内还是具有广大的受众。2020年，国产开发商游戏科学推出的《黑神话：悟空》13分钟实机演示视频成为全球游戏玩家的热议话题，这也是多年来唯一一款看得到希望的国产3A游戏。对此更是有玩家感叹：“我打遍了古埃及、古希腊、斯巴达，冲出过外太空，钻入过地底下，而这次终于要回到故乡。"文化是我国游戏产业的一座宝库，但在市场已与海外接轨的今天，这张情怀牌是否打得出去，还要看游戏自身。

6. 一点反思：银元与责任

在《乌鸦·乌鸦·叫》的文末，作者呼吁有能力的业内人士能够"振臂疾呼，慷慨解囊，能用银元在中国游戏的死水中激起微澜"。

时至今日，中国游戏已远不是一潭死水。2014 年 1 月 6 日，长达 13 年的游戏机销售禁令正式解禁；2015 年，中国超越美国，成为全球最大的游戏市场；2020 年，中国游戏海外市场已破千亿；近日，鹰角网络的《明日方舟》、米哈游的《原神》入选了 2021—2022 年度国家文化出口重点项目[16][17][18]。但随着"蛋糕"越来越大，行业的资本导向性也越来越明显，中国的游戏市场可以说不缺"银元"，甚至在投资上一掷千金的大有人在，但随之而来的，是游戏开发的一线人员正在逐渐失去姓名。就如资深游戏从业者王亚晖在《中国游戏风云》中所阐述的现象："很多从业者并没有把游戏当作是一种艺术品，甚至不是商品，而是一种金融衍生产品。"[2]

网络游戏作为一个文化产品，其社会责任远不止营收业绩。在泛娱乐化时代，众多优秀的 IP 已经成为网络游戏争夺的目标，好游戏本身也能通过其知识产权，在小说、动画、影视领域获得多样化的盈利渠道。然而我们现在看到的仍是：在获得 IP 后，游戏厂商往往想的不是玩法或内容上的创新和长远发展，而是如何套用既有的游戏形式，收割玩家的情怀。

引用雷军在 1996 年说的一番话："培育市场要有一个投资期，不要急于赚钱。我们第一个游戏投了 50 万，可能成本都收不回来。一个朋友问我，'你做游戏 1996 年赚不赚钱？''不赚！''1997 年呢？''1997 年没把握，1998 年应该赚钱！'朋友又问：'为什么不在 1998 年再做？'我说，'如果我们都等到 1998 年才去做，那市场成熟就要拖到 2000 年以后了！'"玩法会厌腻、市场会饱和、行业需要新的血液，而这番话里的责任感，在现今"银元遍地"的游戏市场中，其实是更加稀缺的。

参考文献

[1] The firewheel. 史海拾遗：20 多年后，重读惊世奇文《乌鸦·乌鸦·叫》

[EB/OL].(2017-04-01).https://zhuanlan.zhihu.com/p/26130591.
[2] 王亚晖.中国游戏风云[M].北京：中国发展出版社，2018.
[3] 国家版权局网络版权产业研究基地.2020年中国网络版权产业发展报告(摘要版)[N].中国新闻出版广电报，2021-06-10(008).
[4] 十里山水.塞班消亡简史：智能手机的革命往事[EB/OL].(2020-04-06).https://zhuanlan.zhihu.com/p/125733556.
[5] 初代iPhone回顾：它是如何开启智能手机时代的？[EB/OL].(2019-09-08).https://www.eefocus.com/consumer-electronics/452799.
[6] 第47次中国互联网发展状况统计报告[EB/OL].(2021-06-20).http://www.cac.gov.cn/gzzt/ztzl/zt/cnic/A0920010802index_1.htm.
[7] 游戏产业网.2020年中国游戏产业报告[EB/OL].(2020-12-18).http://www.cgigc.com.cn/gamedata/22132.html.
[8] 剑气近.中国互联网有哪些黑色产业链？[EB/OL].(2016-11-13).https://www.zhihu.com/question/21180320/answer/68050317.
[9] 倪珑，周纬韡.网络游戏行业不正当竞争行为规制研究[J].中国市场监管研究，2019(09)：66-70.
[10] 喻海松.网络外挂罪名适用的困境与转向——兼谈《刑法修正案(十一)》关于侵犯著作权罪修改的启示[J].政治与法律，2021(08)：57-70.
[11] 杨逸轩.网络游戏行业中潜在的不正当竞争行为分析和预防[J].法制博览，2021(17)：143-145.
[12] 朱延静.电子游戏上瘾成疾病　香港电竞总会副会长：需正视[EB/OL].(2019-05-27).http://www.chinanews.com/ga/2019/05-27/8848049.shtml.
[13] Maomaobear.为何中国市场盗版游戏屡禁不止？[EB/OL].(2020-09-30).https://www.donews.com/article/detail/4660/25177.html.
[14] BBKinG.中国电竞幕后史[M].武汉：长江文艺出版社，2015.
[15] 胡正达.那些轨迹不同的《金庸群侠传》同人续作们[EB/OL].(2018-01-23).http://www.chuapp.com/article/284999.html.
[16] 商务部.关于公示2021—2022年度国家文化出口重点企业和重点项目名单的通知[EB/OL].(2021-07-28).http://tradeinservices.

mofcom.gov.cn/article/wenhua/zhcefg/whmy/202107/118273.htm.
[17] 腾讯游戏.全球游戏市场收入排行：中国超美国成第一[EB/OL].(2015-10-18).https://games.qq.com/a/20151018/001909.htm.
[18] 朱婷.中国游戏“出海”[N].新华月报,2019(19).

第九章

游戏开发

第一节　一般游戏开发流程

1. 总论

游戏开发，又称游戏制作，是指由人借助现代电子信息技术和工具，将电子游戏由设想转变为成熟的软件的过程。

游戏开发是一门复杂的综合性艺术，主要分为两大板块，即程序开发和美术设计。程序开发是指程序员根据游戏项目组的设计，编写出相应的代码，从而确保游戏运营的顺畅，程序开发需要人员具备专业职业素养，对技术型要求最高，可谓是游戏开发的核心要件。美术设计，即是艺术要领，要开发一个完备成熟的游戏，仅有程序运行是不足的，需要对其加工美化。美术设计大致分为原画设计、角色设计、动画设计、场景设计和音效配乐等，美术设计涵盖要素甚多，同样需要开发人员具有领域内的专业技能，同时需要掌握一定程序开发相关的背景知识，可谓是游戏开发锦上添花的部分。下文将一一详细介绍游戏开发的各个步骤。

2. 具体游戏开发步骤

(1) 团队组建

游戏的开发是一项复杂的大工程，必然也是少不了各个职位人员的组织配合，每一项工作都需要具有专业知识的人士来负责管理。据统计，独立游戏能获得最佳游戏体验的团队规模在 1—10 人之间，超过 20 人以上的即需要

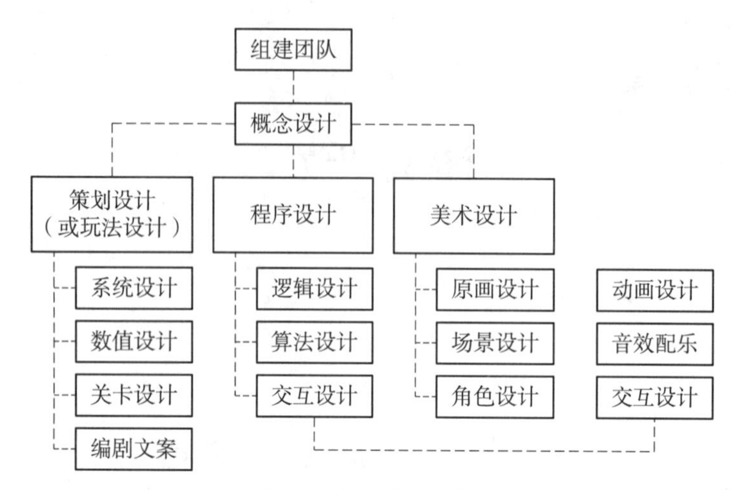

图 3　一般游戏开发步骤

专门定制工作流程和监督管理制度来确保工作的质量和效率。简单的手机或网页端小游戏，最少可以仅由 1 人包揽所有的职位，制作周期一般为一周到数月不等；大型网游或是 3A 级别的游戏，制作团队通常数百人以上，历经 3—5 年的开发时长，但往往可以换来玩家们的疯狂追捧。因此，游戏制作的人力和花费的时长同游戏的品质是成正相关的。游戏团队的组建绝非易事，从游戏主体想法的浮现到募集成员再到分工合作，需要经历许多磨合。总的来说，团队需要以下四组人力，分别是程序组、策划组、美术组和音效组，这其中每一组的部署人力也有不同。

程序组，即游戏逻辑实现者。主要由计算机行业领域人才组成，主要工作是负责编写程序代码，常用语言为 C + + 、Java、UnrealScript 等，需要根据游戏发布的平台和团队实际条件进行抉择。细分下来看，最少可以分为三部分：内部逻辑、服务器和界面逻辑。第一，内部逻辑，主要是指实现策划组的种种方案，比如冒险类游戏中的最终关卡 BOSS 运作、推理类游戏的玩家线索收集方法、剧情类游戏的人物对话等。第二，服务器，主要指的是网络游戏中，用户访问的客户端，相当于玩家们交互的平台，对于网游的开发至关重要；此外，由于网络安全问题近年来饱受质疑，网络上的攻击和防御一直此消彼长，网络攻击难以被杜绝，但是可以做好防御工作，这在服务器的开发中也是需要多加注意；不仅服务器的开发需要一定技术含量，服务器 CPU 和磁盘的选择也至关重要，由于网页游戏每日有上千甚至上万的访问量，这对于

CPU 和磁盘的稳定性、短期吞吐量和长期运行效能的要求都十分高。第三，界面逻辑，主要是指实现策划的界面的设计、动画、翻页链接等。

策划组，即游戏的台本撰写者。最少可以分为两部分：游戏系统的核心玩法、游戏剧情的撰写。游戏系统的初始状态，可以说是赋予了整个游戏生命，为其制定存在运行的规矩。游戏剧情的撰写，正如表面意思所说，是指游戏中关卡、剧情、对话的内容的铺设，这往往是抓住玩家眼球的一点，可以从世界观、人物塑造和主体意义上进行深挖。

美术组，即游戏视觉表现的主导者，主要包括原画、UI、建模、动作、场景和特效等。游戏最终作为产品交付给玩家的体验，是玩法和表现的结合。美术组、程序组和策划组三方同等重要，甚至在个别游戏中美术组占据主导地位。

音效组则是包揽了游戏中所有的音乐和音效的组别，包括背景音乐、角色配音、特效音、主题曲等。

（2）概念设计

概念设计，即是游戏开发者需要先行确定这个游戏最终开发成功上市之后，想要达到一个什么样的目标，宣扬开发者的什么样的概念和想法，也可以将这个概念理解为游玩游戏过程中想要表达的主题和想要给大众和玩家所传播的正能量。比如，剧情冒险类游戏，目标是为了带给玩家新奇的体验，传达给玩家勇敢和探索的精神；又如恐怖游戏，这类游戏的设计理念一部分是给玩家带来现实中难以体会到的刺激感，更重要的是终将克服恐惧迎来黎明的希望之感；还有一类游戏，本身设计制作者可能并没有清晰的故事最终结局设计，将未来和结局寄托在玩家身上，仁者见仁，智者见智。但实际上，通关的玩家的不同，悟出的真理意义也大相径庭。此外，一个游戏的概念——或者称之为游戏的主题，往往也不止一个，数量和开发者想要看到的愿景和游戏复杂程度有关。就拿大家都很熟悉的小游戏来举例，《跳一跳》游戏是火遍 2018 年腾讯平台的小程序游戏之一，简单的操作和分数排名制度吸引了众多的受众。设计者之初理念，也许是凭借它的便捷度、趣味性、挑战性，让受众在碎片化的时间中，获得一些快乐和成就感。简单的游戏流程和操作，传达给受众的感情就相对简单；反之，复杂的剧情伴着丰满的人物塑造的长篇游戏，往往其概念主题不止一个。

概念是认识新事物的基础，是开发游戏的立足之本，概念设计相当于是游戏公司中的项目立项的环节。那应如何进行概念的设计呢？当你想要开发一款游戏，并不是"为了做一款新型游戏"去开发，而是当你有强烈的欲望，或是有想要用游戏来实现的点子、想法、故事时，才能着手踏上这一条道路，才是真的做游戏。因此，在设计究竟何为原创游戏的概念时，其中最重要的一点便是开发者应该探索自己的内心，对自己进行发问：我究竟是想开发一款什么样的游戏，它是什么类型的？在所有的游戏类型中，是什么最打动我，给我带来了生动的体验？我要以何种人群、何处的市场作为主要目标受众？我希望给用户制造什么样的体验，想让他们获得什么？这并不是对自己的灵魂拷问，只是探求内心，挖掘自我。通过这些发问，开发者应能从中寻求到自己最喜欢的游戏体验，并从中探寻是什么给了自己别样的体验，吸引着自身。从过往经历，选择出合适的游戏类型，确定目标人群、市场，往更深处想，这一行当未来的发展也是值得考量的一点。并且，通过这些问题的提问，开发者可以和团队其他成员碰撞出思想的火花，从而激发出更多的想法。

当然，除了发掘自己的内心，日常生活中的点点滴滴，经历的云烟过往，同僚们的思想碰撞……都是设计师"灵光"的重要来源。

(3) 程序设计

程序设计是游戏逻辑实现者，本意是指给出解决待定问题逻辑的步骤。主要由计算机行业领域人才组成，主要工作是负责编写程序代码，常用语言为C++、Java、UnrealScript等，需要根据游戏发布的平台和团队实际条件进行抉择。

C++是一种面向对象的语言，是游戏开发人员的重要语言之一，C++最适合用来做需求稳定、拥有经典逻辑的模块的游戏，比如物理引擎，渲染引擎、网络层等。此外C++还提供了对参数和内存管理的大量控制，从而增加了游戏的性能和用户体验。然而它的开发效率不高，一方面是由于静态语言改动起来较麻烦，往往"一处改，处处改"，就像编码错了一位的氨基酸，会导致严重的错义现象；另一方面是编译速度所造成的。

Python是一种提供OOP(面向对象的程序设计)方法的语言，是游戏开发人员重要语言之一。由于它具有Pygame框架，因此可让程序员快速开发游戏原型。多年使用Python开发游戏的程序员认为，用Python开发游戏很有趣，尤其是在语法上比较便利。然而随着时代的发展，目前采用Python的游戏引擎越来越少，这门语言逐渐变得边缘化，离主流技术越来越远。因此，游戏公司从利益和成本的角度考虑，Python 的使用在日趋减少。

Lua，是一种多平台脚本语言，具有简单的语言结构和语法，目前，许多现代游戏引擎都将 Lua 用作其游戏设计编程的主要语言，并且有人认为 Lua 是游戏逻辑开发的首选，正在成为游戏行业很受欢迎的语言之一。由于 Lua 是由标准 C 语言编写而成，因此几乎在所有操作系统和平台上都可以直接编译、运行。此外，Lua 还可以很容易地被 C 语言或 C + + 代码调用，也可以反过来调用 C 语言或 C + + 的函数，这使得 Lua 在应用程序中可以被广泛应用。虽然 Lua 没有直接支持 OOP，在安全性、维护便利性上不如前两者，但因为 Lua 本身脚本的特性，可以为游戏带来代码热更新这个独特的优势。如今几乎所有手机游戏都通过 Lua 来热更新部分甚至全部的功能，实现极快的迭代速度。

前文已根据团队分工角度将程序设计划分为三小部分，即内部逻辑、服务器和界面逻辑。而从实际部门操作的角度，程序设计又可分为逻辑设计、算法设计和交互设计。

① 逻辑设计，是指把一种计划、规划、设想通过视觉的形式，通过概念、判断、推理、论证来理解和区分客观世界的思维传达出来的活动过程。简单来说，在游戏开发中主要是指实现策划组的种种方案。比如冒险类游戏中的最终关卡 BOSS 运作、推理类游戏的玩家线索收集方法、剧情类游戏的人物对话等。最经典的逻辑设计是 RPG 游戏中的各类打斗按键的逻辑实现：主动释放的技能，是借由玩家按下键盘上的某个特定的按键才得以触发，相当于是程序内部将按键和特效释放编写了一段类似超链接的代码；被动释放的技能，往往是在游戏的进行中自动释放的，无须玩家进行任何操控，这主要是需要玩家在潜在操作中达成某种条件，比如说，“对同一目标进行连续 7 次暴击可以获得一次额外重伤效果”，这需要在前期程序员编写代码时佩戴单独的触发条件；攻击的伤害计算公式，是数值计算的核心内容，一般都是一个一元或多元的 f(x) 函数表达式，形式可以多种多样，其中 x 的值一般都是进攻方的某个属性，正常情况下是该角色的现战斗力，在一些特殊情况下则是被攻击方的一个属性，比如有的技能设定是根据对象的最大生命值来决定的，那么伤害就取决于被攻击方最大血量，即造成百分比伤害。

② 算法设计，是指对解题方案的准确而完整的编写，是一系列解决问题的清晰指令，代表着用系统的方法描述解决问题的策略机制。我们要使计算

机执行我们的需求，首先必须为如何完成预定的工作设计一个算法，然后再根据算法编写程序。目前游戏开发中经常采用的算法设计技术主要有迭代法、穷举搜索法、递推法、回溯法、分治法、动态规划法、贪婪法等。分治法，其设计思想是将一个复杂的问题解剖，庖丁解牛，把要解决的大问题分解成规模较小的相同的问题，以便分而治之。动态规划法，其设计思想是应用最优化原理，即一个过程的最优决策具有这样的性质：即无论其初始状态和初始决策如何，其今后诸策略对以第一个决策所形成的状态作为初始状态的过程而言，必须构成最优策略。贪婪法，其设计思想是在对问题求解时，总是做出在当前看来是最好的选择，不从整体最优上加以考虑，它所做出的仅是在某种意义上的局部最优解，因此贪婪法不是对所有问题都能得到整体最优解，但对范围相当广泛的许多问题能产生整体最优解或者是整体最优解的近似解。而通常一个问题可能会有多种算法可供选择，选择的主要标准是算法的正确性和可靠性、简单性和易理解性；其次是算法所需要的存储空间少和执行更快等。

③ 交互设计，是指定义、设计人造系统的行为的设计领域，它定义了两个或多个互动的个体之间交流的内容和结构，使之互相配合，共同达成某种目的。通俗地讲，在游戏设计领域中，即是人和游戏的交互，就是说操作者如何和电脑里的那个“他”连接上，继而操作者可以控制虚拟世界中的角色去完成他想要的任务。比如说，玩家A创设了一个用户名为“小A”的角色，小A是游戏玩家在游戏世界中的标志物，我们假定这个游戏世界是“亚特兰蒂斯”，玩家想要和亚特兰蒂斯产生互动，除却技术的手段，仅可能通过小A完成；当玩家想要去探索失落之城，比如可以通过键盘操纵小A去探险，从而实现其目的。交互设计的最终目的是玩家和这个虚拟游戏世界相联通，因此，设计师努力创造和建立的是人与游戏之间有意义的关系，以“在充满社会复杂性的物质世界中嵌入信息技术”为中心。主要包括用户设计、界面设计（以下简称UI设计）和游戏设计。

用户设计，主要是指游戏和使用者之间有关于个人信息和个人道具的设计。最常见的如用户的个人界面、购物车、道具仓库等。用户设计主要指的是一些最为基础的信息和功能：游戏中的个人界面是玩家向其他好友在虚拟世界中展示的媒介，通过装点修饰个人信息内容可以达成个性化的装扮，从而便于展示，方便添加好友、社交等任务。而关于购物车和道具仓库，则是随着现今网游事业逐步发展,充值消费是游戏公司的一个重要收入来源,购物车是新兴起来的用户设计之一。为什么说购物车设计属于用户设计,这不仅仅只是一个用来放置虚拟货物的空间?现代的购物车设计已经不仅仅是一个工具,更是一个结合用户的操作推算喜好,再结合大数据,达成商业化的道具。简单来说,用户会选择购物车是因为功能丰富:暂存、批量结算、收藏、货比三家等;而购物车对于开发商来说,可以从中读取到很多有用信息:管理订单和配送、针对上述用户需求引导消费、记录用户偏好数据等。比如说,如果用户用购物车放置某物,即用来暂存,客户端就可以提醒库存告急,吸引用户购买;如果用户一次性加入大量商品,即用来批量结算,客户端就可以告知满减活动,吸引玩家多购买,以增加流通率。以此来看,购物车设计比起传统的简单工具而言,更是用户设计的重要一环。

界面设计,即 UI 设计(User Interface),是指游戏的人机交互、操作逻辑、界面美观的整体设计。一个优秀的 UI 设计不仅是让软件运行起来,变得有个性有品位,还要让游戏的操作变得舒适、简单、自由,从而充分体现游戏的定位和特点。从程序设计的角度看,UI 设计主要是关于排布的逻辑,如按钮的逻辑和对话框的逻辑。指的是具体保证使这个界面可以进行使用的功能,而平时讨论的更多的平面设计等艺术上的效果,则属于美术角度的 UI 设计,将在后文中详细讨论。

游戏设计,此处的游戏设计并不是指广义上开发一款游戏的意思,而是狭义上,在交互设计的大框架下,针对游戏中人机交互的层面上的游戏主体设计,比如物理引擎、碰撞。物理引擎是指通过为刚性物体赋予真实的物理属性的方式来计算运动、旋转和碰撞反映。在游戏中使用物理引擎,并不是说要虚拟世界也按照牛顿的物理学角度反映,大多数的游戏是在一定程度上通过编程或制作专属的插件来实现。因为在虚拟世界中,我们日常生活的真理——比如说苹果会从树上掉下来,汽车刹车需要对抗惯性——并不存在。那么如何制造出这些物理效果,让人们在游戏世界中一样可以能看到该运动的东西还是在运动,并不是死板地卡在原地,要借用的就是物理引擎。自从游戏中加入了物理引擎后就大不相同,打破了以往按预定脚本执行的方式,而是要求在游戏中的那些物体都要遵行设定物理参数来运行,从而模拟真实世界中的运动轨迹。这样可以带给玩家更加真实的游戏体验,仿佛是真的身在游戏世界中。比如,几年前还没有物理引擎的时候,在设计类 FPS 游戏中,如果玩家A一位士兵往一个火药桶旁边扔一个手榴弹，手榴弹的爆炸必定也会引起火药桶的爆炸，但是介于缺少物理引擎的协同，这个过程会显得相当死板：不管是从左边还是右边抛出手榴弹，火药桶都只会按照预先设计的样子爆炸，不会有区别(假定原先预设火药桶只是直直向上炸裂，但如果玩家不是从正前方扔去手榴弹，那么从游戏玩家的视角看来这个过程会显得很不协调)；如果有了物理引擎，无论手榴弹如何扔向火药桶，火药桶都会根据玩家切入的角度、当日游戏设定的风向，产生不同的爆炸效果：木板和钢钉会朝不同的角度飞溅起来，烟雾也会慢慢顺着风向冒起来……通过物理引擎，实现这些物体之间相互影响的效果是相当简单的。不过，游戏的物理引擎是为上层的游戏性服务的，在实现中要充分考虑到游戏本身的需要。

(4) 美术设计

游戏美术设计，是CG艺术的一个分支，是游戏制作的一个重要组成部分，囊括范围十分广泛，可以说游戏中所能看到的一切画面都属于游戏美术，其中包括了角色、UI、场景、道具、动画、特效等。美术设计师主要通过各种软件引擎和技术技巧，完成相应的游戏制作。游戏的美术设计可以算是一门独立的艺术分支，人们往往会把游戏美术与广告美术混淆，认为二者的工作在本质上没有差别：两种职业设计师每日的工作无外乎设定原画、分镜、勾线、填色、制成动画、绘成海报等。但实际上，一般广告制作的基本要求是"抓人眼球，眼前一亮"的效果，一定要具有冲击力且吸睛，这也是为广告存在的意义而服务的；而游戏美术，包括游戏界面、动画等的基本要求则是"经得住注目，耐得住考验"，在吸引玩家的基础上，还要考虑到玩家可能会玩很久的游戏，保证其几个小时内不引发视觉疲劳，要"耐看"，要不仅细看之后找不出问题，还能让玩家发现被制作者精心设计的细节。因此游戏美术的工作流程与广告制作二者之间的区别还是很大的，如果说一个是耐力跑，那么另一个就是冲刺跑了。

游戏美术设计有许多重要分支，主要分为原画设计、场景设计、角色设计、动画设计、交互设计和音效配乐等。

① 原画设计，无论是在游戏行业还是其他需要美工的领域，原画设计一向都是美术设计的最重要的第一笔。原画广义上是指有关游戏动画、角色、动作设计的方方面面，是一个综合的概念。狭义上是指动画创作中一个场景动作之起始与终点的画面，以线条稿的模式画在纸上，此外阴影与分色的层

次线也在此步骤时画进去。可以说原画是为了后续的角色设计和动画设计服务的,在原画的基础上进行修补,便能制作出完整的游戏界面。游戏原画可以分为游戏场景原画、游戏设定原画、游戏 CG 封面原画,不同的类别有不同的特性。游戏场景原画,指的是设计按游戏文本背景内容或自我拟定创作的内容的图画,以表达作者对叙述内容的理解,发挥作者的创作绘画出游戏场景,一般用于作为游戏背景板或者是世界观的呈现;游戏设定原画,囊括范围较广泛,指的是设计此游戏中文本所设定的内容或物品,例如人物的装备、服装、饰品、武器、道具、怪物、植物、机器等,包括的内容比较杂,但是往往可以通过对游戏设定的精致程度,判断一个游戏的开发投入和美术功底如何;游戏 CG 封面原画,指以游戏文本的设定进行封面绘制,一般在游戏中会作为过场画面或游戏宣传封面。

② 场景设计,是指根据游戏原画设计师给的原画稿件设计出游戏中的环境、道具、机械等物体的模型,主要是静态的物体,基本上游戏中不会动的物体都属于场景设计的范畴,比如游戏中的建筑、桥梁、道路、花草树木等。如果说游戏原画设计主要是指绘制平面二维的稿件,那么场景设计则是将二维的原画化为三维的立体模型,更加精致。因此,游戏场景的设计师需要非常了解中外建筑,各种风格游戏的建筑特点,还需要精通美术光影和不同材质的表现手法,如清晨阳光照在水面上的波影和夕阳西下时的水波余晖效果是完全不同的。除此之外,还需要结合自身的观察,多学一些其他方面的知识,如土木工程等,因为将二维的物件转化为三维时,升维度的操作必定伴有更多的要素添加。比如,一栋建筑的地基是什么样的,内部的钢筋构造又是如何,这都需要一一学习呈现。

③ 角色设计,是指根据游戏文案策划师和游戏原画设计师给的文稿和原画稿件设计出游戏中的人物的模型,或概念图。这是一个理解和设计的过程。理解,是指角色设计师需要根据文案的内容,或是人物的文字介绍、生平经历,去了解这个人物,他的经历是怎样的?他的身材基本数据是什么?从他的故事里可以看出他是一个怎么样的人,什么样的性格?决定他会有什么样的眼神和服装的搭配。理解是角色设计的第一步,也是界限最为模糊和难以定论的一步,因为每个人的想法和表述都会有所不同,艺术的设计不像数学题,可以具体给出一个精确的数字和界限,往往想法的设计者和角色的设计者之间存在着认知上的偏差。设计,即是结合了第一步的对于原画和文案

的理解，将设计化为游戏作画的过程。在很多的游戏人物角色设计中，使用的是概念设计公式，指的是运用生活中的元素来启发思路，比如生活中的各种照片、遇到的各种人事、不同的性格，将其融合在一起，拼接成一个全新的人物，可以列为计算公式 A 元素 + B 元素 + C 元素 = D 新角色。虽说游戏中的人物往往性格鲜明，个性满满，但游戏和动画都是取材于生活的，细心观察生活的元素，结合“脑洞”和文案，必是可以设计出不错的角色形象的。

④ 动画设计，是一类新兴的艺术创作设计。动画设计最主要的工作就是使静态的人物、场景在二维平面中丰富起来，再到三维状态下的建模，产生连贯的运动，同时为动画提供艺术的诙谐性，是目前游戏设计的主流，是必不可少的一部分。动画又可分为游戏面板动画、游戏转场动画、游戏剧情动画和特效等。游戏面板动画可以说是在标题页，或者是各个公告板上“会动”的部分，比如所熟悉的看板、公告、个人信息面板等；游戏转场动画主要是切换界面时，为了使玩家体验更好，取代“加载中”这样死板没有活力的样子，能够更加凸显游戏的玩赏性；游戏剧情动画一般是类似动画片的小短片，一般呈现出来的作品时长不会太长，不然有喧宾夺主的意味，毕竟游戏更重要的一点在于玩家的游玩性，但是针对纯剧情游戏来说，动画所占的比例需要根据制作设计和成本单独另论；特效，是当下冒险、RPG 游戏的主打特点，如打斗中出现的刀光剑影、人物变身的炫动光影、自然世界中的雨雪冰雹。特效也是玩家和公司评定游戏制作精良度的标志之一。

⑤ 交互设计，在前文中已经提及交互设计的程序开发角度，并从交互设计的三大主要分支：用户、界面和游戏设计中简要进行了介绍，以下将从美术设计的角度来简述 UI 设计版块。UI 的设计是指对软件的人机交互、操作逻辑、界面美观的整体设计，其美观设计应具有简易性、一致性、清晰性、灵活性和可操作性。简易性，界面的简易性为的是要让用户便于使用、便于了解产品，并能减少用户发生错误选择的可能性，游戏设计之初，除非是游戏本身世界观和内容复杂多变，适合元素多元一些的界面，但仍应保证不可过于花哨，给人面板较乱的错觉；一致性，界面的结构必须清晰且一致，风格必须与产品内容相符合，这是每一个界面都应具备的特点，否则会牛头不对马嘴；清晰性，界面应在视觉效果上便于理解和使用，使用者可通过已掌握的知识来使用界面，不应超出一般常识，否则较难上手，用户不愿意使用，因此，在这部分制作时，需要从用户的角度出发考虑问题，“想用户所想，做用户所做”，如果

是一件真实世界完全不存在、专属于虚拟世界的物件，则可以通过比较两个不同世界的事物，完成更好的设计，比如：可用书籍对比魔法书，即是抽出二者相同之处，让玩家能够根据经验论懂得如何使用；灵活性，简单来说就是要让用户方便地使用，但不同于上述清晰性，灵活性更侧重于互动的多重性，不局限于单一的工具，不仅可以用鼠标控制，还可以使用触摸、键盘或手柄等；可操作性，高效率和用户满意度是可操作性的体现，界面应具备初级、中级和高级玩家系统，即用户可依据自己的习惯定制界面，让每一位玩家都能够体验到游戏的操作性。

（5）音效配乐

游戏的音效配乐可谓是点睛之笔，合适的音乐演出可以给玩家带来更身临其境的游戏体验。而配乐又可以分为背景音乐、主题音乐、游戏原声、声优配音等方面。关于音效配乐制作，主要有 4 个步骤：确定需求、动画与场景准备、素材收集、音效编辑。需求的确定需要根据游戏台本和制作成本来定，这通常间接决定了游戏的最终成品效果如何；动画与场景准备，需要整理出需要配合音效的视频、动画和游戏场景，一个好的音效能够和动作过程同步，需要保证音画同步，时长合适；素材收集，素材收集的首要原则就是：素材品质一定要尽可能的高，保证素材不会受到严重的压缩，否则难以获得完美效果，当然，素材也可以通过软件亲自制作或者录制；音效编辑，此环节是整个流程的核心，本身就是一个创作过程，Au 是目前常用的音效编辑器，或是音频宿主软件，如 Logic、Cubase、FL Studio 等。

如今一些高品质的游戏大作，越来越多引入了游戏音频中间件（如来自日本的 Criware）。中间件可以有效地解决音频原素材的高清与制作开发过程中的压缩剪辑高效的矛盾。在中间件软件中，开发者可以二次加工原素材的各类效果，以快速适配一个原素材在各个不同场景需要下的展现效果。如一个动物的喊叫作为对话场景中的主要表现时，会更加放大和突出高品质的效果。而如果在战斗环节，一个大范围杀伤导致一群动物在四面八方的喊叫，就需要把它们做一些环绕算法，并在优先级上做一些取舍，以避免音效会盖过其他主要表现方式。

（6）游戏编剧文案

电子游戏的构成不仅仅只有关卡模型、特效的渲染、UI、物理引擎等，还有文字和游戏内的人物形象设计，这都是对于游戏来说至关重要的。游戏百科需要文字来向公众游戏科普，背景设定需要文字来讲述游戏的世界观，人物形象需要文字来进行丰满，玩家需要文字来阅读故事情节，菜单和教程也需要文字，充值界面也必须写一些说明文字，游戏的推广宣传更是少不了文字的渲染……

文案在规模较大的游戏中，会承担更多工作，一般也会叫作编剧。首先，该类游戏中会有“世界观设定”。其包括整个世界的运作，各个国家的诞生、历史和现状，各个民族、宗教的特点，各个地区的生物多样性等。世界观更像是一本词典，会解释这个构想中的世界里每一件事物的基础设定。在世界观完善后，会把主要工作放在“剧情”“角色”这两类设计上。根据文案策划的特点或工作方式不同，两者一般会有一个先后。比如有的文案策划擅长先设定有特色的角色，然后为他们设计交互的情节剧情。但也可以反过来，先设计非常有吸引力的戏剧冲突剧情，然后再为剧情填上适合的角色设计。在这之后，是比较偏执行和打杂的工作。需要大量人力去把剧情和角色拆解到一句句对话，乃至于一件物品的描述。在一些大作中，经常看到玩家对一件物品的描述就能反映出一个国家的一段历史。

文案可以说是游戏的黏合剂，文案的最终敲定不仅需要策划组进行琢磨，也少不了程序组和美术组的推敲。比如说，文案组写了一个剧本：讲的是几名中学生外出探险，误入古堡探索，最终发现失落的宝藏的故事。整个游戏氛围是恐怖联结冒险，文案组可以优先根据“脑洞”和自身兴趣撰写，但是同时程序组和美术组需要对其进行修改。比如说，美术组认为古堡的阴森场景难以刻画或者是一些恐怖镜头刻画出来会导致游戏上架困难；程序组则认为场景转换逻辑有误或是难以实现，这都需要文案组再结合二者的需求进行更正。如果游戏策划者在一开始构建系统时，没有考虑过游戏的风格和场景的氛围，而设计师在一开始就没有专注于叙事，那么他们之间可能并不会产生交集，反应在成果上就是玩家看到的、听到的、读到的和玩到的都是脱节的：“角色为什么突然这样做？场景为什么突然转换风格了？”因此为了减少思想上的不统一，团队之间的沟通显得格外重要，队员之间的头脑风暴是孕育新的点子的不二温床。因此，在创作最开始之时，文案组便要捧起纸笔准备工作了。美术组有了作画的灵感，那么文案组就需要帮其勾勒出一幅新世界的概念图景，我们为什么出门探险？我们生活的是一个什么样的世界，是变格科幻还是本格现实？这个世界中还有什么重要传奇传说和主线剧情有所关联？当满足了美术组的文字需求，文案组还需要和程序设计师商讨叙事的风格、顺序和逻辑，计划如何叙事，如何把这个故事讲好。

文案组也可以说是团队的润滑剂和“修补师”，因为有的时候，文案并不是在最初就能完工，将接力棒交给后位，而是同程序组和美术组交替进行的，更多的时候，这三者需要同时进行，以加快游戏的开发进度，缩短游戏的上市时间，尽早上市才能尽早回本。至此，可能在设计之初给程序组和美术组的，仅是一个游戏的开头，像游戏简介一般简短的文字，就如同小说的大纲，而文案组在最后加工成型后，部分的细节有很大的可能会和其他人想象不一致，两者的“裂痕”只有可能是由文案组来修理。因为到了开发的后半阶段，美术组和程序组都是不方便修改的状态，如果将程序组和美术组推倒重来，所花费的精力、时间、人力等成本会远远大于修改部分文案设计。而有的时候介于市场的需求和大的时代背景潮流的驱使，一些有趣的灵感也确实只能变成“这里再俗一点儿”的套路。

从事游戏编剧行业的人员，有许多是把写作当爱好，也将其化为一种机遇，有许多的游戏文案工作者曾透露，他会定期给杂志供稿，这一方面使他养成了定期创作的好习惯，另一方面也可以帮助他提高生产率。

（7）游戏测试

游戏在完成以上所有开发制作之后，在进入市场投放之前，还需要进行短期的内测和公测。测试的目的是发现游戏中存在的较大的缺陷，测试都是需要测试人员按照产品行为描述来实施。产品行为描述可以是书面的规格说明书、需求文档、产品文件，或是用户手册等。总而言之，测试就是发现游戏现存的问题并进行改进，从而提升其产品质量。

游戏测试主要由两部分组成，一是开发测试，二是玩家测试。开发测试类似于软件开发中的白盒、黑盒测试，一般由开发团队或所在公司的 QA 团队完成。他们会根据需求文档或测试用例，非常详尽地对游戏内的每一项功能，每一句台词，每一个特效进行测试验证，以保障他们在任何情况下都符合设计者的预期。随着近些年 AI 技术的发展，部分大厂已经陆续推出 AI 测试，更是大幅加快了测试的效率。玩家测试类似于消费品给玩家先行体验，寻求反馈的过程，一般由市场或运营团队，针对测试目的投放给特定数量的特定人群[1]。如核心玩法验证会招募数十位该品类的核心玩家进行为期几小时的试玩，而游戏留存测试则需要成百上千的玩家进行为期数周的测试。此外，因为测试目的更为细分，玩家测试一般也会分为“内测”“封测”“删档测试”“付费不删档测试”等多种形式[2][3]。

(8) 上架后的维护和更新

任何一款软件上架后，都需要工程师对其进行定期的维护和更新，以使使用者获得最好的游戏体验。哪怕是前期在游戏测试中已经没有问题的萌生，但随着游戏基数的不断扩增，游戏世界的不确定性也越来越大，仍需要不断跟进维护和更新。

参考文献

[1] 何龄修.读南明史[J].中国史研究，1998，(3)：167－173.

[2] OU J P, SOONG T T, PING T, et al. Recent advance in research on applications of passive energy dissipation systems [J]. Earthquack Eng, 1997,38(3)：358－361.

[3] 赵炜.运筹学的理论与应用——中国运筹学会第五届大会论文集[C].西安：西安电子科技大学出版社，1996：468.

第二节　健康科普游戏开发流程

本节将主要从如何将健康科普知识自然融入游戏开发的各个环节这一角度出发，详细论述健康科普游戏的开发流程。如今市面上存在的健康科普游戏开发形式主要分两种：一种是研发专门用于健康科普的全新游戏，另一种是在原有游戏基础上增添健康科普元素。二者在前期准备阶段大同小异，而在中后期的产品研发和宣传推广阶段呈现差异，因此笔者在针对开发流程的论述中，对于准备阶段的流程论述不做分类，对于研发阶段的流程进行分类论述。

1. 健康科普游戏研发前阶段

常言道：“磨刀不误砍柴工。”要做好一件事，前期的准备工作是非常重要的。正所谓，“不打无准备之仗，不做无把握之事”，充分的准备工作是做好任何事情的前提，是一切事情成功的坚强后盾。健康科普游戏的开发也是如此，充分的前期准备是整个项目开发进展顺利的前提条件。

在此阶段，项目的主要目标是要锁定目标人群，针对其健康科普需求，将策划出的游戏想法设计成有计划、有组织的健康科普游戏产品开发的完善计划，这是项目立项后进入游戏产品开发阶段的关键保障，只有这样，有关健康科普游戏的想法才有可能最终变成一款具有实际功用的真正意义上的健康科普游戏产品[1]。

（1）健康科普游戏的研发策划

在开发健康科普游戏之前，首先应知道要制作一款什么样的健康科普游戏，这便是游戏产品前期的研发策划工作需要回答的问题。健康科普游戏的策划工作需要统筹全局，权衡利弊，考虑众多因素，同时也受到多方面的制约，要回答并解决的问题包括但不限于：健康科普游戏的主要受众是哪类人群？预期的健康科普目标是什么？游戏如何选取健康科普知识？如何将健康科普知识更好地融入游戏？如何实现游戏的科普教育属性与娱乐属性的平衡？从技术方面讲，现有研发团队中的程序人员和美术人员是否能够实现策划目标？游戏推出后能否被该类受众人群所接受？是否能达到预期的健康科普目标？等等。如此多需要回答和解决的问题，使得策划工作成为整个研发过程的重中之重。它既需要策划人员的创意设想，也需要团队的沟通与协作[2]。

此阶段的策划工作主要包括选择受众人群、进行受众市场需求分析、选定主题并设计健康科普目标、确定产品定位、筹划开发资源和制订项目实施计划。

首先，不同年龄段、不同类型情况的受众群体对于健康科普的知识层面和深度需求是不一样的，同时不同受众通用的游戏应用设备、平台也是不一样的。因此，健康科普游戏的前期研发策划，需要对不同类型的受众群体进行选择并对该受众人群进行市场需求分析或进行市场调研，了解该受众的喜好等。这一步需要研发团队中的医护人员选取适当的科普受众对象并进行受众分析，根据科普受众的群体特征来选定健康科普的主题并确定科普目标，同时也需要开发团队中营销策划人员针对选定受众进行市场调研或深层需求分析来选定游戏开发应用的设备和平台以及游戏的类型风格等。只有经过这一阶段详细周密的分析策划之后，团队才能根据前期的分析调研成果对该健康科普游戏产品进行准确的产品定位，例如价格定位、产品风格定位以及适合何种渠道推广销售等，才能为后期的产品研发设计以及宣传发布奠定坚实基础。

有了前期详细周密的受众需求分析和准确的产品定位，接下来策划人员便需要合理筹划开发资源。资金和人员是开发游戏产品过程中最为重要的两项开发资源，是整个团队研发周期运转的主要动力。因而该阶段团队需要筹划资金来源和建设团队，使个人的奇思妙想能在团队的有效碰撞和协作中，能在有力的资金投入支持中得到最大程度的施展和发挥。

最后，策划人员需要在前期准备工作的铺垫下制订一份包括资金预算、团队组织以及项目进度、风险等细节性内容在内的完善的项目实施计划，这是前期准备阶段工作的重中之重。资金预算是产品研发准备阶段的重点策划工作，策划人员需要进行针对包括模具投入、流动资金投入、市场投入在内的产品投入和市场投入的评估，同时需要对后期该健康科普游戏在特殊领域针对受众人群的宣传推广资金作出合理的预判，使投入的资金预算尽可能的合理化。而团队内的合理分工调配是游戏产品进入开发阶段能够稳步高效推进的基础，因此，在前期的准备阶段中，需要细化并协调好团队内游戏开发人员与医护创作者的分工，使团队人员的个人创意才华都能尽最大可能施展发挥。至于项目的目标范围、进度开展和开展风险等细节性内容也需要策划人员从思考层面和实现层面进行全局性优化，以确保制订出的项目实施方案尽善尽美。

(2) 健康科普游戏开发团队间的沟通交流(规则性、目标导向性)

当然，前期的准备阶段不止需要详细周密地进行全面性策划，还需要开发团队之间进行有效沟通交流。前文提到的准备阶段策划工作需要回答和解决的问题中，例如如何将健康科普知识更好地融入游戏、如何实现游戏的科普教育属性与娱乐属性的平衡、在现有的技术水平下程序人员和美术人员是否能够实现开发设计创想等此类问题，就需要团队中各个环节的负责人员进行详细的会谈交流。

由于健康科普游戏开发团队与一般的游戏研发团队相比较为特殊，既有提供专业游戏开发技术支撑的美术人员、程序人员、测试人员等，也有新加入的提供专业健康医学相关知识的医护创作者，二者的沟通合作可能需要一定的磨合期。古人云：隔行如隔山。但隔行不隔理，一个想要创造出优质游戏的健康科普游戏开发团队，需要进行详细的分工策划以及深入的团队沟通协作，才能将健康科普知识融入游戏开发的各个环节，才能将医护创作人员的科普创想利用计算机编程、3D引擎、多媒体等手段，通过游戏的形式呈现给受众群体，最终达到科普目标。

由策划人员在准备阶段前期策划拟订的项目实施草案，需要在准备阶段后期经由策划人员、美术人员、程序人员以及开发团队中的医护人员进行四方会谈，共同探讨商议项目实施草案实现的可能性，汇总各方意见，在草案的基础上进行修改，形成修改版草案。此修改版再一次经由四方会谈后，形成正式策划书并正式定案。如此多次探讨汇总各方意见后进行项目实施草案修改，最终形成完善的项目实施方案，可强化开发团队中策划、美术、程序人员以及医护创作者之间的协调分工与沟通交流，有助于团队内各方的协调配合，同时一份汇集团队内各方意见、修改完善的项目实施方案也是中期游戏研发阶段团队进行开发工作的理论指导基础和前进指南。

2. 健康科普游戏的研发阶段

(1) 研发全新健康科普游戏

研发一款专门用于健康科普的全新游戏，就好似万丈高楼平地起，需要把地基打牢打实，将游戏研发设计的每个阶段严格把控，才有可能实现准备阶段设定的科普总体目标。

《科普游戏导论——游戏赋能科学教育》一书中提出科普游戏设计四阶段参考模型：目标设计、内容设计与游戏价值分析、过程设计、技术实现与体验优化[3]。笔者私以为这四阶段模型具有较高参考价值。由于笔者在上文准备阶段的流程介绍中，已将目标设计列入准备阶段工作范畴进行详细说明，故此本小节将以其他三个阶段为大纲，针对健康科普的特点进行详细分析、细化，介绍健康科普游戏研发设计的三个阶段。

1)健康科普内容设计与游戏价值分析

① 健康科普内容设计

健康科普游戏里的科普内容的设计，即健康科普游戏设计需要回答并解决的问题之一：游戏应该如何选取健康科普知识，是承接准备阶段设定的科普目标并逐步完成目标的关键环节。因而健康科普内容设计是否得当将直接影响健康科普游戏的科普目标实现情况，这需要研发团队中的医护人员根据准备阶段详细周密的受众需求分析，从思考层面和实现层面选择优化。

世界卫生组织前总干事中岛宏博士断言:“许多人不是死于疾病,而是死于无知,死于自己不健康的生活方式。”当今时代人人需要健康科普,但不是所有人对健康科普的需求都一样,不同的受众群体对于健康科普的知识层面和深度需求是不一样的。笔者参照《科技馆人体健康科普游戏设计方案研究》对于不同群体的分类,结合其他资料及个人见解,对不同年龄层次群体作出需求特征分析。

针对青少年群体:该群体正处于知识结构体系的建立、形成和完善的关键时期,因而健康科普的主要目的在于填补义务教育缺失的空白、培养青少年对科学的兴趣,并使其掌握一定的健康医学方面的知识。

所谓生命,有两层内涵:其一,它是活的东西;其二,它是有灵魂的东西。所谓教育要切入科学和人文的生命,也有两层含义:其一,教育要切入活生生的科学和人文文化;其二,教育要切入科学和人文的灵魂。当今教育所存在的实证化、功利化、技术化和模式化的倾向,其最大的缺陷和偏颇之一就是只重视科学和人文的形而下层面,而忽视其形而上层面,当然更不可能关注二者之间的有机结合。于是教育内容上,往往只有体没有魂,也就是说,没有从根本上真正切入活生生的科学与人文文化,切入科学与人文之魂,长期接受此类教育模式的青少年的知识结构容易产生偏颇,且缺乏基本的生活健康常识也不利于青少年的茁壮成长。

因而针对青少年群体的健康科普内容可围绕以培养青少年对健康科学的兴趣为目的,选取学校课本之外的较为有趣的内容展开设计,帮助完善青少年的知识结构。且在“唯分数论英雄”的时代,不少学生将学习知识当成是考试得高分、未来谋出路的手段,将学习判定得过于功利化,因此健康科普游戏作为学校义务教育的补充,也可培养青少年玩家正确的价值判断。同时,众所周知,电子游戏对青少年有着无可抵御的魔力。而当今市面上的网络游戏多以较为暴力血腥的动作游戏为主,有关网络游戏诱导未成年犯罪、轻生的案件报道也层出不穷。因而,健康科普游戏的开发以及其中健康科普内容的选取,应兼顾对青少年群体的正确价值引领,起到一定的行业自律的作用。

因此对健康科普内容的设计也需全面考虑对青少年玩家价值观的引导,不但要让青少年明白学习知识的目的并不是单纯为了应付考试,而是掌握知识并应用知识,而且希望健康科普游戏能够引领青少年电子游戏市场中清新健康的风气,引导青少年玩家的价值观始终朝理性、正确、健康的方向发展[4]。

对于受过专业教育而且已经参加工作的青年知识分子，他们是社会发展的中坚力量。据调查，受当前快节奏时代的影响，当代青年上班一族的健康意识较为薄弱，存在不良生活方式和不健康的生活作息，埋下许多基础慢性疾病的祸根。因此，对这一群体通过健康科普游戏的方式进行科普，培养当代青年知识分子健康的生活节奏和生活方式，并对其的知识结构体系作进一步的完善。

与青少年相比，青年知识分子的知识结构更加完善，知识积累也更加系统化，因而设计科普内容时可以选取较为深入的健康科普知识。而且青年知识分子已参加工作接触社会，价值观已逐步成型，自我意识和批判意识较强，因此设计时需尽量严谨周密，避免在游戏中以类说教的形式呈现科普内容[5]。

针对中老年群体：世界卫生组织对中老年的界定为45岁以上的人群。子曰："四十而不惑，五十而知天命，六十而耳顺，七十而从心所欲，不逾矩。"中老年群体对于生命的理解和感知力较其他群体更显透彻，对生命的关注度也更加高。随着年龄增长，身体各器官也逐渐走向衰竭，因而中老年群体对于健康科普知识的需求，尤其是老年保健方面的相关知识，也更加迫切。因此，设计该群体科普内容更主要围绕健康生活和老年保健知识展开。

利用不同群体的健康科普需求特征来指导科普内容的设计可以为设计人员找到着手点，更精确地匹配到受众群体的科普市场需求。这阶段工作要求研发团队中的医护人员结合前期准备阶段选定的科普受众对象的群体特征、针对该受众的需求分析及其市场调研结果，对科普内容的层次、知识结构及深入程度进行合理地设计。

② 游戏价值分析

游戏价值分析其实就是对项目实施方案进行改进、优化和创新的技术。进一步解释便是通过研究游戏产品及其功能、费用等，寻找一条能以最低的生命周期费用来可靠地实现既定科普目标并满足玩家所需的必要功能的最佳途径，进行方案优化，从而取得最佳的技术经济效益。

《科普游戏导论——游戏赋能科学教育》中提出的游戏价值计算公式可对游戏价值分析作出有力指导：游戏价值 = 游戏对科普目标达成起到的增值作用/采用游戏形式所多支付的成本。同时，进行游戏价值分析时，还需针对游戏形式对既定科普目标达成的贡献率、游戏形式所产生的科普目标上的附加贡献及哪种游戏类型对科普目标达成最有利等问题进行周全考量和综合评估[5]，以确保通过游戏价值分析优化后的游戏方案模型能够尽可能的尽善尽美。

2)过程设计

要设计一款专门用于健康科普的全新游戏，首先须明确其本质为游戏。因而游戏需要设计得足够有趣才能够吸引玩家群体并使其产生兴趣，才有可能让玩家群体真正参与进来，否则设计出来的健康科普游戏就与一般的大众健康科普或科普教学软件没什么区别。但健康科普游戏与一般网络游戏不同，它同时也是一项将游戏作为载体的科普活动，因而需要兼顾游戏的科普教育性和娱乐性。

要实现健康科普游戏的科普教育性和娱乐性的平衡，便需要研发团队中的医护人员、策划人员和技术人员从思考层面和实践层面对以下问题进行全面衡量：如何将健康科普知识更好地融入游戏？如何将健康科普目标与游戏任务关卡结合起来？怎么把上一阶段设计的健康科普知识自然地与游戏中的任务关卡结合起来？若是能解决好这几个问题，玩家群体就能较好地在完成游戏任务的同时掌握游戏任务关卡中包含的健康科普知识。

《游戏架构设计与策划》一书中将基本的游戏要素分为四类：主题、故事情节、视觉风格及游戏规则[6]，此分类具有较高参照价值。针对健康科普游戏的特点，笔者参照其他资料，对健康科普游戏的设计要素细化为：主题设定、任务关卡及规则设定、情境设定、操作设计和美术概念设定。由于笔者在前文将主题设定归为前期准备工作的范畴，而美术概念设定部分基本与一般游戏设计一样需要贴合主题入手进行视觉风格设计，因此本小节不对这两部分内容进行详细说明。

① 任务关卡及规则设定

健康科普游戏中任务关卡设计，其实就是将科普目标演变、细化、贯穿在游戏当中，将科普内容以游戏化形式呈现。健康科普任务的设计，具有受众群体的特征差异，需要以科普目标和上一阶段设计的健康科普内容为依据，针对选定受众的群体特性进行科普任务设定。健康科普游戏中的任务关卡设计，实质上就是将科普任务以游戏的设计形式展现出来，引导玩家一步步参与游戏，使其在完成游戏任务的同时完成科普任务，吸收科普知识。

挑战性的任务激发人的成就需要，而青少年和青年知识分子群体相较中老年群体更富有朝气和活力、更具有挑战精神，因此任务关卡可以设计得更有挑战性。但同时任务关卡的难度又要在大部分玩家能够完成游戏任务的基础上进行设计，这样才能令玩家在游戏体验中感到具有挑战性但又不至于无法完成游戏任务，达成玩家心理上挑战感和成就感的双重满足。而中老年群体任务关卡的难度和复杂程度可以稍微低一些，使这一群体玩家更专注于接受健康科普知识。

健康科普游戏的游戏规则一般有两层：表层规则是游戏设定的完成游戏任务需要遵守的规则；而深层规则是健康科普知识的正确标准[4]，设计人员需要从思考层面和实现层面进行全局性考量和设计。同时，游戏也需要设计一定的激励、奖惩制度，玩家每完成一定量的任务就可获得价值阶梯式递进的游戏装备或成长经验值，这能激励玩家进一步玩下去，激发玩家的主观能动性，进而在游戏体验的同时吸收健康科普的知识内容。

② 情境设计

游戏中的情境设计，即游戏中的世界设定。通过对游戏场景的塑造、游戏中故事剧情及时间线的推进以及人物角色扮演和人物关系的塑造，通过游戏世界多层次超现实的设计，可使玩家在游戏中获得沉浸式游戏体验，使玩家达到在游戏体验中吸取健康科普知识的绝佳状态。

沉浸式体验设计源自著名心理学家米哈里·契克森米哈赖提出的沉浸理论，是指人们在参与具有一定挑战性的活动并为此深深吸引时，机体自觉屏蔽其他不相关的知觉，调动主观能动性并集中注意力专注其中，完全投入到情境当中[7]。将健康科普任务与游戏任务关卡、规则设定自然融合之后，沉浸式体验设计就有助于玩家在体验游戏的时候自然进入游戏本身，从而达到在体验中汲取健康科普知识的绝佳状态。

沉浸式游戏体验的打造，重点是需要对玩家的角色扮演进行较为周密的设计。一款游戏的角色扮演设计到位，加之场景塑造还原逼真等优质设计，玩家通过参与游戏的过程，更容易将自身代入角色中，以角色的视角去看待游戏中的世界，以角色的做法去处理游戏中的问题，提高玩家的参与意识，激发玩家参与游戏的主观能动性，从而达到沉浸式的游戏体验。

当然，只有玩家拥有沉浸式的游戏体验、调动到在游戏体验中吸取健康科普知识的最佳状态是远远不够的，还需要将健康科普游戏的核心——健康科普内容与游戏的故事情节自然结合。

游戏故事情节是玩家在游戏体验中最直接接触的游戏元素，是由场景、人物关系、时间线推进、人物活动等零散游戏元素组成的综合信息元素。参考《科技馆人体健康科普游戏设计方案研究》一文中结合精深策略对科普游戏的故事情节设计进行的分析，笔者结合学习策略中精加工策略相关知识，针对健康科普游戏的游戏故事情节设计进行详细讨论。

精加工策略是指学习者主动把所学的新信息和已有的知识联系起来，增加新知识的意义，从而促进新知识的记忆和理解的过程。精加工策略有两大类：记忆类和加深理解类。

记忆类精加工策略具有情节设计作用的主要是位置记忆法和意义识记。位置记忆法实质就是一种视觉想象法，而游戏情节设计可填补学习者学习过程中需要自己想象的空白，将视觉想象可视化，将健康科普知识融入其中，可加强玩家的记忆效果；而意义识记就是在给定的信息之间建立联系，寻找信息之间的内部联系，在游戏设计中将抽象的健康科普概念具体化、可视化，也可增强玩家对科普内容的记忆。

而另一类加深理解类精加工策略中最常用的是提要法，就是一种化繁为简、提取关键信息的方法。健康科普游戏毕竟是一款游戏，与普通的教学软件在性质上有所不同，因而结合游戏故事情节和健康科普内容进行设计的时候，也应注意尽量简洁，提取关键信息传递给玩家，避免过大篇幅进行科普教育，否则容易引起玩家对健康科普游戏失去兴趣、产生厌倦的消极情绪。

将精加工策略应用于健康科普游戏的故事情节设计，对于健康科普内容与故事情节的融合以及帮助玩家在游戏体验中更有效吸收科普内容具有较强指导意义。

③ 操作设计

一款游戏的操作设计，是玩家流畅完成游戏中角色行为、动作元素的基础，是玩家通过 PC 端的键盘、鼠标或移动客户端的屏幕参与游戏活动的最直接途径。健康科普游戏由于是面向特定的受众群体进行开发，因而游戏的操作设计也需要针对不同的受众群体特性进行考量。

相较于中老年群体，电子游戏的动作操作玩法对青少年群体和青年知识分子的吸引力更大。因而，针对青少年和青年知识分子群体设计的健康科普游戏的操作设计可以稍微复杂多变、层次丰富一些，尽量选取让玩家参与程度高的游戏形式，这样有助于吸引玩家注意力，提高其参与程度，促使其拥有沉浸式游戏体验，有利于玩家在此状态下更高效地在游戏中接收健康科普知识。而在前文有关健康科普内容设计部分，有提及中老年群体的健康科普需求特征，中老年群体对于健康保健方面的知识的需求较为迫切，且动作元素设计过于复杂的电子游戏对广大中老年人群并不具有普遍吸引力，因此针对该人群的健康科普游戏的操作设计应尽量简单明了一些，将设计重心更多地偏向健康知识的科普。

3）健康科普游戏体验优化

任何一款电子游戏设计完成后，都需要进行游戏内测。开发团队在小范围内进行游戏内测号发放，让内测玩家进行一段时间的游戏体验，随后关闭游戏服务器。内测玩家在结束内测游戏体验后，需提交针对游戏本身的真实游戏体验、游戏改进建议和期待。开发团队通过综合整理、分析、汇总内测玩家的建议，提出游戏优化方案并依据方案进行游戏整改优化，从而达到游戏体验优化的目的，使游戏开发出来更贴近玩家们的期望。

同时，作为一款具有健康科普功用的游戏，进行游戏内测后，健康科普游戏开发团队还需对内测玩家进行健康科普知识测试，评估内测玩家的健康科普知识掌握情况，比较其与准备阶段策划设定的健康科普目标的差距，分析内测玩家在完成科普目标过程中出现的知识薄弱环节，再以评估情况为依据，进行游戏中健康科普部分的整改、优化，使健康科普游戏发布后能更全面更高效地完成既定的健康科普目标。

（2）在原有游戏基础上增添健康科普元素

在原本就具有较强领域影响力的网络游戏基础上增添健康科普的元素，是目前健康科普游戏领域较为常见的开发手段和方式。一般由游戏开发领域较为权威、具有市场品牌影响力的大型游戏公司选派专业的游戏开发人员与专业医护人员进行对接，建立合作联系，在比较具有公众影响力、受众人数多的网络游戏中加入健康科普模块或点状加入健康知识点。

在 2021 年 6 月召开的医学传播与网络游戏融合创新研讨会暨中国科普作家协会“繁荣科普创作，助力创新发展”沙龙中，来自全国医学界、传播界、游戏界和科技界的专家们就新形势下网络游戏与科学传播的结合探讨中，便提到了此类健康科普游戏开发类型，提出企业“健康科普首席官”这一概念，并一致表示：在比较具有影响力、受众范围广、受众人数多的网络游戏中点状加入健康知识点，可在较短的研发周期内高效地产出、扩散，从而达到科普目标，是“后疫情时代”健康科普游戏研发创作的一种较为快捷的方式。

① 此类游戏研发的大致流程

此类游戏研发的大致流程与研发全新健康科普游戏的流程基本相同，也需要经过健康科普内容设计与游戏价值分析、过程设计和健康科普游戏体验优化这三个基本环节。只不过此类健康科普游戏研发相较于研发一款全新的游戏来说，研发过程更为便捷、更加容易。

此类研发手段是在原本就具有较强领域影响力且受众多的网络游戏基础上进行开发设计，拥有本就成熟且能够吸引玩家的包括游戏故事剧情、游戏情境、任务关卡设定和美术概念设定在内的游戏模型、广大的受众基础、游戏研发操作熟练且配合默契的研发团队和强大的研发技术支撑。因此，此类游戏开发的程序设计和美术概念设定并不需要如开发一款新游戏一样另起炉灶。若是为了在原有游戏的基础上达到健康科普的目的而对新增板块的故事剧情、游戏场景和美术概念进行偏离原有游戏本身的重新设计，则会使新增板块与原游戏脱节，令原有游戏的受众玩家产生突兀感和陌生感，容易使玩家失去对游戏新增健康科普板块的兴趣，从而无法达到科普目标。

由此笔者认为，此类健康科普游戏研发过程中的主要问题在于健康科普知识如何与游戏融合，即如何在不对原有的游戏风格做太大改动的基础上将健康科普知识点自然融入游戏，这便需要研发团队中游戏研发人员与医护人员从思考层面和实现层面进行内容优化。针对这个问题，笔者在上文研发全新健康科普游戏的小节中，已从科普教育理论和健康科普理论入手作出详细说明，在此不多赘述。

② 实践案例

此类健康科普游戏研发方式在国内已有实践案例，本段将选取新冠肺炎疫情期间医学传播与网络游戏的成功跨界突破案例——《我的世界》防疫专题进行分析说明。

为了共同防控新冠肺炎疫情，由我国大型游戏公司网易公司代理的《我的世界》中国版携手广州呼吸健康研究院、广州医科大学附属第一医院等专业机构共同打造防疫知识科普玩法——“南山防疫科普小讲堂”，并推出一系列致敬医护人员的游戏内容。

《我的世界》以高自由度的特色，完美还原医院的外观及内部细节，并由专业医护人员提供专业的防疫知识。在游戏中,玩家们不但可以身临其境般地在线观览"虚拟广州呼吸健康研究院",还能与各种医生形象的NPC进行交流互动并参与答题闯关达成挑战,从而逐步掌握口罩佩戴原则、如何预防感染风险等防疫知识。

这些举措不但受到许多玩家们的积极响应,而且收获了社会各界的认可与支持,专业医护人员提供的防疫科普知识也能以更加生动有趣的形式呈现给青少年玩家群体,达到了良好的科普目标。

3. 健康科普游戏开发的注意事项

(1) 兼顾科普教育性和游戏性的平衡

健康科普游戏其本质是游戏,但同时也是将游戏作为载体的一项科普活动,因而需要兼顾并平衡游戏的科普教育性和娱乐性,这便需要在游戏研发团队中加入医护人员共同作为游戏科普创作者,并加强健康科普游戏研发团队中游戏研发人员与医护人员之间的沟通交流和团队协作能力。

(2)"化繁为简"

健康科普游戏中的健康科普知识内容是由开发团队中的专业医护人员提供,而游戏受众玩家为普遍不具备专业医学素养的大众群体,因而游戏设计过程中,要注意将复杂专业的医学知识点转换成通俗易懂的语言,这样才不会造成玩家在游戏体验中吸收健康科普知识的过程中产生理解障碍,利于健康科普目标的达成。

(3) 游戏开发需综合考虑不同人群的限制条件

健康科普游戏从实质上讲是电子游戏,需要通过PC端或移动客户端的屏幕呈现给玩家。而电子屏幕会向外辐射蓝光,婴幼儿及青春期之前的儿童,视力处于发育阶段,对于蓝光的抵抗力远低于成人。因此设计健康科普电子游戏选择玩家受体时应避开此类人群。而处于青春期的青少年群体,由于课业繁重、用眼频繁,处于视力下降的高发年龄段,需要特别保护用眼,因此设计时需要考虑对游戏的时长进行限制。反观青年知识分子和中老年群体,普遍具有较强的自控能力,对此方面可以不做太详细的考虑。

由于不同群体玩家的限制条件不同,因而在游戏开发时针对不同人群的限制条件从思考层面和实现层面进行综合考虑,有利于将游戏开发得尽善尽美。

参考文献

[1] 姚子杰.基于移动平台的游戏开发需求分析[J].科技展望,2015,25(28):7.
[2] 张光斌,宋睿玲,王小明.科普游戏导论——游戏赋能科学教育[M].北京:电子工业出版社,2021:174-182.
[3] 张光斌,宋睿玲,王小明.科普游戏导论——游戏赋能科学教育[M].北京:电子工业出版社,2021:190.
[4] 赵瑞.科技馆人体健康科普游戏设计方案研究[D].南京:南京师范大学,2011.
[5] 张光斌,宋睿玲,王小明.科普游戏导论——游戏赋能科学教育[M].北京:电子工业出版社,2021:193-194.
[6] 邱善群.游戏架构设计与策划[M].北京:电子工业出版社,2007.
[7] E. M Pilke. Flow experiences in information technology use [J]. International Journal of Human-Computer Studies, 2004,(61): 347-357.

第三节 基于生活场景的开发路径

在前面章节的介绍中,我们了解到科普是以公众易于理解、接受和参与的方式普及科学技术知识、倡导科学方法、传播科学思想、弘扬科学精神的长期性活动。利用科普的方式传播健康知识,是促使受众提升健康素养、采纳健康行为的重要手段。当今科普通过许多媒介进行传播,如科普文章、科普漫画、科普影视等。在各类媒介中,科普游戏已成为一种新的科普教育方式。游戏是以直接获得快感为主要目的,重心是娱乐性、体验快乐、寻求放松,且必须有主体参与互动的活动。移动科普游戏是科普游戏的主要构成之一,它不同于传统的网络单机游戏或手游,是以移动终端为载体,集成科普知识、展品藏品、音视频等多形式数字内容,利用云计算、VR、AR 等技术支持,以科学传播为主要目的,具有较强科学性、知识性、教育性,同时注重娱乐性、趣味性、互动性的一种游戏形式。对于科普游戏来说,它发挥着与其他媒介形式不同的科普效用,发展潜力无穷。以游戏的方式提高人们的科学知识水平是一种大胆的设想,这种学习方式朴素且容易被人们接受。同时在生活节奏日益加快的今天,专门腾出完整的时间进行科普知识的学习的可能性微乎甚微,而每天在路上的碎片化时间却很多,将游戏元素融入非游戏领域的学习方式便呼之欲出[1]。但在现今的情况下,科普游戏从自身内容架构到外部环境条件都有着一定的不成熟之处。面对此类情况,我们应当清晰地明白困境在何处,以及如何去解决这些困难。

1. 生活场景理论

芝加哥大学的特里・克拉克从消费者的角度解释后工业社会的发展特点并提出了场景理论。基于芝加哥学派关于城市社会研究的传统与方法,场景理论包含 5 个要素:①邻里——即现在城市中的社区;②物质结构——城市基础设施;③多样性人群,比如民族、职业、性别和教育情况等;④前三个元素以及活动的组合;⑤场景中所孕育的价值[2]。

简单来说,场景的构成离不开社区大环境、人、物质条件。人可以在社区大环境和物质条件的基础上进行相应生产生活活动,并在活动中创造价值。不同的场景中,有不同种类的文化娱乐活动,但无一例外,它们都会引领相应的文化价值观,并利于精神文化生活的建立,是城市、社区发展的不竭动力。场景是由各种消费、实践组合而成的具有符号意义的空间,可以提高城市的便利性与舒适性。

对于生活场景来说,它是与工作场景相对的一个概念,在这种场景中,接触到的不是工作上的严谨紧张的氛围,而是平常轻松的氛围,从生活场景出发开发的科普游戏可能更加适合健康科普知识的传播,便于民众接受。

生活场景与科普游戏的二元互动关系,生活场景为科普游戏提供了新理念:

(1) 生活场景有助于明确科普游戏的目的性

据统计,中国的健康教育面向的人群主要是患者,而对其他的如老年人、妇女儿童或其他的特殊群体进行健康科普的较少。而这些群体常常是免疫力较低,容易发生相关健康问题的人群,若找到他们易于接受的方法进行科普,我国健康科普的征程便能向前一大步。健康科普的内容也主要以慢性病管理和疾病康复为主,主要集中在疾病的第二级预防和第三级预防。而第一级预防作为三级预防之首,健康科普又是第一级预防的主要措施,对于职业人群和健康人群开展的健康科普非常少,健康教育的范围也大部分集中在三级甲等医院,少部分在城市社区进行。中国有半数的人口分布在农村,农村居民健康素养水平较低,研究表明健康素养较低人群的健康状况和健康结局更差,但是健康素养较低的患者也能够从健康教育中受益,而目前针对农村人口或在农村开展健康科普的报道却很少。

因此,上述健康教育的现状也说明了依据生活场景来开发健康科普游戏的必要性。由于健康科普知识的传播途径、传播范围、传播内容都有局限性,故可以通过人人必备的手机这一移动设备,使用健康科普游戏的方式,促使健康科普知识传播范围更加广泛。从生活场景入手,使得这些使用者对于被传播的健康科普知识不感到陌生。这些是现实生活中真实可感,时常会发生的事,在树立了这个观念后,科普游戏的使用者对于知识的接受也会相应地容易很多。

在对于健康科普游戏的创作过程中,也需要考虑到民众的需求,以此为导向,因势而动、因势而变、因势而为,满足更多人对于科普知识的需求,精准设计相关内容,使得健康科普游戏能够拥有更多的受众,提高健康科普的速度和精度。

同时,也要在生活场景中结合重要的时间节点,比如以近期刚发生的热度较高的事件为背景快速开展相关科普,提升科普效率,激发当代公众对于时事中蕴含的健康科学知识的关注,在游戏中了解,在游戏中学习。在今日,生活中发生的事件瞬息万变,时常会突发地震、洪水等自然灾害,而在应对这些自然灾害时,应当在什么特定时间,什么特定地点,采取什么相应的措施,这需要相关专业的医务人员给予严谨的指导。科普游戏作为知识科普的一个媒介便应运而生,此时科普游戏的目的较为明确,即满足社会公众对于自然灾害相关安全知识的需求[3]。同时,对于民众来说,在经历了重大事件相关新闻对各种器官的感知刺激后,再接受科普游戏的体验,会自然而然地将二者联系起来,将晦涩的科普知识在潜意识里转变成与生活息息相关的事物。

民众的需求中,除了包括民众的主观需求,也包括客观的环境或患病率反映出的需求,这也是生活场景中的一部分。这种生活场景特别体现在一些地方病聚集发生的地方,比如地方性氟中毒、碘缺乏病,这些都是由于生活场景中的物质元素的特殊性导致的疾病,从生活场景中提取出相关的元素进行相关的科普游戏制作，会使科普游戏的针对性与目的性大大增强。当今生活中还有许许多多的与人类健康和疾病预防相关的节日，如全国艾滋病日、全国爱眼日等，健康科普与这些生活场景中的节日相结合，也会发挥事半功倍的作用，达到提高公众自我保健意识和科学保健意识的目的。

（2）生活场景有助于拉近科普游戏与大众之间的距离

在科普教育与数字游戏碰撞融合的今天，一条创新性传播科普的道路应运而生。科普游戏作为一种知识生产和传播的新兴媒介，相对于常规的科普图文与科普视频，一些专业知识通过科普游戏的形式，以趣味性的方式，与大众产生相应的化学吸引作用，大众也更容易接受。那么这样的效果是如何做到的呢？这就要从科普游戏的场景设置说起。

对于一款好的科普游戏，它会从自然科学的抽象思维着手，通过游戏情节、画面、场景动画的呈现，在民众的形象思维之间架起一座桥梁。同时，将科学的理性精神和游戏体验者在使用时接收到的感官刺激产生的感性体验相结合[4]。但要实现这个目的，这就要依托游戏中类似生活场景的设置。

在心理学上，有一名词为联结主义，它所代表的意思是情境感觉和动作冲动反应之间形成的联结是学习的基础。简单来说，当学习情境和现实情境中有着相似的结构和关联，即当科普游戏中设定的情境是依托现实设定的，与现实类似时，在科普游戏的虚拟情境中学习的知识，可以在现实环境中再次遇到时，对情境的感觉会引起对所学习内容的回忆与反应，这是实现知识可以从科普游戏的情境到现实环境中应用的前提，同时这也是生活场景使科普游戏与大众之间距离拉近的原因所在。科普游戏以教育为主要目的，采用寓教于乐的游戏形式，让学习者在游戏过程中获得全新的个性化、娱乐性、互动性、模拟性的学习体验，从而在游戏中进行针对性的教育及训练，激发创造意识。

（3）生活场景有助于科普游戏的大众文化体验

生活场景使得科普的范围拓宽，在大众人群的刻板印象中，我们一般只有在博物馆、科技馆中，才能接收到相关专业的科普知识的拓展[5]。但科普游戏的出现，则打破了时空限制，在我们朝夕生活的场景中，在一天的二十四小时里，通过游戏这一载体便可以领略到相关的知识，享受一场不受场馆时间限制，完全自由自主，永不落幕的科普盛宴。

对于科普知识来说，科普的内容一般都是某一领域的专业知识，而对于医学知识来说，一般会涉及相当多在非专业人士看来无比晦涩陌生的医学专业名词。这些专业名词的混入，在接受者看来使人望而却步，产生抗拒心理。当科普游戏加入生活场景后，人们可以将科普知识与过往的生活经历联系在一起，增强大众对科普知识的理解。同时，在生活场景下的理解也能够给予大众相应示例场景，当今后人们遇到相类似的场景时，可以回想起在科普游戏中所经历的相关内容，从而从感性回忆层面让科普知识融入生活场景中，增强大众的文化体验。在生活背景下的知识科普，会有助于为大众创造一种沉浸式学习环境。

在我们的印象中，游戏主要在青少年群体中流行，同时这个群体也是许多健康科普教育的首要群体，让他们将玩与学习巧妙地结合在一起，借助游戏的愉悦感，使他们主动自愿地进行学习。若将游戏与生活场景相结合，从一个群体切入，先影响一个群体的接受意愿，再去不断影射向更多的社会群体，从而使得不同群体都愿意并能够通过科普游戏的方式获得相关的健康知识，逐渐扩大科普的覆盖面，这对于全民自主的学习模式的建设大有裨益。让带有生活场景的科普游戏不仅仅是游戏，而是沟通科普知识的教育性和游戏的有趣性的桥梁，成为人们不断学习的渠道与途径，给予民众独特的健康科普文化体验。

2. 当前我国科普游戏开发的困境

(1) 科普游戏开发缺乏顶层设计，相关条例较为模糊

2016 年，国务院办公厅印发《全民科学素质行动计划纲要实施方案(2016—2020 年)》。《方案》中明确提出，要繁荣科普创作，支持优秀科普原创作品以及科技成果普及、健康生活等重大选题，支持科普创作人才培养和科普文艺创作，同时大力开展科幻、动漫、视频、游戏等科普创作，规划创新科普传播形式，推动传统媒体与新兴媒体在科普内容、渠道、平台、经营和管理上深度融合，实现多渠道全媒体传播。推动科普游戏开发，加大科普游戏传播推广力度，加强科普创作的国际交流与合作，推动科学普及超越知识价值层面，更加重视科学方法、科学精神、科学文化层面的社会培育，推进优质科普内容生产汇聚和传播服务，探索运用游戏等手段创新科普表达的有效方式，推进科普与宣传、文艺等融合发展[6]。

虽然，国家有这些重大条例的出台，明确了要对科普创作特别是科普游

戏的创作给予支持，但是对于下一步如何具体地实施这些条例，对于条例的实行所面对的困难并没有相关的扶持措施，科普游戏的开展举步维艰。

总的来说，相关政府部门参与推动科普游戏高质量发展的主动性还待提高，相关政策法规体系还需继续完善建立，行业标准的建设还需加强[7]。目前亟须构建相关评价体系，从而实现科普游戏的科学发展，不断推动科普游戏规范化发展。

同时，当今国内的科普游戏仍然处于初期发展阶段，尚未引起国内游戏企业的广泛重视，创造厂商几乎都是头部厂商，主要是为个人和小团体制作，而并没有实现大规模的商用与传播。在此条件下，当今科普游戏的创作和发展必然存在资金和技术的缺陷[5]。在资金方面，因为没有较多资金支持，它只能被限定在小范围内，而不能像一些大型游戏一样，因为资金充足能够站上更高更广的平台；同时因为其限定在小范围内，故能够得到发挥发展的资金支持也较少，即使有高超的策划能力和制作技术，也会因为资金的匮乏而无力施展。在技术方面，当今科普游戏领域的发展前景一片大好，但实际上能够得到的支持资金较少，无法吸引拥有优秀技术的人才来进行科普游戏的制作。资金与技术两大缺陷相互牵制相互影响，最终造成了当今科普游戏的困境。

上述资金和技术的缺陷，再加上科普游戏的盈利模式并不清楚，面临游戏的商业经营性和教育公益性之间的冲突，还面临着其他娱乐媒介的时间使用冲突，专业的游戏开发商对于科普游戏的态度仍然踌躇不定。作为一种很多方面仍待探索、很多问题仍待解决的科普知识传播媒介，科普游戏的开发理念、开发途径、设计经验仍然缺乏，仍然需要我们探寻可持续发展的新增长点。

对此，在科普游戏亟须发展的未来，针对资金与技术两大问题，政府应该首先发挥推手的作用，给予相应的资金或政策支持，鼓励游戏开发商大胆尝试科普游戏的设计开发，为制作高品质、多种类的科普游戏提供保障，帮助游戏开发商获得用户和市场的检验。

同时，当今人们对于健康科普的需求不同，相关政府部门需要加强对于社会的调研，特别是开展对于健康人群的健康科普需求的调研，以丰富健康科普知识的覆盖范围，引导游戏开发者更加有针对性地满足大众的科普需求。

随着人们观念的转变，电子游戏不再是洪水猛兽，不再唯恐避之不及。

科普游戏应当成为青少年学习的有效途径,同样政府应当发挥主动性,成为一种中介力量,对于科普游戏给予正面的评价,积极为科普游戏的开发商和教育界搭建合作的桥梁。

(2) 科普游戏的开发专业性较差,无法传达准确有效的信息

众所周知,科普游戏的开发分为多个方面,需要游戏规则及玩法、视觉艺术、编剧、游戏角色、道具、场景等,每一个方面都需要相应专业的开发人员进行把关。据统计,科普游戏领域的"跨界人才"仅占4.9%[5],因此,对于科普游戏来说,它的背后需要一个庞大的跨学科、复合型的人才队伍,来开展技术攻关,发挥团队合力,开发设计具有健康要素的科普游戏。由于大众最终直接接触到的是游戏这个媒介载体,只有游戏好玩、画面吸引人,才能够支撑体验者选择继续游玩。所以从一定程度上,图像技术以及呈现形式依旧是科普游戏开发者最看重的方面。在现在的诸多科普游戏中,科普与游戏本身就不是两个同等地位的元素。现成的游戏模板与套路多,游戏业发展得也较成熟,同时,计算机、动画艺术等方面的人才也较多,这使得在大部分游戏开发者的眼中,科普内容成了游戏中一个锦上添花的成分,成为在广告词和推广词里的噱头,只用"科普"二字彰显游戏的专业性与创新性。但实际上,在这些游戏中,科普知识只是游戏故事的引子,最核心的仍然是游戏本身的玩法,科普知识并没有很好地融入进游戏故事的主线或是情节中。

同时,有些游戏确实在情节中涉及了科普知识,但是都只是片面地提及相关的概念内容,以科学现象等描述性知识为主,并未深入到对于原理的剖析,而游戏的一大优势就是创造一个相对完整的情境体验,让玩家在游玩体验的过程中,循序渐进地对知识有所把握与理解。若只停留在对于上述描述性知识的传播,而不是强调知识形成的过程性,避重就轻,就会导致游戏的专业性不足,隔靴搔痒,略显单薄[8]。

所以,实际上游戏本身的内容内涵与游戏的形式同等重要,科普工作者与游戏开发者应紧密合作,缺一不可[9]。一方面,不能将科普内容只作为游戏的引子和噱头,在利用完其吸引眼球的功能后便置之不理,朝着自己设定的更加符合商业化要求的游戏架构发展;另一方面,将科普知识融入故事的主要情节中后,要进行全方位的剖析,不让科普知识成为被动无力的掺入,不让科普知识成为停留于描述的喊口号的话语,而应当利用游戏循序渐进的方式助力知识的理解。除此之外,现在网络搜索引擎发展迅猛,很多相关的医学

知识在网络上都能找到相应的答案，但是这些答案的专业性和准确性却参差不齐，甚至有些是错误的，将这些知识传递给科普游戏体验者，岂不是误人子弟，与设计科普游戏的初衷南辕北辙。

(3) 科普游戏的开发深度较浅，停留在直接传播知识而不是运用于实际层面

现在的科普游戏中，有的注重于简单的知识传递，如同老师在课堂上对学生进行知识的灌输，让玩家以一个客观与旁观的角度进行游戏[8]，这比较适合单纯传播知识的自然知识类的科普，但在这种科普知识的传播方式中缺乏了主体相应的主动性与创造性。有的将知识只通过图文进行呈现，没有将知识融进游戏的玩法和操作中，使得知识与大众的交互性有限，大众无法从沉浸式游戏体验中汲取科普知识。同时，游戏中情节的设计实际上就是在模仿现实生活中的场景，当科普知识不与故事情节进行结合时，就意味着人们无法从游戏中得到现实的场景模拟中科普知识的应用，那么，在真实的生活场景中，也无法将其嵌入其中进行应用。失去了应用的功能，科普知识便失去了其应用性与科普性，它只会停留在游戏界面的一个提示框内，而无法在现实生活中激起用户对于相关知识及理论的回忆。

对于大众来说，医学知识不是像专门学习相关知识的医生或医学生那样，需要知道它的各种原理，医学知识的健康科普重在告诉大众相关症状的识别以及应该采取的相应措施。懂得怎样真正运用在生活中才是重中之重，就算掌握了相关理论知识，却不懂得怎样实践，最终还是徒劳无功。

对科普游戏来说，健康科普知识的参与式的思路不仅可以促进玩家和受众意识的全面发挥，同时也能够帮助受众探索科普游戏更多元的可能性，而现有的科普游戏显然不能充分发挥这一理想功能，停留在直接传播知识而不是运用于实际的阶段。

(4) 科普游戏的开发缺乏新意，无法实现医学内容的全方位覆盖

正如前面所提到的，现今的健康科普大多集中于对于一些慢性病等常见疾病的科普，而且大多是生病的人才会接收到此类科普，健康的人也没有过多的意识和需求去进行相关健康知识的学习。因此，科普游戏应更多地覆盖到健康人所需的科普知识领域，使得预防等级从以往的二级、三级改变为一级，将对疾病生病后的治疗预防不断转变为对疾病发生前的预防。

同时，民以食为天，食物是我们每个人日常生活中不可缺少的，除了日常

通过食物进行相关营养成分的摄入和补充，也有许多疾病的后期治疗里涉及食疗这一重要疗法。因此，在医学领域，关于食物营养方面的科普内容较多。另外，由于营养膳食方面内容较为固定，也易于与生活实际相结合，进行科普时操作简单，易于上手。这些情况都导致了健康科普领域在某一方面集中发力，内容同质化现象严重。但是食物营养仅仅是营养学领域中的一小部分，营养学也仅仅是医学这个大领域的一角。若拘泥于此类片面内容，则无法达到健康科普的目的。

另外，当今健康科普游戏很少从学科框架的角度出发，从一个宏观的角度在游戏设计的伊始，对于游戏内容进行系统性规划，导致知识的传播碎片化，相似或相同范围的内容之间无法形成有机联系，对于健康知识的完整性传播有所影响。作为医学科普游戏的设计，在内容方面不能仅仅局限于此，而应当根据民众的需求和客观条件的状况，不断扩大科普的范围，从而做到对医学内容的全方位覆盖普及。

3. 基于生活场景的开发路径

了解了生活场景在科普游戏中所起到的作用，以及科普游戏现在所面临的困境后，为了打造满足民众需求的、民众易于接受的、更贴合未来科普游戏方向的科普游戏，我们提出基于生活场景，突出医务人员在游戏创作中的重要性的开发途径。

在前文中，我们提到，当今的科普游戏在科普知识内容方面，多是描述性的科普知识，是通过简单地罗列科普知识来实现科普知识在游戏中的嵌入。对于健康科普游戏来说，由于将科普内容限定在了健康的领域中，而健康知识本身就与生活息息相关，因此，创作内容以生活场景为主可以大大拉近健康科普游戏本身与民众的距离，让民众感觉健康科普知识离生活并不遥远，并且在学到知识后还能够运用在生活中，提高民众学习知识的满足感与获得感。同时我们要聚焦人文，开展有温度的健康科普，可以结合近期相关的重大健康事件作为素材进行相关内容的创作，而不仅仅是专题式的科普，这样不仅能安抚人们的恐慌情绪，安定人心，还能拓展健康科普的温度和深度，在“软性”的人文关怀中给民众提供情感支持，再结合较为“硬核”的健康知识，“润物细无声”地改变民众的态度，从而取得更好的健康科普效果[3]。

在将来，科普游戏作为科学传播最有效传播手段之一，定会越来越受到重视；同时随着我国经济发展水平和居民生活水平的提高，主要矛盾已经变成了人民日益增长的美好生活需要和不平衡不充分的发展之间的矛盾，而在这种对美好生活的需要中，健康的话题无法回避。国家政策的细化和人民对健康普及的知识需求会进一步刺激资本市场，健康知识融入游戏情节的情景化学习与科普内容创新将产生聚合效应，从而吸引更多的资本，促进健康科普游戏的不断发展。

在科普游戏发展产业中，不可或缺的便是人才。在前文中，我们分析到在当今的科普游戏产业中，需要多方面的人才团队共同协作，才能创造出高水准的科普游戏，即在实践中需要实现科普和游戏的同步兼容，两方并存，这一目的的实现需要科普工作者与游戏开发者紧密合作，缺一不可。科普工作者如医务人员拥有丰富的专业知识，可以针对游戏化元素的关键科普价值内容进行设计及加强，在游戏理念和知识的专业性方面提供支持和保障；游戏开发者可通过图像影像等艺术化处理和使用现代化技术来实现其理念，增加游戏的可玩性[1]。但现状是高质量的综合性人才缺乏，特别是在健康科普游戏中，要使健康医药知识真正融入游戏的情节当中，成为贯穿整个情境的元素，而不仅仅是对于科普知识的描述性的提及，单纯的开发游戏的人才是难以完成的，在科普游戏中涉及的专业知识获取渠道多样化与参差不齐的情况下，非常需要能够甄别专业知识是否正确的相关专业医务人员来承担一定的角色，从而对科普游戏中所涉及的科普知识的专业性与准确性有着一定的考量和把握。同时医务人员在其中担任着更重要的角色，他们对专业理论知识的来龙去脉，包括原因后果等了解得较为清楚，知识掌握得较为全面，同时对于民众应当接收何种程度的理论知识，怎样将晦涩的理论知识通过生动形象的文字和情节来呈现给受众等具有一定经验。当医务人员提供了相关健康科普常识，便可以共同挖掘游戏元素，激发创意灵感，将其成为科普创新活动的核心，使得游戏专业人才与医务人员的知识相互交汇融合应用。从而使得健康科普游戏这一功能性游戏循序渐进地对知识进行文化传输和技能应用，激发学习者的思考过程和心理共鸣，进一步提高游戏的使用性，借助生活场景的设置，让生活融入游戏，让游戏解决生活难题，让科学理论深入人心，让科技内涵走进生活。

专业的事还得是专业的人来干，当熟知健康专业知识的医务人员真正成为负责科普游戏最重要的知识内涵的角色时，科普游戏本身内容中最重要的真实性与效用性便得到了保证。除此之外,在相关资料的搜集和查找方面,专业的医务人员虽然可能研究的擅长领域与科普游戏的范围不完全契合,但是他们有着更多的更适合的资料来源途径保证所提供内容的合理性。

另外,医务人员的参与也使得健康科普游戏中生活场景的真切实现得到了保证。医务人员在平时的工作环境中,由于职业的特性,需要经常与患者进行沟通,了解患者在平常生活中的诸多情况。因此,医务人员在平时治疗的过程中本身就能够接触到大量生活中发生的与健康相关的真实案例。生活如戏,健康科普游戏的内容设置可从生活场景的真实案例中提炼出主要元素,再纳入游戏情节的设计中[3]。医务人员的亲身经历,对健康方面问题的解决措施或是治疗措施都是真实有效,可以被信服的,这也保障了健康科普游戏中的内容设计中有一定的生活场景支撑,并不是凭空想象的、不符合实际的、没有相关资料支持指导的无效内容[3][4]。

综上所述,医务人员在科普游戏中对于游戏内容的设计与推进起到至关重要的作用。根据先前提到的联结理论,游戏情境与生活实际的相似性,使得受众的联结学习能力更容易被激发,从而实现从科普游戏的感觉刺激到现实生活中的理性反应过程的实现,也为科普游戏的生活化落地提供合理性。在使得游戏保证其科学严谨性、教育性的同时具备游戏的娱乐性和可推广性,以起到学习、教育和娱乐的作用,吸引民众参与游戏、传播游戏、传播正能量。

最后,医务人员参与到健康科普游戏中进行创作,不失为医务人员对于新领域的一大尝试,对于科普新形式的一大尝试。科普游戏作为科技、文化、教育的融合产物,将更多的健康科普知识通过科普游戏的方式进行传播,对于医务人员来说,这不但需要扎实的知识水平与科学素养,并且需要对于理论知识的全方位的把握及相关措辞的把握。对基于生活场景的科普游戏的开发过程的参与和尝试也是对医务工作人员的一个挑战与机遇。在今日,评价一个医务人员的医疗救治水平不仅仅从治病救人能力和科学研究能力两方面考量,对于大众的科普教育能力也越来越受到人们的重视,而参与到对健康科普游戏内容的创作,也是医务人员是否拥有将科普知识从专业化到平民化传播能力的一大有力考验。

产业驱动的关键是在于人才[6],健康科普游戏的创作和发展离不开专业人才的支撑,更离不开广大拥有专业知识的医务人员的参与,有了他们的把握与拿捏,科普游戏的专业性才能够得到相应的保证。相信在不久的未来,医务人员人才的培养和储备对于成熟的科普游戏队伍的形成以及对于科普游戏的长远发展意义重大。不仅可以使科普游戏的内容、情节、动画等方面样样出彩,成为无缺点、无短板、体系完整的“六边形战士”,更是通过与其他传统游戏产业中各个领域人才的碰撞,形成具有强大内容创新能力和游戏研发能力的专业团队,在生活场景下创造出基于生活场景的兼有创意与专业性的健康科普游戏。

参考文献

[1] 中国科普研究所、安徽省科学技术协会. 中国科普理论与实践探索——第二十六届全国科普理论研讨会论文集[C]. 中国科普研究所、安徽省科学技术协会:中国科普研究所,2019:9.

[2] Daniel S, Terry N C. The Power of Scenes [J] . Cultural Studies, 2015(3),425 - 449.

[3] 续琨,黄晓兰,俞铭敏,等. 突发公共卫生事件中的应急健康科普模式探索[J]. 健康教育与健康促进,2020,15(06):594 - 596.

[4] 周荣庭,方可人. 关于科普游戏的思考——探寻科学普及与电子游戏的融合[J]. 科普研究,2013,8(06):60 - 66.

[5] 王小明,张光斌,宋睿玲. 科普游戏:科普产业的新业态[J]. 科学教育与博物馆,2020,6(03):154 - 159.

[6] 叶晓青,张萍,王小明. 5G 背景下我国科普影视发展的趋势和对策[J]. 东南传播,2021(05):50 - 54.

[7] 朱莹,顾洁燕. 国内科普游戏产业现状及发展策略研究[J]. 科普研究,2021,16(02):100 - 106,112.

[8] 蒋希娜,李玥,何威,等. 基于知识划分理论的科普游戏设计与实例分析[J]. 现代教育技术,2021,31(06):49 - 55.

[9] 王月,罗岱. 科普游戏发展现状综述及现存问题分析[J]. 包装与设计,2021(01):134 - 135.

第十章

健康科普游戏及绿色网络游戏生态

第一节　面向未来的学习

1. 终身学习

终身学习是指社会每个成员为适应社会发展和实现个体发展的需要，贯穿于人的一生的、持续的学习过程[1]。即我们所常说的“活到老学到老”或者“学无止境”。在特殊的社会、教育和生活背景下，终身学习理念得以产生，它具有终身性、全民性、广泛性等特点。终身教育和终身学习提出后，各国普遍重视并积极实践。终身学习启示我们树立终身教育思想，使学生学会学习，更重要的是培养学生主动的、不断探索的、自我更新的、学以致用的和优化知识的良好习惯。

20 世纪 60 年代中期以来，在联合国教科文组织及其他有关国际机构的大力提倡、推广和普及下，1994 年，“首届世界终身学习会议”在罗马隆重举行，终身学习在世界范围内形成共识。终身教育已经作为一个极其重要的教育概念在全世界广泛传播。许多国家在制定本国的教育方针、政策或是构建国民教育体系框架时，均以终身教育的理念为依据，以终身教育提出的各项基本原则为基点，并以实现这些原则为主要目标。在当今社会，若要说到何种教育理论或是何种教育思潮最令世界震动，无疑当数终身教育。

“终身教育”这一术语自 1965 年在联合国教科文组织主持召开的成人教育促进国际会议期间，由联合国教科文组织成人教育局局长法国的保罗 · 朗格朗(Parl Lengrand)正式提出以来，短短数年，已经在世界各国广泛传播，近

30年来关于终身教育概念的讨论可谓众说纷纭,甚至迄今为止也没有统一的权威性定论。这一事实不仅从侧面反映出这一崭新的教育理念在全世界所受到的关注和重视的程度,同时也证实了该理念在形成科学的概念方面所必需的全面解释与严密论证尚存在理论和实践上的差距。下面列举几个终身教育的概念:

保罗·朗格朗:终身教育所意味的,并不是指一个具体的实体,而是泛指某种思想或原则,或者说是指某种一系列的关心与研究方法。概括而言,也即指人的一生的教育与个人及社会生活全体的教育的总和。

R. H. 戴维(曾任联合国教科文组织教育研究所专职研究员):终身教育应该是个人或集团为了自身生活水平的提高,而通过每个个人的一生所经历的一种人性的、社会的、职业的过程。这是在人生的各种阶段及生活领域,以带来启发及向上为目的,并包括全部的正规的(formal)、非正规的(non-formal)及不正式的(informal)学习在内的一种综合和统一的理念。

E. 捷尔比(联合国教科文组织终身教育部部长):终身教育应该是学校教育和学校毕业以后教育及训练的统和;它不仅是正规教育和非正规教育之间关系的发展,而且也是个人(包括儿童、青年、成人)通过社区生活实现其最大限度文化及教育方面的目的,而构成的以教育政策为中心的要素。

这三种观点在表达和侧重上都有所不同,但有一点是一致的:他们都认为终身教育包括人一生所受的各种教育[2]。

在这里,我们想引用国际发展委员会的报告《学会生存》中对终身教育作的定义:"终身教育这个概念包括教育的一切方面,包括其中的每一件事情,整体大于部分的总和,世界上没有一个非终身而非割裂开来的永恒的教育部分。换而言之,终身教育并不是一个教育体系,而是建立一个体系的全面的组织所根据的原则,这个原则又是贯穿在这个体系的每个部分的发展过程之中。"对于终身教育比较普遍的看法是:"人们在一生中所受到的各种培养的总和。"它指开始于人的生命之初,终止于人的生命之末,包括人发展的各个阶段及各个方面的教育活动。既包括纵向的一个人从婴儿到老年期各个不同发展阶段所受到的各级各类教育,也包括横向的从学校、家庭、社会各个不同领域受到的教育,其最终目的在于"维持和改善个人社会生活的质量"。

国际21世纪教育委员会在向联合国教科文组织提交的报告中指出:"终身学习是21世纪人的通行证。"终身学习又特指"学会求知,学会做事,学会共处，学会做人”。这是 21 世纪教育的四大支柱，也是每个人一生成长的支柱[3]。

2. 游戏化学习

当我们讨论游戏化学习时，首先需要理解，学习也是一项工作，一项需要参与者投入时间、精力，并以获得知识作为回报的工作。

在通常的语境中，人们总将学习视为一个痛苦、漫长且回报不明确的过程，并以悬梁刺股、韦编三绝等典故来为这种“痛苦”作注。这很好理解，工作必然是痛苦的，而要消解这种痛苦，除了为之赋予意义，还可以通过“优化”工作过程来减少痛苦，甚至将痛苦变成欢乐。

这就是游戏化学习的由来。游戏化学习是指为提高学习体验，而对学习的内容、方法、评估手段进行深入设计后诞生的全新的学习模式。相对于终身学习指向人的自我提升和自我实现的意愿，游戏化学习则更多指向对知识获取、知识传递这一过程的设计。通过降低学习的难度，学习者能更轻松地获得知识，提升学习兴趣，建立起对学习的信心。从而在终身学习的道路上走得更远、更稳。

游戏化学习是指教育相关机构和个人为更高效地传递知识，而对学习的内容、方式、过程进行再设计后诞生的新的学习模式。

（1）游戏的特性

从雅典的运动会到现代的电子竞技，可以说人类的历史与游戏紧密关联。那么，人类能不能像沉迷游戏那样沉迷学习？要讨论这个问题，我们需要深入到游戏设计中，来探寻游戏设计的着眼点。

现代游戏设计的基础，是以下 3 点：

① 清晰的、可计量的目标；

② 合理的难度曲线；

③ 及时而有效的反馈。

绝大多数游戏都会在开始时给玩家设置清晰的目标。例如击败对手，越过障碍。玩家进入游戏后会立刻接触到对目标的说明。同时会得到一个清晰的度量衡，用于计算目标的完成度。例如分数、经验、等级等数字化的指标。

在给予玩家目标和度量衡后，游戏会在“目标—操作—目标达成”的基础上进行深入。例如引入新的环境、新的要素，要求玩家在变化的条件下，仍然能够达成目标。或者在原有目标的基础上，构筑更高的目标，或增加新的目标，或给予玩家新的能力（操作方式）来达成目标。这个过程会考虑到玩家的接受能力和适应能力，循序渐进，确保用户能熟练掌握操作，应对挑战，而不会因为突然提升的难度而感到挫折。

"目标—操作—目标达成"就是一个基本的游戏循环。在循环结束时，游戏会给予用户清晰且有效的反馈，对用户的成功给予褒奖，对用户的操作错误或目标的未达成，给予改进意见。通过这样及时、明确的反馈，确保用户得到奖励，从而将操作循环与得到奖励的快感绑定，让玩家建立"游戏可以获得快感"的认知。

（2）游戏化学习的设计思路

游戏化学习，就是使用上述游戏设计的理念，来对学习的内容、学习的过程、学习的评估等要素进行深入设计和优化。

从游戏设计的理念中，我们不难看出，游戏化学习有以下几种设计思路。

① 在学习内容的设计上，需要保持合理的难度曲线。借助现代互联网文本的"超链"理念，将难度过高的内容和延伸内容，从基础难度的学习材料中"抛"出去。

② 在学习过程的设计中，遵循"目标—操作—反馈"的思路，给予学习者清晰的目标，明确的指引，及时的反馈，来帮助学习者掌握这项学习所指的操作。

③ 在学习评估的设计中，要与学习过程紧密结合。即在学习的过程中，对每个知识点、每个新的技能都及时跟进，进行测试并给予反馈。测试不是对学习过程的总结，而是浸入到学习过程中，成为反馈。

（3）游戏化学习的难点

从游戏化学习的设计思路中，我们也能看出其中的难点。

首先是对学习内容、学习过程的再设计。这一过程需要有丰富教学经验的专业人士全程参与，才能保证设计合理。一方面要涵盖需要学习的内容，一方面要遵循合理的学习曲线。

其次是反馈的实时性要求过高。在一般的一对一的教学过程中，学习者能得到教学者的实时引导和反馈。而在自学、一对多的学习中，就很难得到实时的反馈。

最后，游戏化的学习更适合对明确知识点的学习和掌握，而很难应用到需要高度抽象的学习中。

但相信随着学习的个人化、在线化、可自定义化进程不断加深，随着在学习设计上投入的资源越来越多，游戏化学习将从一个理念，逐渐转变成现实，并最终融入人们的日常学习中。

3. 全新的学习理念

（1）产生背景

① 新时期社会的、职业的、家庭日常生活的急剧变化，导致人们必须更新知识观念，以获得新的适应力。

20 世纪 50 年代末 60 年代初，正值技术革新及社会结构发生急剧变化的时期。这一巨大变化不仅表现在生产、流通、消费等领域，而且还影响到日常生活方式和普通家庭生活，使之也发生了巨大的变化。人们面对的是全新的和不断变化发展的职业、家庭和社会生活。若要与之适应，人们就必须用新的知识、技能和观念来武装自己。终身教育强调人的一生必须不间断地接受教育和学习，以不断地更新知识，保持应变能力，其理念正好符合时代、社会及个人的需求，因此终身教育理念一经提出，就获得前所未有的重视，也就理所当然了[4]。

② 人们对现实生活及自我实现要求的不断高涨。

第二次世界大战后，随着经济条件的改善，人们逐渐从衣食住行的窘境中解脱出来。电子器具的普及，让人们可以摆脱体力劳动，现代人开始拥有更充裕的自由支配时间。外部条件的改善，使人们开始注重精神生活的充实，期望通过个人努力来达到自我完善。要实现高层次、高品质的精神追求，靠一次性的学校教育是难以达到的，只有依靠终身教育的支持才有可能完成[5]。

③ 人们要求对传统学校教育甚至教育体系进行根本的改革，从而期望产生一种全新的教育理念。

自近代学校教育制度建立以来，学校在担负培养和塑造年轻一代的责任方面，起到了任何其他社会活动所不能替代的作用。但自 20 世纪 60 年代以来，学校教育的矛盾、弊病也与日俱增。如逃学现象、校园暴力、考试竞争的激化，以及学校因竞争造成的差别扩大和偏重学历造成的学校与社会严重脱节等。这种情况下，人们普遍希望能从根本上对旧的教育制度进行改革。提倡学校教育、家庭教育和社会教育(成人教育)三者有机结合,教育开放的终身教育必然受到人们的欢迎[6]。

(2) 特点

① 终身性

这是终身教育最大的特征。它突破了正规学校的框架,把教育看成是个人一生中连续不断的学习过程,是人们在一生中所受到的各种培养的总和,实现了从学前期到老年期的整个教育过程的统一。既包括正规教育,又包括非正规教育。它包括了教育体系的各个阶段和各种形式。

② 全民性

终身教育的全民性,是指接受终身教育的人包括所有的人,无论男女老幼、贫富差别、种族性别。联合国教科文组织汉堡教育研究员达贝提出终身教育具有民主化的特色,反对教育知识为所谓的精英服务,使具有多种能力的一般民众能平等获得教育机会。事实上,当今社会中的每一个人,都要学会生存,而要学会生存就离不开终身教育,因为生存发展是时代的主流,会生存必须会学习,这是现代社会给每个人提出的新课题。

③ 广泛性

终身教育既包括家庭教育、学校教育,也包括社会教育。可以这么说,它包括人的各个阶段,是一切时间、一切地点、一切场合和一切方面的教育。终身教育扩大了学习天地,为整个教育事业注入了新的活力。

④ 灵活与实用性

现代终身教育具有灵活性,表现在任何需要学习的人,可以随时随地接受任何形式的教育。学习的时间、地点、内容、方式均由个人决定。人们可以根据自身特点和需要选择最适合自己的学习时间、地点、内容和方式。

(3) 意义

终身学习能使我们克服工作中的困难,解决工作中的新问题;能满足我们生存和发展的需要;能使我们得到更大的发展空间,更好地实现自身价值;能充实我们的精神生活,不断提高生活品质。

学习是人类认识自然和社会、不断完善和发展自我的必由之路。无论一个人、一个团体,还是一个民族、一个社会,只有不断学习,才能获得新知,增长才干,跟上时代。

终身学习,讲的是人一生都要学习。从幼年、少年、青年、中年直至老年,学习将伴随人的整个生活历程并影响人一生的发展，这是不断发展变化的客观世界对人们提出的要求。人类从诞生之日起，学习就成为整个人类及其每一个个体的一项基本活动。不学习，一个人就无法认识和改造自然，无法认识和适应社会；不学习，人类就不可能有今天达到的一切进步。学习的作用又不仅仅局限于对某些知识和技能的掌握，学习还使人聪慧文明，使人高尚完美，使人全面发展。正是基于这样的认识，人们始终把学习当作一个永恒的主题，反复强调学习的重要意义，不断探索学习的科学方法。同时，人们也越来越认识到，实践无止境，学习也无止境。古人云：吾生而有涯，而知也无涯。当今时代，世界在飞速变化，新情况、新问题层出不穷，知识更新的速度大大加快。人们要适应不断发展变化的客观世界，就必须把学习从单纯的求知变为生活的方式，努力做到活到老、学到老，终身学习[7]。

(4) 各国实践

终身教育理论确立以来，受到各国的普遍重视，并以终身教育的原则来改组、设计自己的国民教育体系，试图建立一个从幼儿园到老年大学、从家庭教育到企业教育的全面实施终身教育的终身教育大系统[1][3]。

① 制定法规

不少国家通过立法，从法律上确立终身教育理论为本国当今和今后教育发展和改革的基本指导思想。如日本在 1988 年设立了终身学习局，并于 1990 年颁布并实施《终身学习振兴整备法》；美国则在联邦教育局内专设了终身教育局，并于 1976 年制定并颁布了《终身学习法》；法国国民议会在 1971 年制定并通过了一部比较完善的成人教育法《终身职业教育法》，而且还在 1984 年通过了新的《职业继续教育法》，对一些问题作了补充规定；韩国则于 20 世纪 80 年代初把终身教育写进了宪法，并开始实施终身教育政策；联邦德国、瑞典、加拿大等许多国家也针对终身教育颁布了相应的法律。

② 纳入成人教育

1976 年内罗毕会议通过了《关于发展成人教育的建议》，建议提出：成人教育是包含在终身教育总体中的一部分；教育决不仅限于学校阶段，而应扩大到人生的各个方面，扩大到包含各种技能和知识的各个领域。在这种终身教育思想的影响下，各国政府把成人教育看成推动终身教育进程的先导，高度重视成人教育，通过制定法律来保障成人教育的发展。1976 年，挪威在世界上第一个通过《成人教育法》，把成人教育视为终身学习体制的基础，促进了成人教育各领域间的协调合作；1982年韩国制定了《社会(成人)教育法》，提出了社会(成人)教育制度化；联邦德国1973年通过的教育计划把成人教育列为与普通教育的初、中、高等三种教育并列的第四种教育……许多国家为了保障成人教育的实施，采取了许多有效措施，如：在入学条件上采取灵活的政策，带薪教育休假制度，经济援助，开设成人学分累计课程等。

③ 向社会开放

改变学校的封闭结构，形成开放的弹性的教育结构，是各国推行终身教育中的一个重大的实践。日本在1995年召开了由社会各界知名人士组成的"终身学习审议会"，会中要求高等教育机构必须向社会敞开大门，广泛吸收在职成人进入高等教育机构学习。日本的成人大学已经被纳入大学计划，一些高级中学还举办开放讲座，使高中向社区开放，发挥学校的文化中心作用；在美国，特别是20世纪60年代以后，以社区发展为目标的社会学院被大力发展起来，其对成人的开放性达到了几乎没有什么限制的地步。很多大学都成立了大学开放部，开展对"非传统型学生"的教育活动；英国也有开放大学和大学的成人教育部，提供成人教育；在欧洲的许多国家，大学通过公开讲座、成人教育中心、函授等形式为人们提供继续教育和回归教育的机会。

④ 开发各种渠道

多国家有意识地把文化组织、社区组织、职业协会和企事业单位部门纳入终身教育系统，充分利用社会各种具有教育力量和教育价值的资源和设施，使教育社会一体化。日本在1988年提出了"向终身教育体系过渡"的建议，发展社会教育团体，建立学习信息网，建立家庭、社会、学校教育一体化的终身教育体系，将文化会馆、图书馆、博物馆、活动中心等各种科学文化设施都纳入教育的范畴；美国的监狱、工会、军队、医院等许多非教育性的机构也积极从事成人教育。许多公司也定期向员工提供培训。

虽然，各国在终身教育领域都取得了一定的成绩，但总体来看，终身教育在世界各国都还处于实践阶段，还没有一个国家真正建立起完整的终身教育制度。

(5) 教育启示

① 树立终身教育思想

终身教育是一种知识更新、知识创新的教育，终身教育的主导思想就是要求每个人必须有能力在自己的一生中利用各种机会，去更新、深化和进一步充实最初获得的知识，使自己适应快速发展的社会。每位教师都必须具备自我发展、自我完善的能力，不断地提高自我素质，不断地接受新的知识和新的技术，不断更新自己的教育观念、专业知识和能力结构，以使自己的教育观念、知识体系和教学方法等跟上时代的变化，提高对教育和学科最新发展的了解。终身学习的能力既是社会发展对人的要求，也是教育变革对教师职业角色提出的要求。设想如果一个老师自己的思想观念、知识结构从始至终都是一成不变的，他如何能培养出符合社会需要的人才？中小学首先应该抓好对教师的培训，教师自己也需要端正态度，不断进行学习，更新自己的知识体系，培养自己各方面的能力。

② 要使学生学会学习

中小学教育要使得学生掌握学习的方法，树立终身学习的理念。普通中小学教育是打基础的教育，这种基础就包括了终身教育的基础。以往人们把教育分为正规教育和非正规教育，普通教育和成人教育，认为终身教育只是非正规教育或是成人教育的任务。这是很大的误解。终身教育是一种教育理念，体现这种理念的教育体系就是终身教育体系。它贯穿人的一生，包括纵向的一个人从婴儿到老年期各个不同发展阶段所受到的各级各类教育。普通教育不仅要为人的终身学习打好基础，而且同时也负担着继续教育的任务。

(6) 习惯培养

① 主动的学习习惯

主动学习，意指把学习当作一种发自内心的、反映个体需要的活动。它的对立面是被动学习，即把学习当作一项外来的、不得不接受的活动。

主动学习的习惯，本质上是视学习为自己的迫切需要和愿望，坚持不懈地进行自主学习、自我评价、自我监督，必要的时候进行适当的自我调节，使学习效率更高、效果更好。

具体地说，主动学习的习惯主要包括六个方面的内涵。

一是把学习当成自己的事情。这主要体现在处理好学习的每个细节，尽量不需要别人的提醒，做好自我管理。当然，不是每个人都是天生的“爱”学习者，所以培养主动学习的习惯，有时也需要别人的提醒和帮助。

二是对学习有如饥似渴的需要，有随时随地只要有一点时间就要用来学习的劲头。鲁迅说，他只是把别人喝咖啡的时间用在了读书上。他还说，时间就像海绵里的水，只要愿意挤总会有的。事实上，一个人如果养成了主动学习的习惯，他就永远不会抱怨时间不够用，因为随时随地，只要有空闲，他首先想到的事情总会是学习，这样就能把零散的时间都利用起来。

三是对自己的学习及时有效地进行评价。一个人在学习过程中，不仅学习水平在不断变化，其兴趣和爱好也在不断地变化。对这些方面进行评价和审视，不仅有利于保证学习的速度和质量，更重要的是能保证学习方向的正确。

四是主动调节自己的学习行为，以适应不同的环境和需要。我们身边的环境并不由我们自己决定，当一个人总在抱怨周围的环境是多么不公的时候，他的注意力十有八九已经脱离了学习本身，他的能力也将浪费在抱怨中。适应不同的环境，不仅是主动学习的表现，也是锻炼多种能力和丰富人格力量的机会。

五是遇到困难坚持不懈。多数人的学习不会一帆风顺，遇到困难能够坚持下去，是主动学习的重要内容。

六是要正确对待别人的帮助。常常有人抱怨自己的学习成绩不好是因为父母帮助不够，或者是父母没给自己请到好家教之类。其实，如果我们稍微细心观察，就能发现，越是学习好的学生，越是有思想的人，对别人直接帮助的需求就越少，越能更多地自己埋头钻研。别人的帮助，对他们来说主要是提供不同的信息，拓展自己的视野。

培养主动学习的习惯，首先要培养对学习如饥似渴的需要。只有形成了这种需要，才能主动去寻找和发现自己感兴趣的学习资源，并能战胜学习中遇到的种种困难。

其次，把学习当成自己的事情。独立、认真、扎实地做好学习中应该做的每件事情，解决好学习中遇到的每个问题。

再次，学会进行自我评价。自我评价是每个主动学习者必须掌握的基本步骤之一。有正确的自我评价，才能弄清楚自己的学习状况，既知道自己的优势，也知道自己的缺陷。这样既有利于发挥自己的长处，也有利于对自己的弱势进行改善和提高。

另外，要有百折不挠的勇气。世界上的聪明人不可谓不多，但成功者却相对寥寥，究其原因，多数人并非智力不及，而是没有面对一再受挫的勇气。

② 不断探索的习惯

不断探索，就是在未知的领域里，凭借自己的兴趣爱好、凭借自己的发现和寻找进行学习，多方寻求答案，解决疑问。

培养不断探索的习惯，首先要对周围某些事物、现象，对听到和看到的观点、看法有浓厚的兴趣。如果周围的任何事物和现象都引不起你的丝毫兴趣，不能令你有所感触，不能让你心动，那就不可能产生真正的探索。探索首先来源于兴趣。除了兴趣，最好能有物质的条件和准备，如相应的场所和工具。比如对于实验科学，如果能有一个实验室，是再好不过的。

培养不断探索的习惯，还需要不断丰富自己的信息资源。信息资源，既包括人的方面的资源，也包括知识方面的资源。就人的方面的资源来看，可以是遇到一位能够看到你潜力的伯乐，他能带你走上一条成功的道路。

培养不断探索的习惯，还要对新事物有开放的心态。

③ 自我更新的习惯

自我更新，就是不固守已经掌握的知识和形成的能力，从发展和提高的角度，对自己的知识、认识和能力不断地进行完善。

自我更新，需要不断地对自己掌握的知识和能力进行联系、推敲、质疑和发展。打开任一学科的任意主题的综述类论文，我们都能看到这样的现象，所有的科学发展，最初几乎都显得非常幼稚，甚至很多观点简直幼稚得可笑。但是，正是从这种幼稚开始，一个严密的科学体系逐渐建立了起来。对于具体的人来说，最初产生的认识和能力在更高水平的人看来往往也是幼稚的，但是所有高水平的人也是从幼稚开始发展的。明确自己的认识存在发展的空间，即存在“幼稚”的一面，是进行自我更新的前提。

个体的发展与人类整体的发展，在认识发展上遵循完全相同的规律。所以，知识越渊博的人，往往更谦虚——因为他们清楚自己不知道的更多；而一知半解的人反而显得很骄傲，似乎无所不知，其实他不知道的比知道的要多得多。

自我更新首先要有追求的动力。没有发展动力的人，即使有好的天分，有好的条件，也不一定能够获得良好的发展。生活条件优越的人，不一定能够发现自己条件的优越，相反却更可能在优越的环境中无法找到追求的动力和目标。

自我更新还需要广泛探索。自以为是和举止轻浮是妨碍自我更新的绊脚石。永葆自我更新的激情，还要不为荣誉所累。

首先，要让自己心态开放。有的人习惯说“不”，对于新信息总是拒于千里之外。诚然，社会上有不少新信息、新事物非常轻浮，需要拒绝，但若以此为由，将自己尚且了解不多的东西也轻易拒绝，实际上这是在封闭自己。心态开放，就要对一切新信息和新事物持有开放的心态。对于它们当中的糟粕，要给予有力的反驳和批判；对它们当中先进和有价值的信息，也要充分深入地认识、理解和运用。

国家、民族的发展如此，人的发展也是同样的道理。随着科技的发展，人的认知视野会越来越广阔，面对层出不穷的新事物，盲目排斥是不必的，开放心态进而吸取精华、弃除糟粕才是明智之举。

其次，培养对新事物、新现象的敏感性。能够敏感地发现新事物的不同之处，对于自我更新非常重要。

第三，要善于进行反思。学会用一整套的方法反思自己的行为得失，自己的思想水平和境界层次，对于个人的自我更新的意义重大。在反思的过程中，对自己的成见要持客观的批判态度，而不是像得到燕石的宋国愚人那样“敝帚自珍”，抱残守缺，对别人的评论和意见不屑一顾。

第四，一个人缺少知识并不可怕，怕的是像那个把燕石当成宝玉的宋国人一样，既孤陋寡闻，又不懂装懂，听不进别人的忠告，做了蠢事还自以为得计。

扩大自己的视野。这是自我更新的重要源泉。自我更新，不是毫无因由发生的。要进行自我更新，必然是因为有所发现，而要有所发现，必须扩大自己的视野。

第五，虚心。虚心也是自我更新需要的重要素质。

第六，重视别人的意见，主动纳言。这对自我更新意义非凡[8]。

④ 学以致用的习惯

常常听到有学生抱怨学校里学的东西没有用，果真如此吗？学不致用，当然无用；学以致用，自然会有用。在我国现阶段的学校教学中，可能由于种种原因，老师并不能经常引导学生把刚刚学到的知识与生活实践联系起来，很少给学生出一些生活类的题目，把一段时期学习的某个专题，甚至多种学科的多个专题的知识结合起来，进行综合运用。但是，这并不代表知识本身是没有用的。

知识，来源于整个人类的生产生活实践，是人们在探索实际问题的过程中不断发展和完善起来的。所以,就知识本身而言,它必然是有用的。之所以会产生"知识无用论",一方面由于教师对知识的运用引导得不够,更重要的一方面是学生自己在探索知识的可用性上没有下功夫。当然,这并不是指责学生不努力。在当前的教育制度下,学生的学业负担过重、压力太大等,也是导致不能学以致用的原因。我们不是去追究原因是什么,而是要把讨论的重点转向怎样做到学以致用上来。

"学以致用"的精髓,一方面在于把间接的经验和知识还原为活的、有实用价值的知识。这个还原的过程需要有一双敏锐的眼睛和始终思考的心灵。一双敏锐的眼睛,让你去观察现实世界里的现象是什么样子的。而始终思考的心灵,则让你不断去发现现象背后隐藏的规律。

"学以致用"的精髓,另一方面在于动手。理论上行得通的东西,在实践中做起来可能远远比想象的复杂得多。"纸上得来终觉浅,绝知此事要躬行",动手做一做,比单纯的"纸上谈兵"要来得更具体、更全面,也更直观。对于技术性的工作,最优秀的往往不是学历高的人,而是有操作倾向、操作能力和操作经验的人。

在"学以致用"的过程中,人们能够充分发现自己的潜力。很多人对自己没有信心,认为自己这也不行,那也不行,肯定什么也做不好。可是,这里有个问题:你试着去做过吗?你做的时候是浅尝辄止,还是不断地尝试屡败屡战呢?有些问题貌似很复杂,其实真正去做的时候却会发现并不太难。对于真正复杂的问题,又不可能一蹴而就,如果浅尝辄止,只能加重自己的失败意识,更加没有信心。所以,多做,就会发现自己能做的事情很多;少做,就会发现能做的事情越来越少。

养成"学以致用"的习惯,首先要经常观察和思考。观察和思考是一切智慧的源泉。现象和规律都是客观地存在着,就像苹果园里的苹果年年都会往下掉,被砸中的人也不计其数,却只有牛顿因此发现了万有引力定律,这就是观察和思考的结果。可以说,几乎所有的发现都来源于细心的观察和思考。

其次,要学会"做"。"做"是这一习惯的核心,我们要不断动手去做实验,验证自己提出的想法和观点。

除了实验,"玩"也是"做"的重要方式之一。人喜欢的"玩"有两种方式,一种是纯粹为了轻松,什么也不想做,属于"娱乐休息"的玩。还有一种是探索性的玩,凡事想弄个究竟,想玩出点花样。同样是玩游戏,有的人能从玩中学会自己编游戏程序，而有的人则沉溺于其中，荒废青春年华。所以从本质上来说，玩也不是完全一样的，区别的关键在于在玩的过程中，大脑是被游戏牵着走，还是在为游戏设计规则、进行改进和提高。

知识是动手操作的生长点。任何动手操作的成功，都离不开知识。在探索性的动手过程中，可能我们刚开始并不很清楚里面的规律和蕴含的知识，但是操作的过程只有符合了规律之后才能成功。所以，对于动手操作来说，最终总结出其中蕴含的规律性的知识非常重要。只有这样，操作才能更高效地推广利用。

⑤ 优化知识的习惯

在知识社会里，信息浩如烟海，会游泳者生，不会游泳者亡。这里的“游泳”就是指管理知识与处理信息。

可以肯定地说，21 世纪最重要的学习能力就是学会管理知识和处理信息。具体说，你不可能也不需要记住所有的知识，但你要知道去哪里找你需要的知识，并且能够迅捷地找到；你不可能也不需要了解所有的信息，但你要知道最重要的信息是什么，并且明确自己该怎么行动。

科学管理知识和处理信息，首先要学会反思。孔子之所以成为千古圣贤，得益于“一日三省吾身”。中国之所以有改革开放的巨变，得益于对历史与现实的反思。人类之所以向往和平与发展并越来越重视环境保护，也得益于对历史与现实的反思。具体到我们每一个人的真正进步，无不得益于对过去的反思。所以说，人之所以为人，反思是特别重要的特点之一。

教育家陶行知在重庆创办育才学校的时候，要求全校的学生养成每天自省的习惯。用他的话来说，就是做到每天四问，第一问，你的身体有没有进步？第二问，你的学问有没有进步？第三问，你的工作有没有进步？第四问：你的道德有没有进步？在这当中，应该做到五个字，第一个字是“一”，专一的“一”；第二个字是“集”，收集的“集”；第三个字是“钻”，钻研的“钻”；第四个字是“剖”，解剖的“剖”；第五个字是“韧”，坚韧的“韧”。陶行知归纳的四问五字，就是需要我们每天反思的内容与方法。

其次，要学会有效地利用计算机和网络，同时要在了解的基础上避免对计算机和网络的不良运用。要学会管理知识和处理信息，不使用计算机和互联网几乎是做不到的。

计算机的功能有很多，如游戏、绘图、统计、阅读电子出版物、看电影或动画片、听音乐等。互联网的功能远远胜过计算机。当我们的计算机与世界上无数计算机连接起来,它给孩子及家庭带来了一种全新的生活。

除了计算机能做的,互联网还能为我们做什么呢?

据中国社科院大众传媒与青少年发展中心主任卜卫研究员的介绍,互联网至少有五大功能,第一,帮助我们学习使用信息资源的技能;第二,为我们建立一个环球交流网;第三,增加青少年接触世界的途径;第四,学会勇敢地表达自己;第五,增加与父母、朋友的交流。

反思是培养科学管理知识和处理信息习惯的重中之重,那么要怎样进行反思呢?

首先,要多思考。做错了题或写错了字,要自己主动思考,而不是急于去向老师、父母和同学问正确答案。因为学习是一个"悟"的过程,而"悟"是别人替代不了的。做完了作业,首先要自己检查,自己反思总结。

其次,要多复习。读书学习有一个把书变薄再变厚的过程,即读完厚厚的书或学完长长的课,经过反思会悟出最紧要的东西,这就是把书由厚变薄。抓住最紧要的东西,加以联想、引申、升华,薄薄的东西便逐步加厚,又成为一本厚书。但是,这已经不是原来的书,而是学习者个人独创的书。

再次,要多动笔。俗话说,好记性不如烂笔头。由于写作比讲话往往更深刻、更理性、更严谨,多动笔便成为反思的基本方法之一。譬如,写日记、写读书笔记等方法,值得大力提倡,这对自己的成长有特殊意义。

青少年的成长过程是自我意识发展的过程,是个人与社会互动的过程,必定伴随着酸甜苦辣,而这些都需要自己去一一品味。因此,日记成了最知心而忠实的朋友。可以说,日记是我们反思成长的最佳伴侣。

最后,有效利用互联网。计算机和互联网有如此大的作用和影响,那么怎样健康有效地利用互联网呢?

8—11 岁年龄段。这个年龄段,往往已经拥有较多的互联网络使用经验。为了完成学校作业,需要查阅网上百科全书、下载有关数据和图片。有时候也开始交网上笔友,与远方的亲戚、网络朋友通信。这个阶段也是青少年渴望独立、形成价值观念的关键时期。但是对于不良文化、误导信息和有害信息等还缺乏必要的甄别能力,因此需要从父母那里得到指导。例如,建立明确的使用规则;没有父母的允许,不在网上订购产品或发出有关自己及家庭的任何信息;如果发现不寻常的信息,要马上告诉父母;与父母讨论网上匿名等网络文化现象；控制上网的时间，放一个闹钟在身旁。

12—14 岁年龄段。这个年龄段处于上网相当活跃的时期，学会了搜索大批感兴趣的信息资源，例如浏览大学图书馆、网上杂志和报纸等，可以通过各种方式向权威人士提问，参与互动小组，与其他人分享经验和兴趣。这个阶段要注意的问题是：要明确网络法律及规则以及上网的时间限制；尽可能和父母一起上网；设计一个上网计划，并请求父母从旁监督；下载电子游戏时，要避免暴力、色情类不健康的。

15—18 岁年龄段。在这个阶段，已经学会利用网络世界提供的无限资源解决现实问题，如发现工作机会、选择大学、学习外语等课程，发现新的有用的网址和结交新的朋友。这时可以试着帮助家里解决一些问题，在网上找到解决问题的方法，如查询网上购物信息、确定旅游路线等；还可以帮助身边更小的孩子和其他不熟悉计算机和网络的同学使用计算机和互联网络[2][3]。

参考文献

1. 高志敏.关于终身教育、终身学习与学习化社会理念的思考[J].教育研究，2003，24(1)：7.
2. 陈琦，刘儒德.当代教育心理学.第 2 版[M].北京：北京师范大学出版社，2007.
3. 克里斯托弗・K.纳普尔，阿瑟・J.克罗普利.高等教育与终身学习[M].上海：华东师范大学出版社，2003.
4. 吴咏诗.终身学习——教育面向 21 世纪的重大发展[J].教育研究，1995(12)：5.
5. 郝克明.经济全球化与中国终身学习体系的构建[J].北京大学教育评论，2003，001(001)：31－36.
6. 顾明远.终身学习与人的全面发展[J].北京师范大学学报(社会科学版)(6)：5－12.
7. 顾小清，查冲平，李舒愫，等.微型移动学习资源的分类研究：终身学习的实用角度[J].中国电化教育，2009(7)：6.
8. 陈进，陈燕玲，郑会贤，等.以核心能力为导向，循证医学为载体，终身学习为目的的医学人才培养模式研究(一)——医学生批判性思维现状[J].中国循证医学杂志，2010，010(003)：298－302.

第二节 以“急救闯关”游戏为例

长期以来，电子游戏都被视为“玩物丧志”的典型。按照 James Newman 的看法，这源于两方面的原因：其一，人们习惯于将电子游戏看作儿童文化，于是玩电子游戏很容易被视为浪费时间的行为，不值得成年人投入精力认真对待；其二，电子游戏被视为低级艺术形式，不具有传统媒体的严肃性和可信度[1]。

尽管如此，我国的电子游戏用户与规模依然逐渐扩大。电子游戏正在日益成为一种重要的文化形式与娱乐方式，并正在被越来越多的消费者所接受。

在这样的背景下，自然涌现出许多关注电子游戏这一文化形式的研究者。如 Clark C. Abt 在 1970 年出版的奠基性著作《严肃游戏》（Serious Games）中提出了“严肃游戏”的概念，将严肃游戏定义为以教育而非娱乐为目的的游戏。自 20 世纪 80 年代以来，严肃游戏广泛应用于军事、医学、工业、教育、科研、培训等领域。2002 年，美国华盛顿特区伍德罗威尔逊国际学者中心发起了“严肃游戏计划”（Serious Games Initiative），目的是鼓励设计和开发用于解决政策和管理问题的游戏，将严肃游戏定义为以应用为目的的游戏，具体是指那些以教授知识技巧、提供专业训练和模拟为主要内容的游戏[2]。

当严肃游戏与科学普及相结合的时候，自然诞生出“科普游戏”的概念。王小明等人将科普游戏定义为利用游戏的方式来设置或强化学习的过程，既能设置激励性的梯度感，又能有给游戏者赋予内在动因带来的成就感[3]。

而在理论研究之外，近年来在实践层面也涌现出许多优秀的科普游戏，如上海科技馆科普团队设计的《探索鲸奇世界》、网易与故宫博物院联合设计的《网易与故宫博物院》等，他们在科普游戏领域做出了有益的尝试。以下我们就以应急知识闯关类游戏《急救闯关显身手，你也可以当专家》为例，分析科普游戏的特点。

1. 游戏介绍

2021 年 6 月 5 日，医学传播与网络游戏融合创新研讨会暨中国科普作家协会“繁荣科普创作，助力创新发展”沙龙在上海科学会堂召开。此次研讨会上，国内著名的医学科技志愿者团队“达医晓护”以“公民应急急救科学素养知识题库”为基础，发布了应急知识闯关类游戏《急救闯关显身手，你也可以当专家》，赢得与会专家的强烈反响。

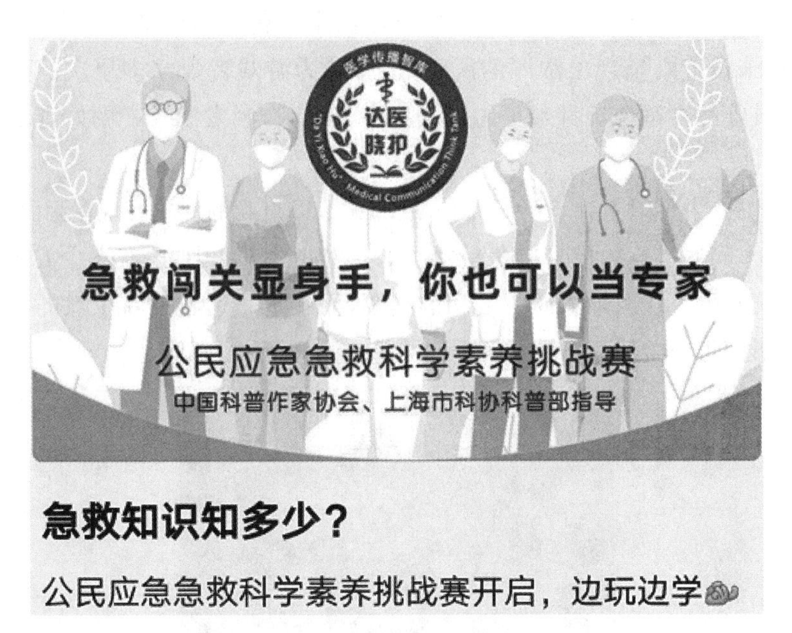

图 4　“急救闯关”游戏

这款游戏由中国科普作家协会、上海市科协科普部共同指导，上海市大众科学奖得主王韬教授领衔并担任首席制作，多位医护专家共同组成创作团队，为游戏的科学性和专业性提供了重要保障。游戏以“急救闯关显身手，你也可以当专家”为名，也体现出游戏兼顾游戏性和医学性的特点。

（1）关卡设置

苏联教育家维果斯基提出“最近发展区理论”，认为学生的发展有两种水平，一种是学生的现有水平，指独立活动时所能达到的解决问题的水平；另一种是学生可能的发展水平，也就是通过教学所获得的潜力。两者之间的差异就是最近发展区。教学应着眼于学生的最近发展区，为学生提供带有难度的内容，调动学生的积极性，发挥其潜能，超越其最近发展区而达到下一发展阶段的水平，然后在此基础上进行下一个发展区的发展。

《急救闯关显身手，你也可以当专家》游戏充分借鉴了最近发展区理论，将游戏者视为需要进行急救科学教育的“学生”。为了调动学生即游戏者的游戏动机，游戏中设置了不同的难度，分别以“医士关”“医师关”“主治医师关”“副主任医师关”“主任医师关”命名。

当游戏者第一次进入游戏时，需要从“医士关”开始挑战，只有挑战成功后，才能进入下一难度级别，同时游戏者也能够获得相应难度级别的称号。这种关卡设置既呈现出浓厚的医学氛围，也为游戏者设立多层次的挑战目标，使其能够在符合自身水平的层次上进行挑战，激发游戏者的好奇心和参与感。

从图4中可以看到，五种不同难度的关卡以直观的形式展现在画面上，并在各关卡间通过连线指明难度等级。其实在日常生活中，也有不少人区分不出主治医师、主任医师等职称之间的差别，而在这里通过一目了然的关卡设置，无形中也为游戏者普及了医师职称等级的知识。

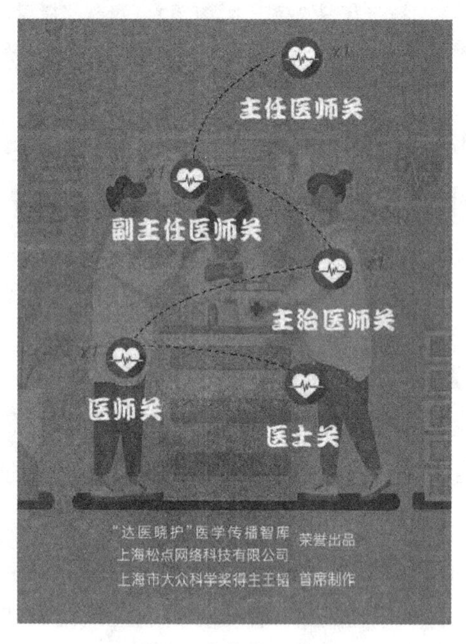

图5　游戏开始界面

游戏的过关条件是在规定时间答对一定数量的题目。主创团队综合考虑社会公众的注意力集中度时间和题目难度，将游戏中的关卡挑战用时设置为40秒，既保证了答题所需的时间，也避免了过长的游戏流程造成游戏玩家的注意力下降、产生厌倦心理，同时还可以营造紧张感，激发游戏玩家的挑战心理。

不同关卡的难度差异主要体现在需要答对的题目数量不同。如图 3 所示，第一关“医士关”，只需要答对 5 题即可过关；第二关“医师关”，需要答对 6 题才可闯关成功；第三关“主治医师关”，需要答对 8 题才可闯关成功；第四关“副主任医师关”，需要答对 10 题才可闯关成功。最后一关“主任医师关”，则需要答对 12 题才能闯关成功。在闯关时间恒定为 40 秒的情况下，不同难度等级的关卡题目数量逐级提升，分配在每道题上的思考时间逐级减少，不仅形成自然的难度划分，而且充分营造出能力越大、责任越大的医疗氛围。

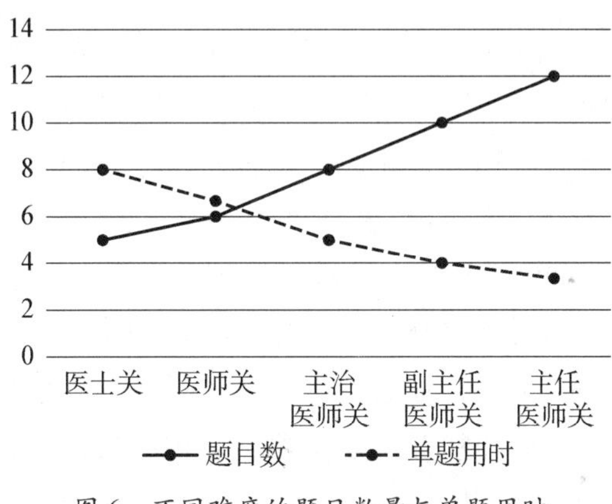

图 6　不同难度的题目数量与单题用时

（2）内容设计

不同难度层次的设置和注意力集中度时间的设置，都有助于提高游戏者的关注度和参与度，但如果仅仅关注游戏者的参与度，显然并不能成为一款优秀的科普游戏。因为游戏者的深度参与原本属于商业游戏的主要追求目标。Andrew Rollings 与 Ernest Adams 曾经指出：“只要能赚到很多钱，街机运营商不太在乎游戏的丰富性、深度和美学品质。这需要一些精细的平衡。如果一个游戏太难，人们会厌恶地抛弃它，但是如果太容易，他们就可以玩很长时间而不投入更多的钱。”[4]尽管这是针对老式投币街机游戏的批评，但同样适用于今天的商业性电子游戏。与商业游戏相反，科普游戏的目标是期望游戏者通过游戏学习新的知识点、掌握新的技术或方法，进而培养科学意识、理解科学精神。归根结底，科普游戏的目的并不是像商业游戏那样意图将游戏者尽可能地挽留在游戏世界，而是希望游戏者从游戏世界中带一些东西回到现实世界。单纯提高游戏者的参与度,并不是科普游戏的目的所在。对于科普游戏而言,重要的不是游戏者在游戏中游玩了多长时间,而是从游戏中获取了多少知识。

《急救闯关显身手,你也可以当专家》游戏的主创团队无疑也意识到商业游戏的片面性,因而采用了丰富的专业性内容来避免商业游戏的问题,实现科普游戏传播科学知识的目标。游戏的题目内容全部来源于"达医晓护"团队于 2021 年 3 月发布的"公民应急急救科学素养知识题库"。该题库紧扣应急急救主题,着眼于普通民众应知应会的相关内容,并以内容简明扼要、易于理解接受为目标。

题库包括应急逃生(60 题)、急救基础(90 题)、内科急救(90 题)、外科急救(90 题)、院前急救(30 题)五个部分,共 360 题。为降低学习难度,题型全部采用是非题形式,充分利用碎片化时间,帮助公众获取和掌握基本急救知识及急救技能,识别不安全因素,预防事故发生,并能正确应对突发事件,切实维护公民生命安全,提升公民应急急救科学素养。

在游戏中,玩家需要在较短的时间内做出正确的选择。由于题目的选项只有"是"与"非"两种,所以即使游戏者选择了错误的答案,也可以立刻意识到正确的答案是什么,同样能够实现学习新知识的目标,并在下一次挑战时通过选择正确的答案强化自己对知识的掌握。

(3) 外观设计

游戏的外观设计主要是指游戏界面的设计,包括游戏图标、启动画面、游戏画面以及各画面中的按钮、动画、文字、声音等各种元素的集合。优秀的外观设计能够在虚拟的游戏世界中营造出逼真的情境,令游戏者沉浸在游戏塑造出的场景之中。

如果内容是科普游戏实现自身目标、贯彻自身价值的核心,而外观设计则是邀请游戏者进入游戏的重要保证。无论内容设计如何充实、关卡设计如何科学,如果没有符合目标受众的审美、认知和思维特点的外观,那将无法吸引游戏者体验游戏,导致内容与关卡设计失去意义。

"达医晓护"团队同样认识到外观设计的重要性。这款游戏的主题是应急急救,目标受众为具有普遍认知能力的社会公众,因此游戏主创团队在外观设计中突出体现急救内容,在启动画面、关卡选择画面、游戏主界面中都加入了明显的医护元素。同时,为了进一步吸引目标受众,主创团队还设计了全套原创的医护表情包，在游戏者操作期间加以展现，为游戏添加了生动的色彩。特别值得指出的是，游戏表情包的设计采用了目前主流的简笔萌化风格，更加贴近当下社会的主流审美意识。

(4) 反馈机制

Yu-kai Chou 在 2003 年提出游戏的八角行为分析框架，指出几乎每款成功的游戏都受到某种核心驱动力的支撑，而这个驱动力会影响用户一系列的行为和决策。他进一步将游戏的驱动力分解为八个方面，反馈就是其中极为重要的一个方面。Yu-kai Chou 认为，反馈这一驱动力是驱使游戏者全身心投入创造性的过程，不断找出新事物，并尝试不同的组合。人们不仅需要表达创造力的途径，还要能够看到创造力的结果，获得反馈并及时调整[5]。换言之，设计良好的游戏应当及时向游戏者提供反馈，使得游戏者能够根据反馈结果调整自己的思维和节奏，从而达到最优化的游戏成绩，并以此获得成就感和满足感。

尽管八角行为分析框架是针对商业游戏的行为分析，而科普游戏的目标与商业游戏并不一致，但在具体的游戏设计中，为了提升游戏者的成就感，进而调动游戏者的积极性，同样也需要借鉴商业游戏的分析框架与设计原则，精心设计适合目标受众的反馈机制。

《急救闯关显身手，你也可以当专家》的反馈机制主要分为两类：一类是游戏者挑战成功时的正反馈。在游戏者闯关胜利、成功升级时，通过原创设计的胜利画面鼓励游戏者再接再厉，并以游戏者头衔的逐阶升级来提供多维度的激励。另一类则是挑战失败时的画面，为了最大限度消除游戏者失败时产生的沮丧心理，游戏特意设计了七言律诗，“三更灯火五更鸡，正是男儿刷题时。虽然没着白衣襟，若能救人血沸腾”，辅以同样精心设计的画面，鼓励游戏者继续加油。

以上主要分析了应急知识闯关类游戏《急救闯关显身手，你也可以当专家》。随着电子游戏的日益普及，严肃游戏的概念逐渐为广大教育工作者所接受。而作为严肃游戏与科学普及相结合的产物，科普游戏也受到越来越多的关注，许多研究者从理论角度分析科普游戏的特点与优势，也有许多创作者通过创作实践积极探索这一新兴科普媒介的可能性，《急救闯关显身手，你也可以当专家》就是其中的杰出代表。我们有理由相信，科普游戏将会日益发展成为普及科学知识、传播科学精神的重要手段。

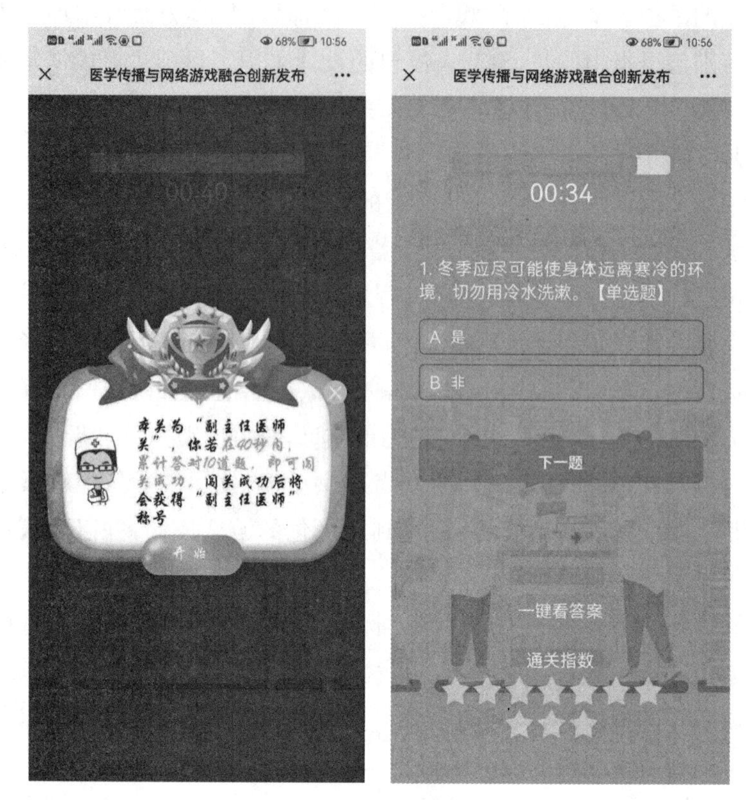

图7　游戏界面

参考文献

[1] Newman J. Video games [M]. London: Routledge, 2012.

[2] 张光斌，宋睿玲，王小明. 科普游戏导论[M]. 北京：电子工业出版社，2021：7.

[3] 王小明，张光斌，宋睿玲. 科普游戏：科普产业的新业态[J]. 科学教育与博物馆，2020，6(3)：154－159.

[4] Rollings A, Adams E. On Game Design [M]. California: New Riders, 2003.

[5] Chou, Y. Actionable Gamification: Beyond Points, Badges and Leaderboards [M]. Octalysis Media.

第三节　绿色网络游戏生态共识与倡议

正如本书前文所述，电子游戏自诞生之初便天然具有典型的新媒体技术特性，能够提供较为逼真的沉浸感、互动性等，并能通过符合目标受众心理预期的反馈机制设计，进一步吸引游戏者的参与。

而作为电子游戏中最为常见的商业游戏，由于本质上是其所属企业开发的一种商品，其商品性质决定了商业游戏的主要目的就是为企业盈利，即尽可能多地从游戏者身上赚取利润，因此商业游戏总是倾向于利用电子游戏的天然新技术媒体特性来提高游戏对游戏者的吸引力，甚至有意无意地强化游戏的成瘾性，尽可能将游戏者挽留在游戏世界中。因此电子游戏在许多人心目中长期被视为洪水猛兽，甚至被斥为“电子海洛因”。学者何威和曹书乐分析了《人民日报》从1981到2017年37年来1 718篇关于电子游戏的报道发现，早期“电子海洛因”的说法占了较大比重，这反映出社会的普遍看法[1]。

在欧美国家，针对电子游戏的争议也同样存在。尽管不像我国舆论那样关注电子游戏的成瘾性，但有许多人认为某些电子游戏包含明显的反社会特点，特别是战斗游戏和第一视角射击游戏，常常被视为高度暴力的游戏代表，而电子游戏所具有的沉浸感和真实性也被认为是对暴力场景推波助澜的负面特性。

我们在此不讨论这些争议孰对孰错，我们关心的是这些争议得以出现的前提，即电子游戏是一种新兴的文化媒介，它所具有的新媒体技术特性，实际上要比传统的媒体形式更加迎合人类的天性，因而当它被用在某些可能具有争议的目标上时，这一媒体形式自然也成为争议的焦点，甚至在某些情况下超越了原本的争议目标，成为争议双方唯一关注的对象。

显然这不是电子游戏应当承受的批评。正如我们不能因为电视这一媒体形式可以播放不良影视内容就彻底否定电视的存在意义一样，电子游戏也不应该由于存在某些片面追求商业利润的作品便遭遇全盘否定。如果基于不同的目标——比如以某些特定知识或技能的教育为目标——来设计相应的电子游戏，那么电子游戏曾经广受批评的沉浸感、真实性、成瘾性等特点，反而会成为帮助游戏者实现自我提升的有效手段，令电子游戏成为教育领域中强大的新媒介和新工具。

正是在这样的思想驱动下，严肃游戏的概念应运而生。如前文所述，严肃游戏是以教育而非娱乐为目的的游戏，它通过积极发挥电子游戏的各项特性，帮助游戏者掌握目标知识或技能。2003 年，国际游戏开发者协会（IGDA）的活动负责人詹森·D. 罗卡（Jason Della Rocca）在中国国际数码互动娱乐展览会（China Joy）上进行了名为《"严肃"游戏：游戏对社会经济的潜在影响》的主题发言，列举用于训练市长的《模拟城市》、训练董事长的《虚拟领导》、训练员工的《直言者》、训练海军陆战队员的《DOOM》等经典游戏作品。另据 Markets & Markets 发布的报告显示，营销管理和教育培训两大领域在严肃游戏市场上的占比分别达到了 31% 和 26%，超过严肃游戏整体市场的半壁江山[2]。

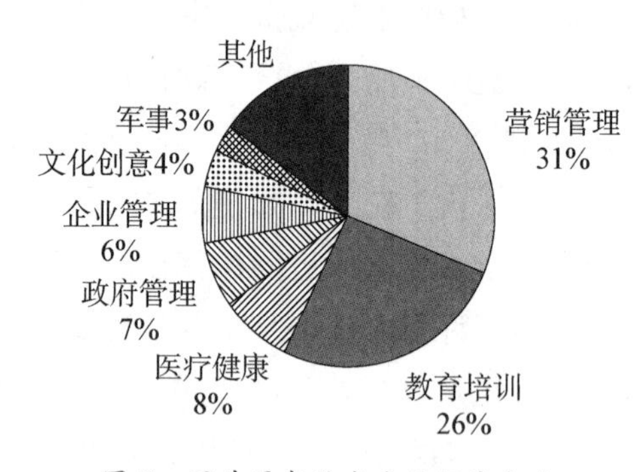

图 8　国外严肃游戏应用领域占比

根据腾讯研究院 2018 年发布的《中国严肃游戏现状调研及发展报告》，严肃游戏兼具游戏性、应用性和专业性三大特征：首先，严肃游戏首先是一款游戏，需要具备完整的电子游戏要素；其次，严肃游戏能够直接或间接帮助实现一种或多种社会功能的特性，有强度大小之分；最后，严肃游戏会对现实场景或目的进行抽象或模拟，所以要求开发人员不仅要掌握游戏开发技能，还必须对游戏所应用的场景具有相应的专业知识。

科普游戏则是严肃游戏与科学普及相结合的产物。独立游戏制作人黄高乐认为，科普游戏以普及科学知识为目的，如普及某项科学知识、普及一种科学方法、传递一种科学精神、关注科技的发展与进步等。从内容上看，科普游戏一般包含以下一种或几种科学内容：某一自然科学的专业知识点、以历史为背景的科学信息或科学故事、某类科学现象或科学发现、一种科学方法或实验方法、生活中的科学习惯或科学意识、传统技艺中的某项手工艺以及某项艺术甚至某种文化等[3]。

让·皮亚杰在其著作《儿童智慧的起源》中指出，知识既不是客观的东西，也不是主观的东西，而是个体在与环境交互作用的过程中逐渐构建的结果。儿童学习、理解知识的过程，绝不是被动接受或者仅仅去重新发现那些业已存在的知识，而是一个主动的、富有创造性的过程。如果仔细审视电子游戏所具有的诸多特性，可以发现电子游戏恰好符合皮亚杰所提倡的教育方式。电子游戏要求游戏者在有限的时间内迅速熟悉一个原本他们并不熟悉的世界，并按照预设的要求作出反应，这实际上正是典型的教育过程。

与其强行灌输知识与技能，不如让玩家在游戏中自然而然地学习。电子游戏成为强大教育工具的一个原因是它们与生俱来的交互性。电子游戏在许多方面需要游戏者积极的、持续性的参与，迫使被动受众成为主动用户，而主动参与则是增强教育效果的关键。此外，电子游戏还可以同时以文本、听觉、视觉和体验的方式来呈现游戏内容，这也符合许多教育心理学家和教学专业人士所倡导的多模态学习实践[4]。

在今天，随着网络的普及，电子游戏也开始具备强大的社交功能，这有利于游戏者组建团队、协同作战，在合作中共同学习。未来研究所的游戏研发总监简·麦戈尼格尔(Jane McGonigal)在其著作《游戏改变世界：游戏化如何让现实变得更美好》中指出，通过游戏化的参与机制(全情投入当下)，游戏化的激励机制(实时反馈)，游戏化的团队机制(和陌生人结盟，创造更强大的社群)，以及游戏化的持续性(让幸福成为一种习惯)，可以实现游戏化的四大目标：更满意的工作，更有把握的成功，更强的社会联系，以及更宏大的意义。

如前所述，科普游戏作为新兴的科普媒介，正在受到越来越多的关注。但需要指出的是，尽管目前国内外已经有许多科普游戏问世，但作为科普领域中的重要组成部分——健康科普领域的相关游戏并不多见。除了在上一节中重点介绍的《急救闯关显伸手，你也可以当专家》，国内较为成熟的健康科普游戏还有《生命之旅》和《肿瘤医生》等。

《生命之旅》是由国内工作室龙语游戏开发制作的一款ARPG游戏，玩家将扮演一名尖端医疗科技的操作者，使用纳米机器人进入人体体内消灭疾病。游戏内容涵盖从生命诞生的起源到现在人类与疾病的斗争。玩家可以通过完成任务，随着游戏的进程来升级纳米机器人，打造更强更全面的角色。

该游戏发布于2018年3月，旨在让玩家通过游戏来了解相关医疗知识，并意识到环境恶化对人类疾病的困扰，从而对玩家产生教育影响。

《肿瘤医师》则是一款医疗模拟游戏。在游戏中，玩家将扮演一名肿瘤医师，帮助不同的患者，解决不同症状的病痛，还要在帮助患者减轻痛苦的同时树立他们生活上的信心。该游戏发布于2017年，由晚期肺癌患者担纲制作，游戏中真实模拟身体病灶、器官，提供了放疗、化疗、手术、靶向药等多种治疗方案，数十种不同的并发症及对症药物，让玩家在游戏体验的同时，学习肿瘤预防与治疗的医疗知识。旨在通过游戏，使玩家体验医患关系，了解肿瘤预防及治疗的基本逻辑，并保持乐观的生活态度。

而国外的健康相关游戏则往往偏重娱乐性，比如早年牛蛙的《主题医院》和近年来的精神续作《双点医院》，还有利用VR技术的《疯狂外科医生》等，但都以"恶搞"为卖点，并非以传播医学健康知识为目标。

但即使是《生命之旅》和《肿瘤医生》这些致力于医学健康科普的电子游戏，依然存在内容专业性不足的问题。这是因为健康科普游戏对医学与健康的专业性要求很高，而现有的健康科普游戏又往往很难得到医学专家和健康知识传播学者的协助。

总而言之，要想真正使得健康科普类电子游戏成为健康科普领域的重要手段，为健康科普提供新的媒介和助力，还需要更多的探索与实践，同时也迫切需要纲领性的指导意见。

在这样的背景下，中国科普作家协会、上海市科普作家协会、上海交通大学中国医院发展研究院卫生应急管理研究所、医学传播与网络游戏融合创新战略联盟等共同发布了"发展健康科普游戏，创绿色网络生态"专家共识，为规范医学科普游戏开发、发展健康科普游戏产业提供了指导性意见。

"发展健康科普游戏，创绿色网络生态"的专家共识包括如下内容：

1. 明确健康科普游戏对科普事业和游戏产业的重要意义

专家共识指出，电子游戏并非洪水猛兽，它是科技与人文相结合的新兴文化媒介，是技术水平发展到一定阶段的自然产物。电子游戏本身无所谓好坏之分，其关键在于游戏开发者基于怎样的目的开发电子游戏。而在当前的时代背景下，电子游戏有义务也有责任承载更高的社会使命，发挥广阔的应用空间。

就医学健康领域而言，为了满足公众对健康资讯的多样化需求，医学科普与网络游戏融合创新的新模式——健康科普游戏应运而生。健康科普游戏不同于商业游戏，其主要目标在于为公众提供更为丰富的健康知识学习渠道。

健康科普游戏不仅可以满足公众对医学卫生知识的刚需，也发展了健康科普的趣味性和主动性，有利于提升科普效果。同时，健康科普游戏探索了全新的传播路径，提供了丰富的创作内容，有助于突破科普事业发展的瓶颈。

专家共识还指出，健康科普游戏在发扬自身专业性、推广医学健康科普知识的基础上，还应关注自身的社会价值，坚持社会效益，并积极推动、引领游戏的内容规范。

2. 健康科普游戏推动绿色网络游戏生态的具体建议

健康科普游戏是顺应民众需求和技术发展的自然产物。在技术上，健康科普游戏应当积极发展电子游戏的技术能力、探索电子游戏的技术潜力，以更加丰富的技术手段吸引社会公众的关注和参与。在内容上，健康科普游戏应当关注游戏内容的趣味性和知识性，特别是医学健康相关知识的丰富性和专业性，同时也应当紧贴互联网时代的潮流，力求成为互联网时代社会公众获取健康资讯普及的重要方式。

以科学性和实用性为重要特点的健康科普游戏，对于实现“有温度、有道德、有筋骨”的绿色网络游戏生态具有重要意义。为此，专家共识提出如下具体建议：

(1) 健康科普游戏的对象，应当重点关注社区老年群体，同时兼顾一般社会公众与青少年群体。社区老年群体对健康咨询有着强烈需求，迫切需要多方面、多渠道的健康咨询。此外，老年人的时间相对较为充裕，生活形式也较为单一，需要更为多样化的娱乐手段。因此，健康科普游戏在老年群体中具有广阔的市场需求。如果与社区康养相结合，还可以更好地实现医养结合的效果。

(2) 健康科普游戏的内容，在满足公众需求的基础上，应当重点服务于国家战略。健康科普游戏的内容应当主动满足公众的健康资讯需求，提供社会公众特别是老年群体迫切需要的健康知识，同时也应当重点关注时代需要，服务于国家战略。如在当前的新冠肺炎疫情背景下，应急急救科普和防疫知识科普等相关内容，都是健康科普游戏应当重点关注的方面。

(3) 科普游戏的创作，要加强专业医护人员和健康传播学者的参与力度。健康科普游戏的创作研发，应当倡导以医护人员和健康传播学者为主体，释放专业人员的科普热情，减少科普同质化现象和资源浪费，形成医疗与游戏行业联合开发，共同创作的新机制，实现游戏内涵和外延的完美统一。

(4) 科普游戏的组织，需要探索医学传播与网络游戏融合创新的行业机制。有必要创立新型的行业组织和学术团体，设立一批试点项目，建设科普游戏创作的医疗专家指导团队，交叉学科深度融合，引领行业新风向。

在现代，技术手段的飞跃发展给游戏形式带来了质的变化，催生出电子游戏这一新兴的文化媒介。麦克卢汉在《理解媒介：论人的延伸》一书中提出，人们会在新媒介技术的冲击下不知不觉改变理解和思考模式，技术对新一代人群潜移默化的影响造成了他们与前一代人思维方式的不同。而游戏作为一种大众媒介，“正如任何信息媒介一样……它对群体或个人的影响，是使群体或个人尚未如此延伸的部分实现重构”。

电子游戏的潜力已经毋庸置疑，如何将这股潜力用于文明建设、实现社会价值，则是值得每一位有识之士思考的问题。商业游戏由于其将电子游戏的潜力用于获取企业利润的目标而广受争议，这恰恰可以视为时代对严肃游戏的呼唤。而健康科普游戏作为严肃游戏的重要组成部分，则应当自觉响应时代的呼唤，主动承担社会责任，积极创作健康科普领域的优秀电子游戏。

图9 “急救闯关”游戏二维码

健康科普游戏的大力引入，将会吸引各个年龄阶段的游戏者参与进来，或许会带来“良币驱逐劣币”的局面，将浪费在商业游戏上的时间与精力替换到科普上，并带来国民科学素养的显著提升。同时，在网络游戏发展和健康知识需求的双重背景下，也将通过医学传播与网络游戏的融合与创新，实现医学知识普及与网络生态建设的双赢。

参考文献

[1] 何威，曹书乐. 从“电子海洛因”到“中国创造”：人民日报游戏报道(1981—2017)的话语变迁[J]. 国际新闻界，2018(5)：57-81.

[2] Serious Game Market by Vertical Application，Platform，End-User，

and Region-Forecast to 2020[R]. Markets & Markets, 2015.

[3] 黄高乐. 说服性设计在科普游戏中的应用[J]. 科学教育与博物馆,2021(7):3.

[4] 牟怡. 机器与传播:从计算机中介传播到人机传播[M]. 上海:上海交通大学出版社,2022.